脳神経外科

ナースポケットブック

| 編集 |

鈴木智恵子
日本医科大学付属病院 看護部長

| 医学監修 |

森田明夫
日本医科大学名誉教授
寺岡記念病院 高齢者健康医学センター
センター長

Gakken

はじめに

　本書は，脳神経外科疾患患者さんが入院する病棟で臨床経験が1～3年目ぐらいまでの看護師，また経験があっても，はじめて脳神経外科病棟に配属された看護師を中心に，日常の看護実践に活かせる，臨床現場で必要なエッセンスをポケットサイズの書籍にまとめました．

　本書は全2章で構成されています．第1章は脳神経外科領域の看護ケアについて掲載し，基本事項，検査，術前術後，合併症対策，治療に関わるケアのエッセンスを集約しました．第2章では主な脳神経外科疾患の知識とケアのポイントをまとめています．ちょっと確認したいと思ったときに，ポケットからさっと取り出して見てください．

　また，本書の空いたスペースには，施設でのオリジナルの手順や，ケアで留意しておきたいポイントなど，自分が得た知識をどんどん書き込んで，自分だけのマイブックを作ってみてください．本書を自分がより使いやすいポケットブックに育ててください．

　本書が脳神経外科領域にかかわる多くの看護師に活用いただき，患者さんやご家族に安全で安心なケアが提供できる一助となれば幸いです．

　最後に，執筆にご協力いただいた日本医科大学付属病院の看護師，医師，薬剤師の皆様に深く感謝いたします．

　また，編集作業を進めてくださいました学研メディカル秀潤社の方々に深く感謝申し上げます．

2019年12月

日本医科大学付属病院看護部長

鈴木智恵子

編集者・執筆者一覧

〈編集〉

鈴木智恵子 日本医科大学付属病院 看護部長

〈医学監修〉

森田 明夫 日本医科大学名誉教授
　　　　　 寺岡記念病院 高齢者健康医学センター センター長

〈編集協力〉

松田知弥子 日本医科大学千葉北総病院看護部 / 脳卒中リハビリテーション看護認定看護師
森本大二郎 日本医科大学脳神経外科 病院講師
纐纈 健太 日本医科大学脳神経外科
中江 竜太 日本医科大学付属病院高度救命救急センター 助教
樋口 直司 日本医科大学脳神経外科
足立 好司 元日本医科大学脳神経外科 教授（日本医科大学武蔵小杉病院脳神経外科部長）

〈執筆〉

有泉 楽子 日本医科大学千葉北総病院看護部 / 脳卒中リハビリテーション看護認定看護師
増田 恭子 元日本医科大学付属病院看護部 / 看護係長 / 脳卒中リハビリテーション看護認定看護師
始関千加子 元日本医科大学千葉北総病院看護部 / 急性・重症患者看護専門看護師
高際 太樹 日本医科大学付属病院看護部
酒井 菜緒 日本医科大学付属病院看護部
吉本 巧 日本医科大学付属病院看護部
田上真朱美 日本医科大学付属病院看護部 / 主任看護師 / 慢性疾患看護専門看護師 / 看護係長
木野 毅彦 日本医科大学付属病院看護部 / 看護師長
大竹ひとみ 元日本医科大学付属病院看護部
樋渡由紀子 日本医科大学付属病院看護部 / 看護係長
岩崎 望美 日本医科大学付属病院看護部
瀬戸 利昌 日本医科大学付属病院看護部 主任看護師
新田真由美 日本医科大学付属病院看護部
服部真奈美 元日本医科大学付属病院看護部
田中久美子 日本医科大学付属病院看護部
山下 治峰 元日本医科大学付属病院看護部
長谷川 遥 日本医科大学付属病院看護部
大沢 栞 元日本医科大学付属病院看護部
千種 喜子 日本医科大学付属病院看護部
小菅 枝里 日本医科大学付属病院看護部
原田紗耶子 日本医科大学付属病院看護部
竹内美恵子 日本医科大学付属病院看護部 / 看護師長

隼田　奈々　日本医科大学武蔵小杉病院看護部

牧野明日香　日本医科大学付属病院看護部

田辺　緑　元日本医科大学付属病院看護部／脳卒中リハビリテーション看護認定看護師

片渕　泉　日本医科大学付属病院看護部／主任看護師／摂食嚥下認定看護師

加藤　千尋　日本医科大学武蔵小杉病院看護部／主任看護師

北﨑　礼繁　元日本医科大学武蔵小杉病院看護部／救急看護認定看護師

伊藤美由紀　日本医科大学武蔵小杉病院看護部／主任看護師／脳卒中リハビリテーション看護認定看護師

石川　秀一　日本医科大学武蔵小杉病院看護部／看護師長／救急救命士／集中ケア認定看護師／診療看護師

菅原　結花　日本医科大学付属病院看護部

片山　志郎　日本ビーシージー製造株式会社

林　太祐　日本医科大学付属病院薬剤部

吉田　綾奈　日本医科大学付属病院薬剤部

吉田　未紀　日本医科大学付属病院薬剤部

渡邉　裕次　日本医科大学付属病院薬剤部

村上　美聖　日本医科大学付属病院薬剤部

蒲地　紗里　元日本医科大学付属病院薬剤部

髙村　萌　日本医科大学付属病院薬剤部

阿久津めぐみ　日本医科大学付属病院薬剤部

渡辺　圭　日本医科大学多摩永山病院薬剤部

鈴木　和史　日本医科大学付属病院薬剤部

髙　礼華　元日本医科大学付属病院薬剤部

平井　瑞希　日本医科大学付属病院薬剤部

梅田　将光　日本医科大学付属病院薬剤部

平井　里奈　日本医科大学付属病院薬剤部

中村　浩平　日本医科大学付属病院看護部

松元　秀次　日本医科大学大学院医学研究科リハビリテーション学分野　教授

小井田郁恵　日本医科大学武蔵小杉病院看護部／主任看護師

伊波　早乃　日本医科大学武蔵小杉病院看護部／看護係長／診療看護師

西澤　典子　元日本医科大学武蔵小杉病院看護部／リーダー看護師

山根　幸子　日本医科大学付属病院看護部／主任看護師

名嘉山千秋　元日本医科大学付属病院看護部

八木澤真奈　日本医科大学多摩永山病院看護部／救急看護認定看護師

角田　聖子　日本医科大学付属病院看護部／看護師長

柴田　直秀　元日本医科大学多摩永山病院看護部／主任看護師／認知症看護認定看護師

［敬称略・執筆順］

Contents

第1章　脳神経外科領域の看護ケア

••• Column •••

カバーデザイン：星子卓也　　本文デザイン：小佐野咲

DTP：（株）センターメディア

本文イラスト：青木　隆デザイン事務所，（株）日本グラフィックス

本書の特徴と活用法

- 本ポケットブックは,「看護ケア」と「疾患」の2部構成になっています.
- 「看護ケア」では, 施設ごとで個別性の高い準備物品や手技などの項目は, 自施設の方法を書き込めるように空欄にしています.
- その他, 先輩から学んだポイントやコツ, 気をつけなければならないことなど, 必要な情報をどんどん書き込んで, あなただけの1冊に育ててください.

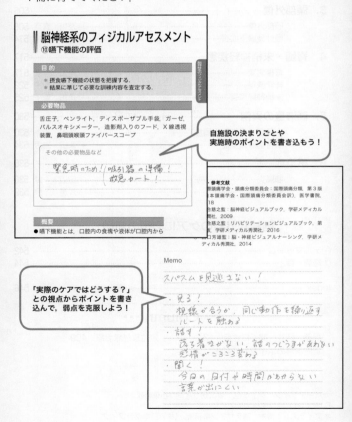

第1章

脳神経外科領域の看護ケア

始業時点検

* 担当患者の医療・看護ケアに必要な情報を確認する.
* 患者の検査, 他科受診などを確認し, 円滑に業務が行えるよう調整する.

実際

情報収集 ································

● 現疾患名と主訴.
● 治療方針と看護計画の確認.
● 感染症の有無, その疑いの有無.
● アレルギーの有無と, ある場合はその内容.
● 現在有効な医師指示を確認 (安静度, 栄養管理, 処置内容, ドレーン類の設定状況など) (当日の検査や他科受診の予定確認).
● 患者の個人情報 (既往歴, 服薬内容, 治療経過) を看護プロファイルから確認.
● 透析治療にてシャント造設, RA グラフト術予定など, 採血, 圧迫など禁止行為の有無.
● 治療経過と今後の予定.
● 当日の処置の内容および時間の確認, 準備 (取り寄せが必要な物品の有無, 医師や当日の検査に必要な時間などをそれぞれ確認).
● 与薬・輸液内容と投与時間の確認, 準備.
● クリニカルパス使用の有無とアウトカム確認.
● 入院から現在までの検査内容とその結果.
● 看護指示・支援内容の確認.
● 勤務交代時に前勤務者から申し送りを確認.
● 報告内容により, 医療チームに情報共有を図る (延命処置の希望についてなど).

患者・家族状態の把握 ‥‥‥‥‥‥‥‥‥‥‥‥‥

● 全身状態・バイタル変動の有無（フィジカルアセスメントを行い，緊急性のある所見がないか観察）．

● 患者の意識状態：ナースコールの利用が可能な状態か確認．

● 転倒や自己抜去経験があるか，体動センサーの使用など予防方法について確認．

● 体動センサーの作動時間と作動時の患者の行動にパターン性はあるかなどの確認．

● 残存機能と ADL 状態．

● ドレーン，末梢ライン，A ラインなど留置物の場所と管理状態の確認（刺入部の感染徴候の有無，出血，腫脹の有無，6R の徹底）．

● ドレッシング材の交換の有無，ライン交換の必要性の確認，ケア物品の準備または医師への報告確認．

● 現疾患や合併症など症状の有無とその経過．

● 当日の検査，リハビリ，他科受診の予定とケア調整．

● 家族の状態と支援の有無（家族反応，病状説明内容とその反応など）．

● 退院支援情報の把握（退院支援者に転院調整依頼がなされているか，ソーシャルワーカー，連携室からの報告書の有無など）．

● 病状説明を希望する家族と医師との調整．

● 薬剤，栄養指導，糖尿病管理の講習などの教育対象または希望状況の確認，調整と依頼．

● ケア，処置内容の評価と修正．

Memo

‥‥‥‥‥‥‥‥‥‥‥‥‥‥‥‥‥‥‥‥‥‥‥‥‥‥‥‥‥‥‥‥

‥‥‥‥‥‥‥‥‥‥‥‥‥‥‥‥‥‥‥‥‥‥‥‥‥‥‥‥‥‥‥‥

‥‥‥‥‥‥‥‥‥‥‥‥‥‥‥‥‥‥‥‥‥‥‥‥‥‥‥‥‥‥‥‥

周辺機器の作動状況確認 ……………………

- ● ECG, SAT など生体モニター使用の有無と作動状況の確認.
- ● 各種機材のアラーム設定の確認と調整.
- ● 輸液ポンプ, 呼吸器などの使用機材の有無, 医療機材の作動状態を確認し必要なら交換.
- ● 安全を担保できる環境調整がなされているか, 必要なものが届く範囲にあるか, ロックつきテーブルなど適した物品が選択されているか, 体動センサーが必要な場合, 電源が入っているか.

その他 ……………………

- ● 退院準備 (次回受診の予約, 退院薬剤の有無, 退院指導の受講状況, 各種契約状況の確認と解除, 会計方法, 退院時の送迎手段の確認, かかりつけ医受診の場合はサマリー確認, 継続処置が必要な場合は処置関連物品の手配と指導).
- ● 転院準備 (退院準備に追加し, 各種サマリー類).
- ● 入院準備 (個人情報と入院目的, 検査予約有無, 入院時間と部屋の確認, 当日医師より家族に説明があるか確認).

◆引用・参考文献
1) 峰松一夫ほか監:脳神経ナースのための SCU・NCU 看護力 UP マニュアル. メディカ出版, 2008

Memo

....

....

....

....

....

病歴聴取

目的

* 現疾患の状態を把握する.
* 医療・看護の方針決定に資する.

実際

聴取内容 ....

● 主訴の内容, 部位, 発生した日時, 発生した状況と誘因, 症状の性質, 程度, 経過と治療・対処効果などの確認.
● 既往歴と治療の有無, およびその継続の有無.
● 頭部打撲や転倒など, 外傷の既往がないか確認.
● 嗜好品, アレルギーの有無, 感染症の有無の確認.
● 家族歴.
● 緊急連絡先と対象患者の関係の確認.
● 連絡後の来院までの所要時間.
● 入院目的と治療の理解度の確認.
● ADL (食事, 睡眠, 排泄, 運動ほか) の確認.
● 妊娠, 月経の有無.
● 宗教に関しても, 輸血など特定の医療行為ができないこともあるため確認.

◆その他聴取内容を記載

聴取方法 ••••••••••••••••••••••••••••••••

- 最初はオープン・クエスチョンで行い，クローズド・クエスチョンで焦点化していく．
- 問診用紙などを活用する．

注意，ポイント ••••••••••••••••••••••••••

- 緊急処置が必要な場合は処置を優先し，落ち着いたら聴取を再開する．
- 家族や入院に同行した人からも発症時の状況などを確認する．
- 医学用語は平易な言葉に置き換え，質問内容がわかりやすいように配慮する．
- 病状や後遺症などについて尋ねられた場合，不用意な回答は患者・家族のさらなる動揺をまねくため，医師からの説明に一元化する．
- 緊急時は患者・家族も動揺していることが多く，病状説明の理解に影響がある．後から振り返ることができるように，医師に協力してもらいなるべく書面で渡すようにする．
- 説明時の患者・家族の反応を記録として残すと，その後の必要な家族看護支援を策定しやすい．

◆引用・参考文献
大井静雄編著：ポケット版 脳神経外科ケアマニュアル．照林社，2000

Memo

脳神経系の症状と見方
①頭痛

目的

* 緊急性のある頭痛か否かを鑑別する.
* 痛みの緩和を図る.

概要

- 頭痛は, 頭部に感じる深部痛および投射痛のことであり, 日常診療でも主訴とする患者が多い, ありふれた症状である.
- メカニズムはわかっていないが, 国際頭痛学会による分類がある (**表 1**).
- 頭痛は大きく一次性頭痛, 二次性頭痛, 頭痛性神経痛・一次性顔面痛・その他の頭痛の 3 つに分

表 1 ◆国際頭痛分類第 3 版による頭痛の大分類

一次性頭痛
1) 片頭痛
2) 緊張型頭痛
3) 三叉神経・自律神経性頭痛 (TACs)
4) その他の一次性頭痛疾患

二次性頭痛
5) 頭頸部外傷・傷害による頭痛
6) 頭頸部血管障害による頭痛
7) 非血管性頭蓋内疾患による頭痛
8) 物質またはその離脱による頭痛
9) 感染症による頭痛
10) ホメオスターシス障害による頭痛
11) 頭蓋骨, 頸, 眼, 耳, 鼻, 副鼻腔, 歯, 口あるいはその他の顔面・頸部の構成組織の障害による頭痛あるいは顔面痛
12) 精神疾患による頭痛

有痛性脳神経ニューロパチー, 他の顔面痛およびその他の頭痛
13) 有痛性脳神経ニューロパチーおよび他の顔面痛
14) その他の頭痛性疾患

文献 1) p36 より転載

類される．一次性頭痛は他に基礎疾患がない機能性頭痛であり，二次性頭痛は基礎疾患の症状としての器質性頭痛である．

● 通常の頭痛や片頭痛は命にかかわることはないが，くも膜下出血，髄膜炎，大きな脳出血などによる頭痛は致命的になるため見逃さないことが重要である．

● 頭蓋組織内の疼痛感受性を示す（**表2**）．頭蓋内組織には疼痛を感じる部位と感じない部位がある．脳組織には痛覚はないので，脳実質の障害に痛みは生じない．

● 頭痛にはさまざまな病態があり，発生機序は一様ではないが，最終的に疼痛情報が三叉神経から視床に伝わる点は共通している．

● 診療では，緊急かつ集中的治療を要する二次性頭痛を鑑別することが肝要となる．

聴取内容··

● 問診で，①突然の頭痛，②今までに経験したことがない頭痛，③頻度と程度が増悪する頭痛，④神経脱落症状をもつ頭痛，などの症状を認めた場合は二次性頭痛を疑い（**表3**），CT や MRI などの画像検査を行う．

● バットで殴られた痛み，ズキンズキンと脈打つ拍動性など痛みの程度，いつから痛みだしたのか，

表2 ◆ 頭蓋内組織の疼痛感受性

疼痛を感じる部位	疼痛を感じない部位
硬膜動脈	脳実質
頭蓋底主幹動脈	硬膜大部分
静脈洞・流入動脈	大脳鎌
頭蓋底部の硬膜	軟膜・くも膜
脳神経（Ⅴ・Ⅸ・Ⅹ）	脳室上衣
頸神経（2・3）	脈絡叢

文献2) p36 より引用

ほかに伴った症状の有無を本人または発見者や家族に確認する.

● 痛みの頻度, 誘発原因の有無, パターン性の有無の確認.

● 痛み出現時, 市販薬の服用や横になって安静をとるなど自己で行われている対処方法があれば確認しておく.

表3 ◆二次性頭痛を疑うポイント

1. 突然の頭痛
2. いままで経験したことのない頭痛
3. いつもと様子の異なる頭痛
4. 頻度と程度が次第に増していく頭痛
5. 50歳以降に初発した頭痛
6. 神経脱落症状を有する頭痛
7. がんや免疫不全の病態を有する患者の頭痛
8. 精神症状を有する患者の頭痛
9. 発熱・項部硬直・髄膜刺激症状を有する頭痛

文献2) p37 より引用

Memo

- 頭痛の特徴を問診し，自覚症状と他覚的所見を総合評価する．
- 鎮痛薬の効果と使用頻度を確認する．
- 痛みは，他覚的には評価しづらいため，種々のスケールを利用する（図1〜4）．
- 患者の1日の生活状況，QOLの変化がないか観察し，痛みに伴う不利益を分析，必要なケアプランをたてる．

- 鎮痛薬の連用は頭痛を誘発することもあるため，服薬歴を確認して調整する．
- 頭痛は他の器質性疾患による可能性もあり，鎮痛薬使用により初期症状を見逃すこともある．使用時は痛みの原因を十分アセスメントし，経過に注意する．
- 頭痛は，不安感情を引き起こす．機能性頭痛や一時的頭痛の場合は，心配がないことを説明し，不安の緩和を図る．
- 痛みは個人差があるため，個々にあった対応を検討する必要がある．また，がまんしていることもあるので，表情や行動も観察し総合的に評価する．
- 頭痛が慢性的に続くと睡眠，食事など生活に支障をきたし，心身ともに衰弱していく．看護師は計画的に疼痛コントロールをはかれるように医療チームで関わって行く必要がある．
- ときにうつ傾向となることもあり，必要な場合はメンタルヘルスの介入を検討する．
- 痛みの状態や鎮痛効果を，ツールを活用して可視化し，患者と治療効果を共有する．
- 鎮痛薬の使用が長期に及ぶと薬物乱用頭痛によりさらに悪化する恐れがある．正しい服薬方法の指

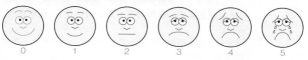

図1 ◆フェイススケール（Wong-Baker のフェイススケール）

被検者に，感じている痛みの程度に合った表情の絵を選んでもらう．主に小児や高齢者の痛みの評価に使用される．

0：痛みなし	1：軽度（弱い痛み）	2：中等度の痛み	3：強い痛み	4：最悪の痛み

図2 ◆口頭式5段階評価尺度（VRS）

現在の痛みを5段階でどれにあてはまるか答えてもらう．

VAS：visual analogue scale

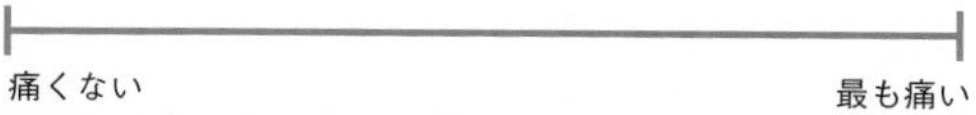

痛くない　　　　　　　　　　　　　　　　　　　最も痛い

図3 ◆視覚的アナログスケール（VAS）

10cm の線を示し，自分が感じている痛みに合った位置に印をつけてもらう．左端から計測した値を 100 分の何 mm かで評価する．

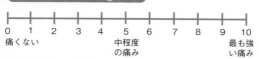

図4 ◆数値的評価スケール（NRS）

11 段階に分けた線を示し，自分が感じている痛みに合った目盛りをを示してもらう．

導，適切な薬物管理を行う．

● ときに患者は，強烈な痛み体験から「痛くなるかもしれないから」「取りあえず飲む」など鎮痛薬に依存的な行動をとることもある．患者の心理に寄り添いつつ，依存しないように，または依存から離脱がはかれるよう援助する．

◆引用・参考文献
1) 国際頭痛学会・頭痛分類委員会：国際頭痛分類，第 3 版（日本頭痛学会・国際頭痛分類委員会訳），医学書院，2018
2) 落合慈之監：脳神経ビジュアルブック，学研メディカル秀潤社，2009
3) 落合慈之監：リハビリテーションビジュアルブック，第 2 版，学研メディカル秀潤社，2016
4) 田口芳雄監：脳・神経ビジュアルナーシング，学研メディカル秀潤社，2014

Memo

···Column···

見る，話す，聞くに注目

くも膜下出血後スパスム期にある患者において，せん妄なのか，スパスムが生じているのかの判断が難しいときがある．でもスパスムを見逃してはいけない！

見る：視線が合わずにきょろきょろしていたり，ルートを触ったり，体を起こしたり，横になったり，同じ動作を繰り返すなど．
話す：短時間で感情がころころ変わる，落ち着きない，話のつじつまが合わないなど．
聞く：今日の日付を聞く，時間がわからない，朝食のメニューがわからない，言葉が出にくいなど．

この見る，話す，聞くに注目して観察し，急に出てきた症状なのか確認する．

記録に残そう

経時的に変化を追うことは大切であり，それを記録に残すことは，初めてでも，誰が受け持ちになっても正しい情報を得ることができ，わずかな変化にも気づくことができるようになる．発症時，術後の様子，JCS ではわからない意識の内容，状況について「見る」，「話す」，「聞く」のポイントを観察して記録に残し，昨日と今日と何か違うことがないか確認する．記録だけではわからなければ，家族や受け持ちをしたことのあるスタッフにも聞いてみよう．

初めてせん妄様症状が出現したときは医師にも報告して一緒に確認することで，患者の状態を共有してアセスメントができる．そうすることでスパスムの早期発見にもつなげられるだろう．

Memo

脳神経系の症状と見方
②意識障害

目的

* 生命危機を知らせるサインであるため，見逃さない．
* 脳血管障害の程度と病態変化を予測し，早期発見・対応に備える．

概要

定義
●●●

- 意識（consciousness）は，覚醒（清明度）と認知（質的，内容）に区別される．
- 意識が正常であるとは，自己と周囲の環境を正確に認識し，それに対応した適切な反応をとれることをさす．
- 意識障害には，意識レベル（意識の清明度）の低下と意識変容とがある．
- 意識レベルの低下は，覚醒した状態である清明，刺激がないと眠り込む傾眠，強い刺激でかろうじて反応する昏迷，ときどき自動的な体動や開眼があるが睡眠状態にあり，外的刺激に反応しない半昏睡，覚醒状態の完全な消失で，いかなる刺激にも反応しない昏睡の5段階で示される．
- 意識変容とは，思考や行動異常（幻覚・妄想・錯覚）を伴う状態である．
- 意識障害の原因には，大きく頭部外傷，脳血管障害，感染症，脳腫瘍などによる脳病変に伴うものと糖尿病，肝不全などの全身性疾患に伴う二次病変とがある．

メカニズム

- 意識は，脳幹部上行性網様体賦活系と視床下部調節系，大脳新皮質および大脳辺縁系の相互作用によって形成される．

- 覚醒機能は，脳幹網様体調節系である脳幹（延髄，橋，中脳）にある脳幹部上行性網様体賦活系と視床下部調節系からなる（**図1**）．

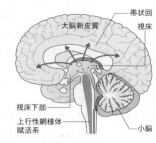

図1 ◆覚醒のメカニズム

帯状回
視床
大脳新皮質
視床下部
上行性網様体賦活系
小脳

- 認知機能は，大脳新皮質全体が関与する．

- 欲求・情動機能は，海馬・扁桃核・帯状回など大脳辺縁系が関与する．

- 脳幹部上行性脳幹網様体賦活系と視床下部調節系と大脳新皮質に多くの神経ネットワークがあり，覚醒・認知に大きく影響する．

- 脳幹は，生命維持に必要な役割を担う．意識障害は，上記回路のどの障害でも起こりうるが，脳幹部上行性網様体賦活系と大脳新皮質への刺激回路が崩れた状態であり，生命危機を知らせる徴候である．

観察ポイント

- 全身のフィジカルアセスメントを行う．

- 意識障害には，中枢神経系疾患による意識障害（一次性意識障害）と代謝性疾患や循環器系疾患など全身性疾患による意識障害（二次性意識障害）があるため，鑑別が必要である（**表1**）．この鑑別方法として，アイウエオチップス（AIUEOTIPS）がある（**表2**）．

- 意識混濁の程度により，現状のレベルを評価する（**表3**）．

- 現在, 意識障害の評価スケールには, ジャパン・コーマ・スケール (JCS, 3-3-9 度法) とグラスゴー・コーマ・スケール (GCS) が用いられている (「①意識障害の評価」p82 参照).
- 緊急性のある所見 (呼吸障害, 瞳孔異常, 異常体位など) の確認と, 同時に気道, 呼吸と ABCDE アプローチを行い, 一次評価 (primary assessment) を実施する.
  - 呼吸：呼吸数, 深さ, リズムを観察する. 呼吸の状態は, 障害部位を診断する際に有用である (図2).
  - 瞳孔：瞳孔の大きさ, 対光反射, 眼球の位置の異常を確認する (図3).
  - 体位：異常体位には, 除脳硬直と除皮質硬直がある. 除脳硬直は中脳障害や橋障害で, 除皮質硬直は大脳半球や間脳の障害で認められる (図4).
- 意識障害の原因検索のため, CT 検査, MRI 検査, MRA 検査, 脳波検査, RI 検査, 血液造影検査, 超音波検査, 眼底検査, 腰椎穿刺検査, 血液検査, 薬物血中濃度測定, 動脈血液ガス測定, 心電図検査, 尿検査などの各検査所見を確認する.

表 1 ◆意識障害の主な疾患

脳神経系	頭部外傷 (脳挫傷, 硬膜外血腫, 硬膜下血腫), 脳血管障害, 感染症 (髄膜炎, 脳炎, 脳膿瘍), 脳腫瘍, てんかん重積発作など
循環器系	アダムス・ストークス症候群, 心不全, 急性心筋梗塞など
呼吸器系	気管支喘息, 肺炎など
代謝性	糖尿病, 肝不全, 腎不全, 電解質異常 (低 Na, 高 Ca), ビタミン B1 欠乏など
中毒	鎮静薬, 睡眠薬, 農薬, アルコール, 一酸化炭素など
精神神経系	せん妄, ヒステリー, 過換気症候群など
その他	ショック, 低体温, 後部可逆性脳症症候群, 低酸素脳症, 熱中症など

※アダムス・ストークス症候群：急に起こった激しい徐脈や頻脈のために, 脳への血流が低下, あるいは途絶によって脳の酸素不足をきたした状態をいう. 意識障害, めまい, 痙攣などを起こす.
文献 1) p85 より引用

表2 ◆ AIUEOTIPS

A : Alcohol
　　急性アルコール中毒
　　ビタミンB1欠乏症 (Wernicke脳症)
I : Insulin
　　低血糖
　　糖尿病性ケトアシドーシス
　　非ケトン性高浸透圧性昏睡
U : Uremia
　　尿毒症
E : Encephalopathy
　　肝性脳症, 高血圧性脳症
　：Endocrinopathy
　　甲状腺クリーゼ
　　粘液水腫 (甲状腺機能低下症)
　　副甲状腺クリーゼ (機能亢進)
　　副腎クリーゼ (急性副腎不全)
　：Electrolytes
　　Na, K, Ca, Mg の異常
O : Opiate/Overdose
　　薬物中毒
　：O₂ & CO₂
　　低酸素血症 (肺炎, 気管支喘息,
　　気胸, 心不全, 心疾患, 肺塞栓,
　　高山病, 肺挫傷), CO中毒,
　　CO₂ ナルコーシス
T : Trauma
　　脳挫傷, 急性硬膜下血腫,

急性硬膜外血腫, 慢性硬膜下血腫
　：Tumor
　　脳腫瘍
　：Temperature
　　低体温, 高体温, 悪性高熱, 悪
　　性症候群
I : Infection
　　脳炎, 髄膜炎, 脳膿瘍, 肺炎,
　　敗血症
P : Psychogenic
　　精神疾患, Porphyria (ポルフィリア)
S : Seizure
　　てんかん
　：Stroke
　　脳梗塞, 脳出血, くも膜下出血
　　急性大動脈解離
　：Senile
　　高齢者の脳循環不全
　　脱水, 感染, 心不全
　：Shock
　　各種ショック
　：Syncope
　　失神の原因疾患 (意識障害ではな
　　いが, 鑑別すべきものとして,
　　ここに挙げた)

文献2) p125 より引用

表3 ◆ 意識レベルの見方

傾眠 (somnolence)	刺激を与えないと睡眠状態にあるが, 強い刺激により短時間は目覚めることができる状態
昏迷 (stupor)	強い刺激でかろうじて開眼, 払いのけるなどの反応を示すが, 十分に覚醒していない状態
半昏睡 (semicoma)	ときどき自動的な体動や開眼があるが, 睡眠状態にあり, 外的刺激に反応しない
昏睡 (coma)	覚醒状態の完全な消失. 開眼せず, いかなる刺激によっても反応しない.

文献3) p42 より引用

Memo

17

- 診断過程中に症状が増悪する可能性があるため，搬送中または待機中であっても細やかなモニタリングと救命処置移行への心構えが必要である．

- 意識障害評価時は，難聴など聴力障害の有無，文化圏など標準言語ツールの違い，視覚障害，半側空間無視などの症状が評価に影響を及ぼすため注意する．

- 昏睡など重度の意識障害では，舌根沈下による気道閉塞が起こる．そのため，呼吸状態の観察と気道確保が必要である．

- 半昏睡では，呼吸中枢障害が出現する場合がある．呼吸パターン（**図4**）に注意し，呼吸を管理する．

- 頭蓋内圧亢進症状がある場合は，医師や医療チームで情報共有し，緊急処置に備える．また，環境による増悪を引き起こす誘因を除去する．

- 誤嚥性肺炎や感染，褥瘡など二次合併症予防に注意し，全身を管理する．

- 睡眠中は意識障害の判断が難しい．日ごろから巡視の際，睡眠状態を確認し比較できる情報を得ておく．

- 脳血管障害患者は，発症後数日間かけて徐々に神経所見が悪化することもある．日頃から患者に接する際，会話の反応速度や行動を注意深く観察し，違和感や違いに気づくこと，それを迅速に報告し，チーム内で情報を共有することが，早期対処につながり，重篤化を回避する鍵となる．

Memo

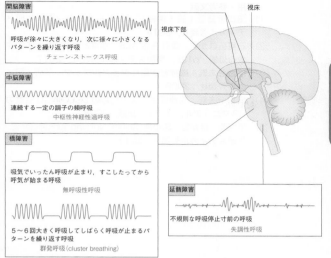

図2 ◆脳の障害部位と異常呼吸

間脳障害
呼吸が徐々に大きくなり，次に徐々に小さくなる
パターンを繰り返す呼吸
チェーン・ストークス呼吸

中脳障害
連続する一定の調子の頻呼吸
中枢神経性過呼吸

橋障害
吸気でいったん呼吸が止まり，すこしたってから
呼気が始まる呼吸
無呼吸性呼吸

5～6回大きく呼吸してしばらく呼吸が止まるパ
ターンを繰り返す呼吸
群発呼吸 (cluster breathing)

延髄障害
不規則な呼吸停止寸前の呼吸
失調性呼吸

視床
視床下部

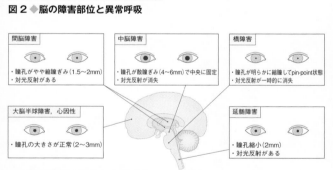

図3 ◆脳の障害部位と瞳孔の大きさ・対光反射

間脳障害
・瞳孔がやや縮瞳ぎみ（1.5～2mm）
・対光反射がある

中脳障害
・瞳孔が散瞳ぎみ（4～6mm）で中央に固定
・対光反射が消失

橋障害
・瞳孔が明らかに縮瞳して pin-point 状態
・対光反射が一時的に消失

大脳半球障害，心因性
・瞳孔の大きさが正常（2～3mm）

延髄障害
・瞳孔縮小（2mm）
・対光反射がある

図2，3は文献5）p40，41を引用

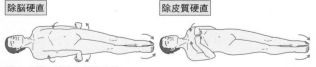

除脳硬直

除皮質硬直

図4 ◆脳の障害と異常体位

◆引用・参考文献
1) 田口芳雄監：脳・神経ビジュアルナーシング．学研メディカル秀潤社，2014
2) 石見拓ほか監：改訂3版 ALS：写真と動画でわかる二次救命処置．p125，学研メディカル秀潤社，2017
3) 落合慈之監：脳神経疾患ビジュアルブック．学研メディカル秀潤社，2009
4) 峰松一夫監：脳神経ナースのための SCU・NCU 看護力 UP マニュアル．メディカ出版，2008
5) 甲田英一ほか監：Super Select Nursing 脳・神経疾患．学研メディカル秀潤社，2011

Memo

....

....

....

....

....

....

....

....

....

....

....

....

....

....

脳神経系の症状と見方
③せん妄

目的

* せん妄の発症リスクをアセスメントし，看護介入によってせん妄の発症予防と早期改善をめざすことができる.

概要

聴取内容 ・・・・・・・・・・・・・・・・・・・・・・・・・・・・・・・・・・

● せん妄とは，身体疾患または全身状態の変化に伴って出現する急性の脳機能障害で，一過性に軽度から中等度の意識混濁，幻覚・妄想などの意識変容，認知機能障害などのさまざまな精神症状が現れる.

● せん妄の発症要因は多因性であり，「準備因子」，「促進因子」，「直接因子」の3種類に分類される（**表1**）.

・準備因子：生活習慣病を含む慢性疾患，脳血管障害の既往，後遺症などがせん妄の発症につながる因子となる.

・促進因子：入院やICU環境，身体拘束，ライン類，心理的ストレス（麻痺など身体機能の変化）などで，せん妄発症の直接のきっかけやせん妄を悪化・遷延させる因子.

・直接因子：直接せん妄につながる因子で，脳神経障害，代謝性障害，電解質異常などがあるが，治

表1 ◆せん妄の発症要因

準備因子	促進因子	直接因子
・高齢	・手術	・脳神経疾患
・認知症	・強制的な安静臥床	・代謝障害
・脳神経疾患の既往	・環境	・感染症
	・拘束	・薬剤

療を行えばリスクを減らすことができる.

発症要因へのケア ……………………………………

〈準備因子へのアプローチ〉

①高齢者

- 70歳以上でせん妄の発症率は急激に上昇するともいわれ, 高齢者はせん妄を生じやすい.
- 入院前の生活状況について情報収集を行い, 環境を整えることが必要である.
- 高齢に伴う身体的特徴を踏まえることも大切である.
- ・難聴があり説明の内容が部分的に聞こえなかった.
- ・わからなくても聞き返せないこともある.
- ・新しい生活環境にすぐに適応することが難しい (ベッドの使用, 排泄環境).

②認知症

- もともと認知症がある場合は, 出現している中核症状を理解し, BPSDに対する予防が必要である.

③脳神経疾患の既往がある

- とくに高次脳機能障害がある場合, どの程度の機能障害があるのかを知っておくことが必要である.
- たとえば失語がある患者は自己の苦痛や不安などの表出が困難であり, 精神的ストレスが増強する可能性が高い.
- 手術を控えた患者であれば, 術前からコミュニケーション方法について患者や家族と確認しておくことよい.

〈促進因子へのアプローチ〉

①手術・安静臥床

- 術後の安静, ドレーン類挿入, モニター類装着に伴う制限があり, 意に反して強制的に臥床を強いられ, 思うように体を動かすことができないこと

が多い.

●ベッド上であっても, どの程度であれば自己で動かしてもよいかを説明し, 体位変換の声かけを行って同一体位での苦痛に対応する.

●不要なライン類の減少はせん妄状態の改善につながるため, 病状に応じて**不要なライン類は抜去する**.

②環境

●入院環境において, とくに術後などでは患者の視界に入るのは何もない天上やベッド周囲の同じ景色である.

●術後 ICU 管理となる場合は, 昼夜を問わずモニターの音や明るさがあるため, 昼夜の区別や日時の判断など**見当識の維持**ができるようにする.

　→太陽の光を感じられるようにベッドの位置を調整する, カレンダーや時計を置くなどの工夫を行う.

●「排泄」, 「食事」, 「活動」など患者の普段の**日常生活行動を把握**し, その行動ができるかぎり維持できるように援助を行う.

〈直接因子へのアプローチ〉

●電解質異常, 低酸素血症, 低栄養, 脱水や感染症などがないか観察, 予防できるケアを実践して異常の早期発見に努める.

①低酸素

●呼吸パターンを観察し, 低酸素をきたす呼吸をしていないか, また貧血や低血圧, 発熱がないか確認する.

②脱水・電解質異常

●水分出納バランス, 下痢や嘔吐, 利尿薬投与の有無などを確認する.

　→脳神経領域ではグリセオールやマンニトールなど抗浮腫薬の投与がなされることもあり, 水分

出納，電解質に注意する．

③低栄養

● 嚥下障害を生じる患者も多いため，嚥下機能の評価，機能障害の程度に応じた介入を行い，必要時は経口摂取以外の方法を考慮して補充し，必要な栄養の維持ができるようにする．

● 必要な栄養摂取ができるように NST（栄養サポートチーム）などの介入も検討し，チームで栄養のサポートを行うことが重要である．

④代謝性障害

● 脳腫瘍の患者はステロイドを投与されることが多く，血糖コントロールが不良となりやすいため，血糖コントロールを適切に行う．

⑤感染症

● 肺炎予防のための体位保持，口腔ケアの徹底，また尿路カテーテル早期抜去，ルート管理を行う．

発症時のケア

● 発症要因へのケアを継続し，せん妄を重篤化させないように早期改善を行う．

①安全を確保する

● 転倒・転落やライン類抜去の予防を行う．

● そわそわして落ち着きのない様子がある場合は，観察のために頻回にベッドサイドを訪室する．

● ベッドの高さは低くしてベッド柵を設置する．

● 点滴ラインや尿道カテーテルは患者からみえないよう病衣の下に通すなどの固定を行う．

②せん妄の症状を観察し対応する

● 興奮時は落ち着いた声で穏やかに話しかけ，患者が安心できるように対応する．

● 幻覚や錯覚は否定せずにそのままを受け止め，幻覚や錯覚の原因となりそうなカーテンのシミや病室の装飾品などはできるかぎり撤去して環境を整える．

- 向精神薬などは使用時期，タイミングによりかえって悪い影響を与える可能性もあるため，リエゾンチームに相談し適切に実施していく．

③家族へのケア

- せん妄状態をみた家族は，通常と異なる状態に「認知症になってしまった」と不安を募らせてしまうことが多い．
- せん妄と認知症の違いを説明し，家族の不安な心情を理解する．
- 家族は普段どおりに本人に接してもらい，また患者の自宅での様子や使い慣れたものを持ってきてもらうなど家族の協力も得ながらせん妄への対応を行う．

まとめ

- 脳神経領域は，意識障害や運動麻痺，無視や失語，失行など高次脳機能障害を生じていることが多く，せん妄の促進因子となる．
- 脳卒中の場合は，突然の発症による急激な身体の変化で精神的ストレスが高まることが考えられる．そうした状況を理解し発症要因を知り，予防へのケアを実践することが重要である．
- 看護師だけで解決することは難しく，さまざまな職種が協働し，また家族の協力も得て，チームとしてせん妄ケアを実践することが大切である．

◆引用・参考文献
1) 長谷川真澄ほか編著：チームで取り組むせん妄ケア――予防からシステムづくりまで．医歯薬出版，2017
2) 山家いづみほか：脳神経外科領域における術後せん妄の発症と看護介入の実態調査．大阪大学看護学雑誌 21 (1)：29-35，2015
3) 粟生田友子：せん妄の病態．BRAIN NURSING 33 (3)：208-213，2017
4) 鳥谷めぐみ：せん妄の種類．BRAIN NURSING 33 (3)：214-216，2017

脳神経系の症状と見方
④眼球運動障害・視野障害

* 症状と障害原因を正しく評価，病態を予測し，早期発見をする.
* 症状から予測される問題を整理し，セルフケアを習得できるよう支援する.

概要

● 視神経は感覚神経であり，網膜の最外層にある色素上皮細胞のすぐ内側に存在している.

● 視細胞は光刺激を受けると興奮する.

● 興奮は，一次感覚ニューロンに相当する双極細胞に伝えられ，二次感覚ニューロンである神経節細胞にいく.

● 神経節細胞から軸索は束になって太くなり，視神経とよばれ，頭蓋骨の視神経管を通り，大部分は視床の外側膝状体に，一部は視蓋前域や上丘に達する.

● 外側膝状体で新しくなった三次感覚ニューロンは，視放線を形成しながら大脳皮質視覚野（後頭葉の第17野）に入る.

〈動眼神経（Ⅲ），滑車神経（Ⅳ），外転神経（Ⅵ）〉

● 眼球を動かす筋肉の支配神経は，動眼神経，滑車神経，外転神経の3本である（**表1**，**図1**）.

● 眼の動きは，3本の神経が協調して左右を統合し，6本の動眼筋，すなわち外直筋，内直筋，上直筋，下直筋，上斜筋，下斜筋を調整することによって生じる.

〈眼裂〉

● 上下のまぶたの裂け目を眼裂という．物を見るためにまぶたを上げる筋肉である上眼瞼挙上筋（動眼神経に付随）と眼瞼瞼板筋（交感神経に付随）が収縮することでまぶたが上がる．

● 異常：上眼瞼が瞳孔にかかると眼瞼下垂という．眼瞼下垂は，動眼神経麻痺および交感神経麻痺によって起こる．

〈瞳孔〉

● 眼球の色が付いている部分を虹彩，その中心にある「黒目」の部分を瞳孔という．瞳孔は通常，暗いところで大きく開き（散瞳），明るいところでは小さくなる（縮瞳）．両眼とも同じ大きさで，光にも同じように反応する．

● 正常：左右同大で3〜4mm．

● 異常

・2mm以下：交感神経障害，橋出血，モルヒネ中毒など．

・5mm以上：副交感神経障害，脳死など．

表1 ◆動眼筋の神経支配

支配神経	動眼筋	筋本数
動眼神経（Ⅲ）	上・内・下直筋，下斜筋	4本
滑車神経（Ⅳ）	上斜筋のみ	1本
外転神経（Ⅵ）	外直筋のみ	1本

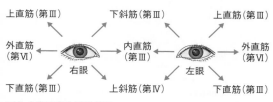

図1 ◆動眼筋の神経支配

文献2）p65より引用

- 瞳孔の大きさは虹彩によって変化する．瞳孔の変化は自律神経により支配されている（**表2**）.
- 瞳孔を観察する際は，形，大きさ，左右差，瞳孔反射などをみる．
- 瞳孔反射とは，光などの刺激の強弱による瞳孔を開閉する反射をいい，対光反射と輻輳反射がある．
- **対光反射**：光を当てると，当てた側の瞳孔収縮と反対側の瞳孔収縮が同時にみられる（**図2，3，表3**）.
- **輻輳反射**：遠くにある物を見ていて，急に近づけ

表2 ◆瞳孔の変化を支配する自律神経

交感神経　第1胸髄神経（Th1）	瞳孔散大筋	散瞳
副交感神経（動眼神経）	瞳孔括約筋	縮瞳

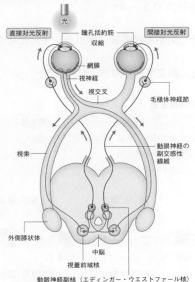

図2 ◆対光反射の経路

文献3）p23より引用

た際に両眼が寄り目になり縮瞳する.

眼球運動障害

● 眼球運動障害には，眼筋麻痺，脳神経麻痺，核間
性眼筋麻痺および内側縦束（MLF）症候群があり，
脳神経麻痺は動眼神経麻痺，滑車神経麻痺，外転
神経麻痺にわけられる.

表3 ◆経路異常による変化

直接反射	間接反射	
なし	なし	光を当てた側の視神経障害
なし	あり	光を当てた側の動眼神経障害

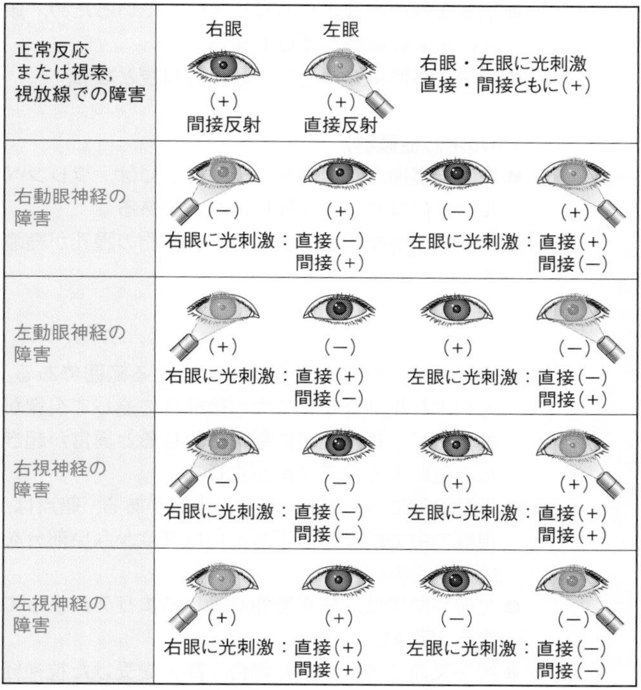

	右眼	左眼	
正常反応 または視索, 視放線での障害	(+) 間接反射	(+) 直接反射	右眼・左眼に光刺激 直接・間接ともに（+）
右動眼神経の 障害	(−) 右眼に光刺激：直接（−） 間接（+）	(+)	(−) 左眼に光刺激：直接（+） 間接（−）	(+)
左動眼神経の 障害	(+) 右眼に光刺激：直接（+） 間接（−）	(−)	(+) 左眼に光刺激：直接（−） 間接（+）	(−)
右視神経の 障害	(−) 右眼に光刺激：直接（−） 間接（−）	(−)	(+) 左眼に光刺激：直接（+） 間接（+）	(+)
左視神経の 障害	(+) 右眼に光刺激：直接（+） 間接（+）	(+)	(−) 左眼に光刺激：直接（−） 間接（−）	(−)

図3 ◆瞳孔異常と予測される病態

文献3）p24 より引用

〈動眼神経障害〉

● 外直筋，上斜筋しか動かない．
● 特徴：目はやや外転し下方を向く．瞳孔は散瞳し，対光反射は消失する．

〈滑車神経障害〉

● 滑車神経は，脳神経のなかで唯一脳幹背側から出ている神経である．
● 特徴：内下方が向けなくなる．一般的には，単体でなく動眼神経障害もともに起こることが多い．

〈外転神経障害〉

● 脳底を他の神経よりも長く走行しているため，頭蓋内病変の影響を受けやすい．
● 特徴：外側に動かせず，軽度内斜視となる．

〈ホルネル症候群〉

● 交感神経遠心路の障害．原因疾患には，ワレンベルグ症候群や多発性硬化症などがある．
● 特徴：眼瞼挙上ができない．病巣側の瞳孔が縮瞳する．

視野欠損

● 視野とは，眼球を動かさずに見える範囲である．光刺激が視神経を経て大脳後頭葉に達して視覚が生じるが，この経路に異常が生じると異常が起きた部位による視野欠損が生じる．
● 視野異常には，暗点，狭窄，半盲がある．暗点は，視野の中で感度が低下あるいは感度がない部分をいう．
● 欠損や障害は，障害影響を受けるエリアによって違う（**図4**）．
● 視交叉前で障害された場合：障害を受けた視神経のほうが全盲になる．

● 視交叉部で障害された場合：例えば下垂体腺腫で正中部が障害を受けた場合，両耳側半盲などとなる．

観察のポイント

● 緊急性のある所見の有無を確認する．
● 症状のフィジカルアセスメントを実施する．
● 症状に伴う生活への影響を確認する．
● 長期間にわたり症状がある場合，自然と代償行動により自覚が乏しくなっていることもある．他覚的所見と総合的に観察する．

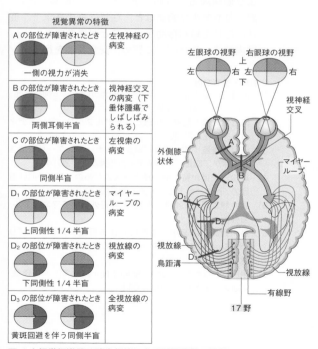

図4 ◆視覚伝導路の障害部位による視野異常の特徴

文献2) p75 より引用

31

- 視野障害による二次合併症（複視，頭痛，嘔気，めまい，眼痛など）の出現状態を観察しその影響がないかを確認する．
- 観察や診察の際は，部屋をあまり明るくしすぎないようにする．

ケアの実際

- 緊急処置が必要だと予測される所見の場合，迅速に医師報告と対応準備に備える．
- 障害に対する生活支援を行う．
- 複視による吐気，めまい，片側で見続けるなどにより眼精疲労や眼痛を訴えることがある．また，肩こりや緊張型頭痛など，症状はさまざまで，症状に応じた緩和援助を行うことが重要である．
- 環境整備，危険回避に努め，安全管理を行う．

◆引用・参考文献
1) 関野宏明ほか監：Nursing Selection ⑥ 脳・神経疾患．学研メディカル秀潤社，2006
2) 落合慈之監：脳神経疾患ビジュアルブック．学研メディカル秀潤社，2009
3) 田口芳雄監：脳・神経ビジュアルナーシング―見てできる臨床ケア図鑑．学研メディカル秀潤社，2014
4) 峰松一夫ほか監：脳神経ナースのための SCU・NCU 看護力 up マニュアル．メディカ出版，2008
5) 大井静雄編著：ポケット版 脳神経外科ケアマニュアル．照林社，2000
6) 葛川元編：脳卒中急性期における看護ケアとリハビリテーション完全ガイド―離床への不安を自信に変える．慧文社，2015
7) 甲田英一ほか監：Super Select Nursing 脳・神経疾患．学研メディカル秀潤社，2011

Memo

脳神経系の症状と見方
⑤起立障害・歩行障害

目的

* 患者の残存機能を確認し，介助量や方法をコントロールする．
* 転倒・転落などの危険回避に努めるとともに，セルフケア再習得に向けて必要な日常生活動作の援助を行う．

概要

- 錐体路は，脳幹の延髄下部で交叉している．
- 脳血管障害の患者は，錐体路障害による麻痺や感覚障害，錐体外路障害による姿勢反射障害を呈する．
- 錐体路徴候とは，①痙性麻痺，②腱反射亢進，③病的反射の出現（バビンスキー反応）をいう．
- 錐体路徴候は，大脳皮質の一次運動野から内包，脳幹，脊髄を通り脊髄前角細胞にいたる経路過程の障害である（上位運動ニューロン障害）．
- 錐体路徴候がない場合は，下位運動ニューロン障害という．
- 歩行障害を起こす原因としては，半側空間無視や注意障害などの高次脳機能障害によりバランスに必要な機能が低下することの影響もある．

検査·········

- 起立障害，歩行障害はさまざまな原因によって起こり，原因によって特有の歩行状態がみられるため，観察が重要である．異常歩行によって病変部位を推定することができる．
- 下肢筋力の低下や失調，姿勢反射障害が疑われ，患者から歩きづらい，足に力が入らない，転びや

すいなどの訴えがある場合は，検査で原因を鑑別する（**表1**）．

障害の種類

〈ガワーズ（Gowers）徴候〉

- 登はん性起立．蹲踞の姿勢から立ち上がる際，床に手をついて，両手で足首，下腿，膝をつかみながら徐々に立ち上がる．
- 下肢近位部の筋力の低下がみられる．

〈痙性片麻痺歩行〉

- 脳血管障害慢性期で痙性麻痺（ウェルニッケ・マン肢位）が残存している場合，下肢が伸展位をとり床に引っかかるため，股関節を中心に半円を描くような歩行となる（**図1**）．

〈痙性対麻痺歩行〉

- 遺伝性痙性対麻痺などでは，両下肢を伸展したまま足をあまり高く上げず，内反尖足で歩く．

表1 ◆ 起立障害・歩行障害の検査法

●片足立ち	下肢の筋力低下の際，不可能となる．
●しゃがみ立ち	しゃがんだ状態から手の支えを使わずに立ち上がらせる．下肢近位部の筋力低下の際に障害される．
●マン（Mann）試験	前の足のかかとにうしろの足のつま先をつけて一直線に立ち，立位を保持する．小脳障害などで，体幹失調があると障害される．姿勢が安定している場合は閉眼も試みる．
●押し試験	足を肩幅に広げ立ち，検者が肩を前方または後方にひき，バランスを保てるかどうかをみる．パーキンソニズムなどで姿勢反射障害があるときに陽性となる．
●つま先歩き，かかと歩き	下肢の筋力低下が疑われるときに行う．腓腹筋麻痺ではつま先歩きが，前脛骨筋麻痺ではかかと歩きが不可能となる．
●継ぎ足歩行	一直線上をつま先にもう一方の足のかかとをつけるようにして歩かせる．失調のあるときにはこれが不可能となり，よろめく．

文献1）p52 より引用

● 脳性小児麻痺の場合は，くっつけた両膝を支点に両下腿で進む，はさみ足歩行となる（**図2**）.

〈運動失調性歩行〉

● 重度の場合，酔っぱらったような不安定な歩行である．倒れないために両足を広げている（**図3**）.

● 深部感覚障害の場合，閉眼すると急に歩けなくなる.

● 小脳半球障害では，閉眼時の増悪はない.

● 小脳虫部障害では，四肢の失調がなくても体幹運動失調を認める.

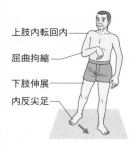

上肢内転回内

屈曲拘縮

下肢伸展

内反尖足

図1 ◆ 痙性片麻痺歩行

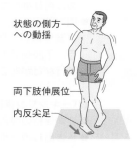

状態の側方への動揺

両下肢伸展位

内反尖足

図2 ◆ 痙性対麻痺歩行

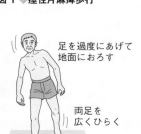

足を過度にあげて地面におろす

両足を広くひらく

図3 ◆ 運動失調性歩行

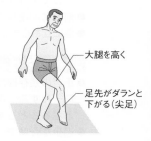

大腿を高く

足先がダランと下がる（尖足）

図4 ◆ 鶏歩

図1～4は文献1) p53より引用

〈鶏歩〉

● ポリオや腓骨神経麻痺でみられ、つま先が下垂するため代償的に足を高く上げて歩行する（**図4**）.

〈動揺歩行〉

● 進行性筋ジストロフィーなどでみられ、腰帯筋が減弱して、一歩ごとに骨盤が傾き、腰と上半身を左右に振って歩行する.

〈間欠性跛行〉

● 歩行の持続により腓腹筋の痛みと疲労が出現する. 徐々に悪化し、足を引きずるようになる. 休めば再び歩行できる.

● 間欠跛行には、下部胸髄、腰髄の血流障害による脊髄性跛行、腰部脊柱管狭窄症による馬尾性跛行、下肢動脈の慢性閉塞性病変による下肢血管性跛行などがある.

〈パーキンソン歩行〉

● 姿勢保持の障害により前傾姿勢となる.

● 歩き出しの一歩がなかなか出ないすくみ足がみられる.

● 前傾姿勢になり、足がすくみ大きく踏み出せず小刻みで歩行する（小刻み歩行）.

● 前方に加速していく加速歩行がみられる.

● 急に立ち止まることができず、突進現象がみられる.

観察のポイント

● 患者の残存機能を確認し、介助量や方法をコントロールする. 過度な介助はセルフケア獲得の遅延となることもあるため注意する.

● 過少な介助では、ときに怪我や誤った学習により、機能回復の訓練効果を下げる恐れがある. 患者が誤用、過用を引き起こしていないか観察する.

- ときに患者は，制限や見守りなど監視に対してストレス状態になり，単独行為による転倒や引きこもり，怒りなどを表出することがある．患者のストレスを受け止め，病状を理解してもらうよう根気強い説明と対応に努め，患者の協力を得られるよりよい関係を構築する．
- 患者のプライバシーや羞恥心に配慮し，安全対策を心がける．

ケアの実際

- 転倒・転落などの危険回避に努め，安全確保に必要なアセスメントを行う．
- 転倒・転落アセスメントスコアを活用するが，脳血管障害患者はハイスコアになることが多く，行動観察によるさらなる具体的な対策が必要なことが多い．
- 病態失認や突然の運動機能障害による身体バランスの喪失と再習得，症状否認やショックなどの精神面も考慮し，日々の現状を理解して状況を把握するように努める．
- リハビリテーションの支援を行う．
- セルフケア再習得に向けて必要な日常生活動作の援助を行う．

◆引用・参考文献
1) 落合慈之監：脳神経疾患ビジュアルブック．学研メディカル秀潤社，2009
2) 峰松一夫ほか監：脳神経ナースのための SCU・NCU 看護力 UP マニュアル．メディカ出版，2008
3) 大井静雄編著：ポケット版 脳神経外科ケアマニュアル．照林社，2000
4) 曷川元監：離床の不安を自信に変える脳卒中急性期における看護ケアとリハビリテーション完全ガイド．慧文社，2015
5) 田口芳雄監：脳・神経ビジュアルナーシング．学研メディカル秀潤社，2014

脳神経系の症状と見方
⑥感覚（知覚）障害

目的

＊感覚障害は患者の主観によるものであるため，協力が得られるよう働きかける．
＊日常生活動作の障害状況を確認し，生活再構築とセルフケア回復の支援を行う．

概要

- 感覚は，感覚受容器と感覚神経により生じる．
- 感覚神経は，感覚受容器が受け取った体内外の刺激を中枢神経に伝える．
- 感覚受容器から視床には2本の感覚神経がつながっており，情報は感覚神経から中枢神経の視床に集まり，さらに視床から大脳皮質（頭頂葉）に投射される．
- 末梢から中枢に向かう順に，第一次，第二次，第三次感覚神経とよぶ．
- 感覚とは中枢神経を介して視床，頭頂葉に入るまでの外界の刺激をいい，大脳皮質の頭頂葉で意味をもった実態として認知されることは知覚という．
- どの感覚神経が障害された場合でも，一律に感覚麻痺しか起こらない．感覚障害を詳しく鑑別するためには神経伝導路をもとに検討する必要がある．

障害の種類・・・・・・・・・・・・・・・・・・・・・・・・・・・・・・・・・
〈感覚神経の種類（表1，2）〉

- 体性感覚
  ・表在感覚：温度覚，痛覚，触覚など．
  ・深部感覚：関節位置覚，圧覚，など．

表1 ◆感覚神経の種類と伝導路

体性感覚種類	感覚	伝導路	説明
表在感覚	くすぐったい，痒い，痛い，性感	外側脊髄視床路	自由神経終末であるため，速やかに感覚情報を得ることができる．
深部感覚	振動，身体各部の位置（どのような姿勢でいるか，関節をどの程度曲げているか，など）意識できる	後索路	主に皮膚内にある感覚受容器ファーター・パチニ（Vater-Pacini）小体，マイスネル（Meissner）小体と筋や腱に存在する感覚器官ルフィニ（Ruffini）器官で，手足の伸縮を脳へ伝えている．
深部感覚	意識できない	脊髄小脳路	骨格筋全体の伸縮に合わせて筋紡錘も伸縮し，変化を脊髄後根に伝えている．また，筋紡錘はゴルジ器官ともよばれ，骨格筋と腱の境目にて筋の張力を測定し，脊髄の後根から後角に伝え，トーヌス（筋の張り具合）を調整する役割を担っている．

表2 ◆感覚障害と疑われる主な疾患

種類		代表疾患・症状
表在感覚		・脊髄空洞症 ・前脊髄動脈閉塞症候群 ・ワレンベルク（Wallenberg）症候群
深部障害	意識される	・ふらつき，立位保持ができないなどの姿勢制御困難 ・位置覚（自分の身体の位置がわかる），振動覚（音叉で振動を感じる）の障害，脊髄後方の障害に多い． ・運動失調
深部障害	意識されない	・酔っぱらいのようなふらつき ・小脳病変 ・筋肉にかける力の情報

・皮質性感覚：二点識別覚，立体覚，皮膚書字覚，など．

● 内臓感覚

・自律神経支配にて意識されないが，腹痛や胸痛などのように自覚されるものもある．

● 特殊感覚

・視覚，嗅覚，聴覚，味覚，平衡感覚．

脳神経系の症状と見方

〈解離性感覚障害〉

● 表在感覚と深部感覚（意識される）のどちらか一方を障害された場合をいう.

● 2つの感覚は, 脊髄に入るまで各部位から集まり, 末梢神経として束ねられて走行するが, 表在感覚は前索を, 深部感覚は後索を走り, 脊髄から延髄まで別ルートを上行していく.

● 脊髄から延髄ルートで障害が起こると解離性感覚障害が起こる.

〈複合感覚障害〉

● 頭頂葉障害で出現する, ①識別覚障害, ②立体覚障害, ③消去（**表3**）.

● 頭頂葉障害では, 構成失行や対側下1/4半盲も起こる.

〈感覚神経の障害部位と徴候〉

● 感覚デルマトーム（dermatomes）などを利用する.

検査
● 問診で感覚障害について捉えてから, 感覚検査を行う. その際, 表在感覚と深部感覚はそれぞれに検査を行う.

● 体性感覚の検査を**表4**に示す.

表3 ◆複合感覚障害

種類	脱落機能	症状
①識別覚障害	2点識別能が低下状態	軟らかい, 硬いなど物質感がわからない
②立体覚障害（連合野障害で発生）	触圧感覚が低下する状態	握った物がわからない
③消去	表在感覚は正常だが, 2点同時刺激でどちらか一側の刺激が消去される状態.	1つずつの刺激ならわかるが, 2点同時刺激ではどちらか一方の刺激しかわからない

表 4 ◆体性感覚の検査

①触覚	・脱脂綿または柔らかな毛筆やティッシュなどを，頭部→顎→上肢→体幹→下肢の順に触れ，患者には触れたらすぐ「はい」といってもらう ・同部位での左右差を確認する
②痛覚	・先端の鋭すぎないピンや爪楊枝を，触覚の検査と同じように触れて確認する
③温度覚	・温覚の場合は，44℃程度の温水を入れた試験管を，触覚の検査と同じように触れて確認する ・冷覚の場合は，水道水または氷水を入れた試験管を，触覚の検査と同じように触れて確認する
④振動覚	・128Hz に振動させた音叉を，足関節のくるぶし，手関節の橈骨，尺骨の茎状突起に当てる ・上肢では約 15 秒，下肢では約 10 秒感じていられれば正常である
⑤位置覚	・仰臥位の患者の母趾の横を，検者の母指，示指でつまみ，母趾を背屈または底屈させて，どちらを向いているかを聞く
⑥二点識別覚	・ノギスやメディカルデバイダ（医療用コンパス）を用い，2 点間の幅を徐々に狭くしていき，2 点を識別できる最小幅を決める
⑦立体覚	・消しゴム，乾電池，鍵を準備しておき，閉眼で手で握ってもらい，まず，その表面の性状（つるつる，すべすべ，ざらざら），形，硬さなどを問い，次に握っているものが何であるかを問う
⑧皮膚書字覚	・皮膚に 0 から 9 までの数字や，○△ × などを書き，何を書いたかを問う

文献 6）p55 より引用

観察のポイント

● 感覚障害の程度をフィジカルアセスメントで評価する．

● 運動失調は，小脳障害でも起こる（小脳性運動失調）．位置覚の障害の場合，目を開けている状態ではある程度の視覚補整が可能で，ふらつきを抑えることができる（脊髄性運動失調）．平衡感覚をつかさどる前庭障害により開眼時にもふらつきがあり，閉眼時にはさらに悪化する（前庭性または迷路性運動失調）．
　→それぞれの鑑別が必要である．

● ロンベルク徴候の有無を観察する．
　→「脳神経系のフィジカルアセスメント」(p125)を参照．

- 日常生活動作に及ぼしている影響の程度や，代償行動の有無を評価する.
- 位置覚障害は脊髄性運動失調を認めるが，脊髄の障害を断定するものではないため，混乱しないように注意する.

ケアの実際

- 感覚障害は患者の主観によるもので他覚的には確認しづらいことから，検査の重要性を理解してもらって協力が得られるよう働きかける.
- 他覚的所見で確認しづらいため，他の所見と統合してアセスメントする.
- 患者の転倒，やけどなどの危険を回避し，安全管理に努める.
- 患者への病状説明を補足し，理解度を確認しつつ安全のための教育指導を行う.
- 日常生活動作の障害状況を確認し，補助具もしくは教育により生活再構築とセルフケア回復の支援を行う.
- 片手のしびれの場合，手根管症候群などが疑われるが，口周囲も伴う場合は視床病変の可能性があるため注意が必要である（手口感覚症候群）.

◆引用・参考文献
1) 関野宏明ほか監：Nursing Selection ⑥ 脳・神経疾患. p94-101，学研メディカル秀潤社，2006
2) 峰松一夫ほか監：脳神経ナースのための SCU・NCU 看護力 UP マニュアル，メディカ出版，2008
3) 大井静雄編著：ポケット版 脳神経外科ケアマニュアル. 照林社，2000
4) 曷川元監：離床の不安を自信に変える脳卒中急性期における看護ケアとリハビリテーション完全ガイド. 慧文社，2015
5) 小笠原邦昭監：病態生理から考える脳神経疾患看護ポイント Q&A200．BRAIN NURSING 27 (夏季増刊)：75-81，2011
6) 甲田英一ほか監：Super Select Nursing 脳・神経疾患. p53-55，学研メディカル秀潤社，2011
7) 田口芳雄監：脳・神経ビジュアルナーシング. p94-98，学研メディカル秀潤社，2014

脳神経系の症状と見方
⑦腱反射, 筋萎縮

目的

＊ ポジショニングを行い, 良肢位を保つ.
＊ 疼痛コントロール, 精神的ストレス緩和ケアを実施する.

概要

● 運動調整には, 筋肉の収縮状態を感覚情報として
  中枢神経に伝える.
● 中枢で運動に適した筋収縮を伝え, 下位運動
  ニューロンで筋収縮の制御を行うことで, 人の運
  動が成り立っている.
● 腱反射を含めた運動ニューロン障害の鑑別点につ
  いて, **表1**に示す.

表1 ◆運動ニューロン障害の鑑別点

	上位 (一次) 運動ニューロン	下位 (二次) 運動ニューロン
筋萎縮	なし	あり
腱反射	亢進	減弱～消失
足底病的反射	陽性	陰性
筋トーヌス	亢進 (痙性)	低下 (弛緩)

文献4) p60 より引用

障害の種類
〈筋トーヌス〉

● 筋緊張 (筋トーヌス) とは, 運動神経とつながっ
  ている状態で運動神経からの刺激を受けて起こる
  筋の収縮で, 単にトーヌスともいう.
・筋トーヌス低下：下位運動ニューロンや筋肉自
  身, あるいは小脳の障害でトーヌスは低下する.
  この状態を弛緩 (flaccidity) という.
・筋トーヌス亢進：他動的に動かした際に感じる抵

抗が強まった状態. この状態は痙直（spasticity）
と固縮（rigidity）の2つのタイプに分けられる
（表2）.

表2 ◆筋トーヌス亢進

種類	障害部位	症状
痙直（spasticity）	上位ニューロン障害	折りたたみナイフ現象
固縮（rigidity）	大脳基底核障害	歯車様固縮

● 上位運動ニューロンが障害された場合, 直後は弛
緩性麻痺であることが多く, 数日〜数週間かけて
次第に筋トーヌスが高まり痙性麻痺にいたる.

〈ミオトニア（筋緊張）〉
● 筋の興奮性が亢進して最大収縮後に急速には弛緩
できない状態.
● 代表的疾患：筋強直性ジストロフィーやトムゼン
（Thomsen）病など.

〈テタニー〉
● 体液 Ca^{2+} 濃度低下などで筋興奮性が亢進した状
態.
● 代表疾患：副甲状腺異常, 過呼吸症候群など.

〈筋萎縮〉
● 筋萎縮とは, 筋の容積が減少した状態であり, 筋
は平坦化し, 柔らかいことが特徴である.
● 全体の筋肉が一様にやせている場合は, 栄養障害
を考える. 部分的に萎縮している場合は, 下位運
動ニューロン障害を考える.
● 下位運動ニューロン障害の場合は筋萎縮性側索硬
化症など遠位筋優位な疾患, 筋そのものに問題が
ある場合は筋ジストロフィーなどの近位筋優位な
疾患がみられる.
● 線維束攣縮（fasciculation）：下位運動ニューロ

ン障害で，安静時に不規則な筋の自発的収縮が起こる．筋肉全体がまとまって収縮するのではなく線維束という単位でバラバラに収縮し，皮膚を通してヒクヒク収縮していることを目視できる．

● 筋萎縮の状態は，問診，視診，触診で確認する．
・問診：筋萎縮の部位と分布など．
・視診：近位と遠位，左右の筋肉のふくらみなど．
・触診：弾力性など．

〈腱反射〉

● 腱反射とは，筋肉の腱の部分を叩打すると，筋肉が反射的に収縮する現象をいう．
● 深部腱反射（DTR）（**表 3**）
・膝蓋腱反射（膝の少し下を叩くと足がピクッとする）など．
● 表在反射
・腹筋の収縮に伴う腹壁反射．
・大腿をなでると睾丸が挙上する睾丸反射．
・異常：どちらでも，上位運動ニューロン，下位運動ニューロン障害で起こる．
● 病的反射
・バビンスキー（Babinski）反射（反射の評価 p122 参照）．

〈不随意運動〉

● 不随意運動とは，意図しないで勝手に身体の一部が動いてしまう状態（**表 4**）．

表 3 ◆ DTR 異常

状態	障害
亢進	錐体路障害
減弱，消失	反射弓（下位ニューロン，筋，後根）障害

45

表 4 ◆ 不随意運動の種類

種類		主な疾患
静止時振戦 (resting tremor)	重力に対して完全に支えられている状態で震える.	パーキンソン病
姿勢時振戦 (postural tremor)	重力に抗してある姿勢を保持すると震える.	アルコール中毒, 生理的振戦, 甲状腺機能亢進
企図振戦 (intension tremor)	標的に近づくと強く出現する振戦.	脊髄小脳変性症, 小脳病変, 多発性硬化症
羽ばたき振戦 (flapping tremor) または固定姿勢保持困難 (asterixis)	手を背屈して保持させると手が一瞬落ちる運動を繰り返す.	肝性脳症
舞踏運動 (chorea)	不規則で非対称性の動き.	舞踏病
バリズム (ballism)	上下肢を投げ出すような激しい動き. 一側の場合は, 片側バリズム (hemiballism) という.	脳血管障害
アテトーゼ (athetosis)	くねらせるようなゆっくりとした動き.	脳性小児麻痺
チック (tic)	「けいれん」を参照.	

文献 1) を抜粋して作表

検査
- バレー (Barré) 試験：筋力テストで明確にならない程度の軽い麻痺が確認できる検査. 脳梗塞, 脳出血, その他の錐体路障害を引き起こす疾患がないかを調べるために上肢, 下肢の検査を行う.
- 徒手筋力テスト (Medical Research Council法)：徒手によって主要な筋肉の筋力を 6 段階で評価する検査.

観察のポイント
- 全身のフィジカルアセスメントを実施し, 異常の評価を行う.
- 症状の出現時期, 持続性を確認する.
- 症状と日常生活にきたしている障害を確認する.
- 痛み, 損傷, ストレス, 不安, 睡眠障害の有無の程度と観察を行う.

ケアの実際

- 症状に合わせて日常生活の支援を行う.
- ポジショニングを行い, 良肢位をたもつ.
- 異常運動の誘発原因が特定できた場合, 回避するよう援助する.
- 疼痛コントロール, 精神的ストレス緩和ケアを実施する.
- 損傷などスキントラブルがないか確認, 必要に応じてベッド柵など周辺を保護や環境調整する.
- 筋トーヌスが亢進している場合, 接地面積, 支持基底面を広くし, 安楽体位にポジショニングを行う.
- 痙性麻痺や筋トーヌス亢進の場合は, 時に車いす乗車中に股関節や膝関節の伸展が起こり, いすから滑り落ちる危険もある. 当院では, ベルトを装着して滑り落ちを予防している.
- 起立動作介助時にも同様の現象が起こり, 介助者とともに転倒する危険性もあるため, 抱え介助ではなくロールボードなどの平行移動が望ましい場合もある. 患者の反応を確認して選択することが望ましい.

◆引用・参考文献
1) 峰松一夫ほか監:脳神経ナースのための SCU・NCU 看護力 UP マニュアル. メディカ出版, 2008
2) 大井静雄編著:ポケット版 脳神経外科ケアマニュアル. 照林社, 2000
3) 葛川元監:離床の不安を自信に変える脳卒中急性期における看護ケアとリハビリテーション完全ガイド. 慧文社, 2015
4) 落合慈之監:脳神経疾患ビジュアルブック. 学研メディカル秀潤社, 2009
5) 田口芳雄監:脳・神経ビジュアルナーシング. 学研メディカル秀潤社, 2014

脳神経系の症状と見方

⑧めまい

概要

● めまいは，自分の身体や周囲がグルグル回る（回転感）回転性のめまいとフワーっと浮くような感じ（浮動感），ユラユラするように感じる非回転性めまいの2種ある.

● 回転性めまいは末梢の障害が疑われ，前庭などの障害が考えられる.非回転性めまいは，中枢障害が疑われ，小脳など血管障害が考えられる.

● ほかに，頸部体幹の不安定性からくる首のぐらつき，ものが揺れて見える動揺視，失神発作もめまいと表現されることがある.

● 原因は，内耳を中心とした前庭系の障害であることが多く，ほかにも，視覚系，深部感覚系の障害によってめまいが生じうる.

● めまいの原因として，薬剤，起立性低血圧，迷走神経反射，精神疾患や過度のストレスなどの関与が考えられる.

検査・・・・・・・・・・・・・・・・・・・・・・・・・・・・・・・・

● 眼振，平衡障害，起立性低血圧などの他覚症状の確認も重要.平衡障害では，起立試験，歩行試験，指・鼻試験、踵・膝試験を行う.起立性低血圧の有無は，シェロング（Shellong）試験で確認.

● めまいのなかには，急性期脳梗塞，脳出血，脳炎，多発性硬化症の急性増悪，ウェルニッケ

（Wernicke）脳症など緊急に治療を要する疾患も
あるため，問診と観察が重要となる．緊急性が疑
われる場合は，頭部 MRI 検査，MRA 検査，CT
検査などを行う．

観察のポイント

● バイタルサイン（意識・呼吸・血圧・脈拍など）
を確認し，フィジカルアセスメントを行う．
● 症状による日常生活の阻害の有無と程度を確認．
● めまいの治療では，緊急時には専門医の早期介入
が欠かせない．
● 他の随伴症状がないかも観察する．

ケアの実際

● めまいは転倒の危険があるため安全管理に努める．
● 患者の今ある症状を確認し，離床時に看護師を呼
ぶなどの協力を得る．
● めまいによる嘔気など，二次的に現れる症状の緩
和を行う．
● 日常生活の障害がある場合，必要な援助を行って
QOL を維持する．
● 不快な症状が持続すると，不安，ストレスが生じ
るため緩和を図る．
● 脳幹や小脳障害による患者の場合は，めまいは，
動作時に出現し安静時に消失することが多く，リ
ハビリテーションを拒否するケースもある．ゆっ
くり動く，強くなったら動作をやめるなど，対処
手段を身につける支援も大切である．

◆参考文献
1) 白尾敏之：めまい．BRAIN NURSING 26 (4)：385-
   387，2010
2) 甲田英一ほか監：Super Select Nursing 脳・神経疾患．
   p85-88，学研メディカル秀潤社，2011
3) 田口芳雄監：脳・神経ビジュアルナーシング．p102-
   105，学研メディカル秀潤社，2014

脳神経系の症状と見方
⑨けいれん

目的

* けいれんの原因やてんかんの発作型を見分ける.
* けいれん発作時は, 慎重に観察を行い, 生命の危機や身体の安全を保つ.

概要

● けいれんとは, 全身あるいは一部の骨格筋の急激かつ不随意的な収縮の総称である. けいれんとは症候名であり, 疾患名ではない.

● けいれんを引き起こす代表的な疾患に, てんかんがある.

● てんかん (epilepsy) とは, 大脳皮質ニューロンの過剰な興奮が繰り返される反復性の慢性脳疾患である.

● てんかん発作にはけいれんを伴わないものもあり, 「けいれん＝てんかん」ではない. 原因がてんかんかどうかを区別することが重要となる.

● てんかんは, 突発性の過剰で無秩序な神経細胞の放電を特徴としている.

障害の種類

● けいれんには, 発作が局所的に起こる局所性けいれん (部分性けいれん) と全身に起こる全身性けいれんとがある.

● 全身性けいれんの基本的な型は, 「強直性けいれん」, 「間代性けいれん」, 「強直間代性けいれん」, 「けいれん重積」の４つである.

・強直性けいれん：身体の硬直状態が持続する.
・間代性けいれん：全身がガクガクと揺れるなど,

筋肉の収縮と弛緩を繰り返す.

・**強直間代性けいれん**:強直性けいれんが先行し,間代性けいれんに代わり,その後,消失する.

・**けいれん重積**:けいれんが長時間継続したり,発作が回復する前に次のけいれんが引き起こる.

病態

● けいれんの原因疾患には,主に脳器質的疾患と脳の二次的な障害である全身疾患によるものがある.

● けいれんを引き起こす原因の多くは,脳の異常によるものである.

● てんかんの発作型により治療が異なるため,国際抗てんかん連盟(ILAE)による国際分類表が用いられている(**表1**).

● 部分発作の場合,発作症状からてんかん焦点を推測できる.

● てんかん焦点とは,電気的興奮が生じる限局した大脳部位を指す.

検査

● 採血検査,薬物血中濃度検査,動脈血ガス検査,尿検査(薬物,毒物中毒).

・電解質,糖,肝・腎不全がないかどうかを中心に評価する.

・抗てんかん薬服用中は,血中濃度も調べる.

・けいれん後は,動脈血ガスでアシドーシスがみられることもある.

・薬物使用が疑われる場合は,尿中薬物検査も行う.

● 心電図検査,脳波,頭部CT検査,頭部MRI検査,SPECT検査.

・頭蓋内病変が疑われる場合,初発のけいれんの場合は頭部CT検査,頭部MRI検査を行う.

・てんかんを疑う場合は,脳波検査が必須となる.

表 1 ◆てんかんの発作型

①部分発作	脳の一部分のみに異常放電が発生し，限定された症状が現れる発作．
単純部分発作	てんかん焦点のエリアにより症状は異なる． 例えば，下記参照． 運動野：運動症状． 自律神経発作：腹痛，頻脈，顔面紅潮など． ジャクソン（Jackson）型マーチ：発作波が移動し，けいれん発作が移動する．例えば，一側手がけいれんし，次に同側の上肢全体，最終的に同側下肢に発作が起こり，半身がけいれんするような発作が移動する場合をいう．
複雑部分発作	側頭葉から辺縁系，前頭葉にかけてのてんかん発作により生じる． 発作は，数十秒〜数分であり，発作中の記憶はない． 症状は，意識障害に加え，認知障害，感覚障害，幻覚，自動症（口をもぐもぐさせる，舌なめずりをする，手もみをする）．
②全般発作	両側の大脳半球が初めから広範囲に興奮を起こして引き起こされる発作．
欠神発作	・突然意識が消失し，その間の反応，記憶がなくなる． ・多くは，5〜15歳の小児期に発症する． ・典型例では，発作時の脳波上，3Hz の棘徐波結合を認める．
ミオクローヌス発作	・四肢の筋（すべて，または一部）がピクピクと短くけいれんする． ・1回〜数回繰り返し起こる．
間代発作	・全身，とくに四肢に両側性の律動的な（ガクガクとした）発作が出現する． ・意識障害を伴う． ・発作時の脳波は，両側同期した棘徐波結合を認める．
強直発作	・体幹，四肢筋の両側対称性の強直けいれん． ・時に後弓反張の形をとる．
強直間代発作	・強直けいれんに続き，間代性けいれんに移行する発作． ・発作時は，呼吸が抑制され，チアノーゼが現れる．時に失禁する．
脱力発作	・頭部，体幹，四肢など姿勢保持筋の脱力が発作的に起こる． ・発作は短時間． ・瞬間的な意識消失するため，転倒など二次的外傷が起こりやすい．
③特殊なてんかん	
側頭葉てんかん	・側頭葉に焦点がある． ・発作型は，単純部分発作をはじめ複雑部分発作，およびこれらの全般化したものをいう．

表1 ◆つづき

前頭葉てんかん	・前頭葉に焦点がある. ・発作型は, 焦点性運動発作, ジャクソンマーチ. ・意識減損, 自動症を伴う複雑部分発作を起こす.
頭頂葉てんかん	・頭頂葉に焦点がある. ・しびれ感など体性感覚を主とする単純部分発作, または, 体性感覚に始まる二次性全般発作.
後頭葉てんかん	・後頭葉に焦点がある. ・視覚症状を主とする単純部分発作, およびその二次性全般発作が多い.
④非てんかん性けいれん	・末梢神経や, 筋由来が原因のもの. ・中枢性に関与するものがある.
スパスム (spasm)	・単一の筋肉あるいは単一神経に支配されている筋群に限局して生じる筋収縮. 代表的スパスムは下記のとおり. ・clonic spasm：短い間隔で反復性に収縮する. ・tonic spasm：持続的に収縮する. ・facial spasm：顔面けいれん. ・blepharospasm：眼瞼けいれん.
有痛性けいれん (cramp)	・疼痛を伴った筋収縮. 持続性がある. ・健常者でも起こり, 激しい運動後や, 夜間睡眠中に起こる. ・病的なものは, 全身こむらがえり病がある.
テタニー (tetany)	・比較的持続性の強直性かつ不随意性の筋緊張亢進症状. ・四肢の末梢に出現する. ・カルシウムやリンの代謝異常と酸塩基平衡の異常によるものがある.
チック (tics)	・スパスムよりも速い短時間の筋群の動きで, 常動的に繰り返す. ・例えば, 顔をしかめたり, 唇をなめたり, 額にしわを寄せたりする ・心因性と大脳基底核疾患によるものがある.
ミオクローヌス	・持続間隔が非常に短い. ・電撃的な非律動的・非共同性の筋肉不随意収縮. ・顔面, 四肢, 体幹, 脊髄などさまざまなレベルから起こる. ・変性疾患では, いくつかの神経機構の破壊により生じる.

文献1) p238-241 を抜粋して作成

Memo

53

診断 ···

- てんかんの診断には，病歴聴取，脳波，MRI（海馬の硬化や皮質形成異常の確認）が重要である．速やかに検査が施行できるよう調整する．
- けいれんの原因やてんかんの発作型は診断に有効な情報である．付き添い者からの病歴情報は有効である．

観察のポイント

- 全身状態をフィジカルアセスメントで確認する．
- けいれん発作時は，意思の疎通が可能か，けいれん部位とその広がり方，持続時間を観察する．
- けいれん発作時のバイタルサイン，脱落症状の有無を確認する．強直間代性けいれん発作では，失禁や呼吸抑制を認める．頭頂葉焦点発作では，しびれ感など体性感覚異常が起こることがあり，そうした症状も観察する．
- けいれん発作消失後もしばらく手足が動かない状態（トッド〔Todd〕麻痺）を認める．けいれん消失後，覚醒状況，機能低下がないか確認する．
- 薬剤によりコントロールできるようになるまでは，発作出現可能性や副作用による傾眠，転倒のリスクがある．患者の言動により注意し，必要な情報を医師に報告する．
- 精神的ストレスがないか，患者の表情や言動に注意する．
- 電解質異常や低血糖，低酸素状態では，けいれんが誘発されるため，施行可能な検査を適宜行ってデータを収集する．

Memo

● けいれん発作時は，慎重に観察を行い，生命の危機や身体の安全を保つよう努める．

・嘔吐の可能性を考慮した姿勢の保持に努める．

・発作時，口腔内に異物があるかもしくはくわえている場合は，歯を折るおそれがあるため速やかに除去する．

● 5分以上続いている場合はけいれん重積状態であり，酸素投与，救急カートを準備し，緊急時に備える．

● 医師の指示のもと抗けいれん薬を準備し，投与する．

● 発作後に神経脱落症状が出現した場合は，回復状態を観察するとともに必要な生活支援を実施する．

● けいれん発作を起こした患者は，不安状態であるため緩和につとめる．また，発作時に付き添っていた家族やパートナーもショックを受け援助を必要としていることもあるため適宜支援を行う．

● けいれん消失後になんらかの機能低下があった場合，医師からの説明後に患者に必要なオリエンテーション（安静度，見守りが必要なこと，など）を再度行い，転倒などの危険回避を図る．

● 患者に前駆症状の有無や症状出現時の対応について説明し，治療への協力を得る．

● 抗けいれん薬の服用が開始された場合，眠気や活動低下による日常生活への障害がないか確認し，ある場合は医師に報告をし，投薬量，薬剤の種類を確認する．

● 過度の疲労，不眠，発熱，ストレスは，誘発原因となるため，状況を確認と回避できるよう支援する．

◆引用・参考文献

1) 峰松一夫ほか監：脳神経ナースのための SCU・NCU 看護力 UP マニュアル．p234-255，メディカ出版，2008

2) 兼本浩祐：てんかん学ハンドブック，第 4 版．医学書院，2018

3) 松谷雅生ほか監：脳・神経・脊髄イラストレイテッド——病態生理とアセスメント．学研メディカル秀潤社，2010

4) 小笠原邦昭監：病態生理から考える脳神経疾患看護ポイント Q&A200．BRAIN NURSING 27（夏季増刊）：131-136，224-232，2011

5) 甲田英一ほか監：Super Select Nursing 脳・神経疾患．学研メディカル秀潤社，2011

6) 田口芳雄監：脳・神経ビジュアルナーシング．学研メディカル秀潤社，2014

7) Commission on Classification and Terminology of the International League Against Epilepsy : Proposal for revised clinical and electroencephalographic classification of epileptic seizures. Epilepsia 22 : 489-501, 1981.

8) Commission on Classification and Terminology of the International League Against Epilepsy : Proposal for revised classification of epilepsies and epileptic syndrome. Epilepsia 30 : 389-399, 1989.

Memo

....

....

....

....

....

....

....

脳神経系の症状と見方
⑩脳ヘルニア・頭蓋内圧亢進

目的

* 頭蓋内圧亢進症状に注意して観察する.
* 頭蓋内圧亢進の急性症状が見られる場合には,早急な減圧処置を行う.

概要

〈脳ヘルニア〉

● 頭蓋内腔は,小脳テントと大脳鎌により左右のテント上腔とテント下腔の3つに分かれ,大後頭孔(大孔)を介して脊柱管とつながっている.

● 脳ヘルニアは,頭蓋内圧亢進を放置することによって,テント切痕,大脳鎌などを介して脳組織が脱出し,脳幹や血管・神経を圧迫した状態を示す.

● 主な脳ヘルニアの原因として,脳出血,脳梗塞,外傷性頭蓋内血腫などの頭蓋内腫瘤が挙げられる.

● 脳ヘルニアは,以下の5つに分類される(**図1**).
・帯状回(大脳鎌)ヘルニア.
・テント切痕ヘルニア(中心性テント切痕ヘルニア).
・テント切痕ヘルニア(鉤ヘルニア).
・テント切痕ヘルニア(上行性テント切痕ヘルニア).
・小脳扁桃(大孔)ヘルニア.

● CT,MRI検査で,脳実質の偏位,圧迫所見や原因となる病変を確認する.

● 眼底検査でうっ血乳頭がみられる場合がある.

● どの脳ヘルニアも二次的に脳幹障害を引き起こすため,減圧処置を要する.

〈頭蓋内圧亢進〉

● 頭蓋内容量は脳実質, 髄液量, 血液量の総和からなり, ほぼ一定している. それらのうちのどれかが病的に増加すると, 頭蓋内圧は上昇する.

● 頭蓋内圧を亢進させる原因には, 以下のようなものがある.

・脳浮腫：腫瘍, 膿瘍, 血腫など.

・髄液循環障害：髄液の産生過多, 通過障害, 水頭症.

・頭蓋内血管床の増大：静脈還流の障害, 呼吸不全などによる血中 $PaCO_2$ の上昇など.

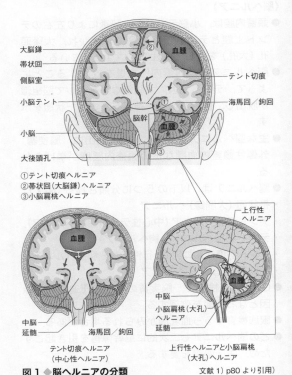

①テント切痕ヘルニア
②帯状回(大脳鎌)ヘルニア
③小脳扁桃ヘルニア

テント切痕ヘルニア
(中心性ヘルニア)

上行性ヘルニアと小脳扁桃
(大孔)ヘルニア

図1 ◆脳ヘルニアの分類

文献1) p80 より引用)

- 頭蓋内圧亢進の主な症状として，①頭痛，②嘔吐，③視力障害（うっ血乳頭）などが挙げられる．
- 急性症状がみられる場合には，早急な減圧処置を行う．
- 治療には，保存的治療と外科的治療がある．
- **保存的治療**：抗浮腫薬（※）の使用，副腎皮質ステロイド薬の服用，酸素マスク療法，過呼吸療法，低体温療法，バルビツレート療法．
- 転移性脳腫瘍や神経膠腫などの腫瘍周辺の浮腫については，副腎皮質ステロイドが有効である．
- バルビツレート療法は脳組織代謝を低下させ，酸素需要を抑え脳血流を低下させることで浮腫悪化を予防できる．
- **外科的治療**：外減圧術，内減圧術，頭蓋内腫瘤の除去術，髄液排除術．
- 外減圧術では，頭蓋骨を除去し減圧する減圧開頭術を行う．
- 内減圧術では，非優位側やすでに虚血による脳梗塞に陥った脳組織を切除して頭蓋内圧を下げる．最終手段として用いることが多い．
- 髄液通過障害や吸収障害により頭蓋内圧が亢進した場合は，髄液排除術として脳室ドレナージなどで悪化を防ぐ．

※抗浮腫薬（高浸透圧利尿剤）

- 高浸透圧利尿剤の投与を開始した場合：血糖上昇，循環血液量，血中 Na 値の上昇等を伴うため，重度の糖尿病，腎不全，心不全の患者には慎重に投与する．

観察のポイント

- 全身のフィジカルアセスメント行う．
- 主な観察項目として，①呼吸（チェーン・ストークス呼吸，中枢神経性過呼吸，失調性呼吸の出現

はないか），②瞳孔（瞳孔不同の有無，大きさ，対光反射など），③眼球運動（人形の眼現象，冷水カロリックテストによる眼振の有無など），④姿勢（疼痛刺激による除皮質硬直，除脳硬直の出現）などが挙げられる．
- 頭蓋内圧亢進症状（クッシング現象）に注意する．
- 意識障害が悪化すると舌根沈下をきたすことがあるため，呼吸状態を観察し，必要時には気道確保を行う．

ケアの実際

- CTをもとにヘルニアによる脳幹圧迫の影響を推測し，病態を把握する．
- 臨床では，徐々に進行していく場合は，意識低下をはじめ瞳孔不同（中脳エリア），呼吸抑制（延髄エリア）と脳幹症状が順に出現していることが読み取れる場合がある．
- より細やかな観察を実施し，救命のタイミングを逃さないようにする．
- 脳障害が致命的で延命処置を希望されない場合，家族との最後の時間を過ごせるよう家族コールの指標となる所見を見逃さないことが重要である．
- 頭蓋内圧亢進症状に注意して観察し，医師と連携して不可逆的侵襲に及ばないよう処置・対応をする．
- 頭部挙上は，頭蓋内静脈還流を促進して頭蓋内圧亢進および疼痛を緩和させる効果が期待できるため，ベッドアップを30度前後にする．
- 意識障害があり，嘔吐が続く場合は，胃管を挿入し胃内の減圧を目的に排液バッグを装着してドレナージを行うことも有効である．

◆引用・参考文献
1) 落合慈之監：脳神経疾患ビジュアルブック．学研メディカル秀潤社，
   2009
2) 甲田英一ほか監：Super Select Nursing 脳・神経疾患．学研メディ
   カル秀潤社，2011
3) 田口芳雄監：脳・神経ビジュアルナーシング．学研メディカル秀潤社，
   2014

Memo

脳神経系の症状と見方
⑪脳死

目的

* 脳死の定義と判定基準を理解する.
* 家族ケア, グリーフケアを十分に行う.

概要

- 脳死とは, 大脳半球・脳幹までを含む全脳機能が不可逆的に失われた状態をいう (**図 1**).
- 大脳は主に運動や感覚, 脳幹は生命維持活動の中枢である. 脳死とは, それら機能が廃絶した大脳死と脳幹死を同時に満たしている状態である.
- これまでは, 呼吸停止, 心拍停止, 瞳孔散大・対光反射消失の「死の 3 徴候」をもって人の死としていた.
- 脳死患者からの臓器移植は成功率が高いため, 脳死患者からの臓器移植が広く行われるよう法整備が進められてきた.
- 現在は, 15 歳以上で生前にドナーカードなどで臓器提供の意思表示がある場合にかぎり, 脳死を人の死と認めるようになった.

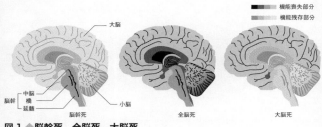

機能喪失部分
機能残存部分

大脳

中脳
脳幹　橋　　　　　小脳
延髄
　　脳幹死　　　　全脳死　　　　大脳死

図 1 ◆脳幹死, 全脳死, 大脳死

文献 1) p53 より引用

脳死判定基準 ··

● 前提条件
・器質性脳障害により深昏睡, 無呼吸をきたしている症例であること.
・原疾患が確実に診断されており, 現在行えるすべての治療手段をもってしても回復の可能性がないと判断された症例であること.

● 除外例
・6 歳未満の小児.
・脳死に類似した状態になりうる症例.
　急性薬物中毒（睡眠薬, 鎮静剤の中毒）, 低体温（直腸温 32℃以下）, 代謝・内分泌障害, 中枢神経抑制薬, 筋弛緩薬などの影響, ショック状態, けいれんや除脳硬直, 除皮質硬直などを認める場合.

● 生命徴候
・体温：直腸温, 食道温の深部温が 32℃以下でない.
・血圧：収縮期血圧が 90mmHg 以上である.

〈必須検査〉
● 深昏睡：JCS Ⅲ -300, あるいは GCS 3 の診断.
● 瞳孔固定：瞳孔が固定し, 瞳孔径が左右とも 4mm 以上である.
● 脳幹反応（①対光反射の消失, ②角膜反射の消失, ③毛様体脊髄反射の消失, ④眼球頭反射〔人形の目現象〕, ⑤前庭反応の消失〔カロリック試験〕, ⑥咽頭反射の消失, ⑦咳反射の消失）の消失を確認する.
● 平坦脳波：最低 4 誘導で 30 分間の記録があること.
● 自発呼吸の消失：無呼吸テストは, 最後に確認する.

・人工呼吸器を 10 分間外して自発呼吸の有無を確認する（延髄機能が維持されていれば，$PaCO_2$ が上昇すると延髄呼吸中枢が刺激され自発呼吸が出る）．
・テスト中に危険だと判断される状態になった場合は，テストを中止し対応処置をとる．

〈観察時間〉

● 少なくとも 6 時間は観察する．
● 6 歳以上の小児は，それ以上の時間をかけ観察する．

〈判定〉

● 判定は，移植に関係のない脳死判定経験のある専門医または学会認定医が少なくとも 2 名以上で行う．

ケアの実際

● 脳死はいわば「社会的な死」と判断された状態であり，最期まで患者の尊厳に配慮してかかわる．
● 家族の最後の時間を十分考慮する．
● グリーフケアを行う．

◆引用・参考文献
1) 松谷雅生ほか：脳・神経・脊髄イラストレイテッド──病態生理とアセスメント．学研メディカル秀潤社，2010
2) 落合慈之監：脳神経疾患ビジュアルブック．学研メディカル秀潤社，2009
3) 田口芳雄監：脳・神経ビジュアルナーシング．学研メディカル秀潤社，2014

Memo

全身症候と見方
①循環器

目的

* 循環状態の正常・異常を評価する.

概要

● 循環とは，人間の生命維持に必要な酸素や栄養，水，電解質などを身体の各組織・細胞に運搬し，不要になった二酸化炭素や老廃物を運搬回収する機能である.

● 循環状態が急変すると，臓器障害や組織障害を引き起こし，生命の危機に直結するため，循環状態の観察や評価が重要となる.

● 心臓は4つの部屋（右心房，右心室，左心房，左心室）と4つの弁（三尖弁，肺動脈弁，僧帽弁，大動脈弁），およびそれらを一定のリズムで活動させる刺激伝導系（洞結節，房室結節，His束，右脚，左脚，プルキンエ線維）から成り立っている.

● 正常心電図の特徴[1]（**図1**）
心周期は60〜100回/分で，規則的に繰り返される.
① P波の幅：0.06〜0.10秒
② QRS幅：0.05〜0.08秒
③ PQ時間：0.12〜0.20秒
④ QT時間：0.35〜0.44秒
横軸（時間）1目盛1mmは0.04秒.

● 成人の正常心拍数は成人で60〜100回/分.
頻脈：心拍数が100回/分以上.
脈拍増加の原因：発熱，貧血，運動，交感神経の

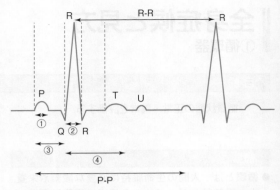

図1 ◆ 正常心電図　　　　　　　　　　　　文献 1) を参考に作成

　緊張，甲状腺機能亢進症，頻脈性の不整脈．
　徐脈：心拍数が 60 回 / 分未満．
　脈拍減少の原因：低体温，スポーツ心臓，副交感
　神経（迷走神経）の緊張，甲状腺機能低下症，高
　カリウム血症，徐脈性の不整脈．

〈血圧の構成要素 2)〉

● 循環器系が維持されているかどうかをアセスメン
　トするための 1 つの指標は血圧である．
● 血圧を決定する構成要素は，心拍出量と末梢血管
　抵抗であり，
　血圧＝心拍出量 × 末梢血管抵抗
　の式で表される．

〈心拍出量〉

● 心拍出量とは，1 分間に心臓から拍出される血液
　の量（L/ 分）であり，1 回の心収縮で心臓から拍
　出される血液の量を 1 分間の心拍数でかけあわ
　せたもので，
　心拍出量＝ 1 回心拍出量 ×1 分間の心拍数
　で算出される．

- 成人の1回拍出量は 70 〜 80mL である.
- 心拍出量には影響する因子には, ①心収縮力, ②前負荷, ③後負荷の3つがある.
  ①心収縮力：心臓が血液を駆出する力のこと.
  ②前負荷：心臓が収縮する直前にかかる負荷のことで, 心室の拡張収縮期圧で表される. 前負荷は, 拡張期容積, つまり全身からの静脈還流量（循環血液量）が多くなることで増大する. 中心静脈圧 (CVP) が主な指標となる.
  ③後負荷：収縮期に左心室から大動脈に血液を拍出する際に心室にかかる負荷のことで, 左心室では大動脈圧（いわゆる血圧）, 右心室では肺動脈圧に反映される.

観察のポイント

- バイタルサイン, 特にモニタリングシステムの動脈圧波形 (**図2**), 血圧値とマンシェット法による値の比較や経時的測定と変化.
- 脈拍のリズム, 大きさ, 左右差.
- 血圧が変化した場合, どの因子が関連しているか観察し評価する[2].
  前負荷の指標：CVP（中心静脈圧）, PCWP（肺

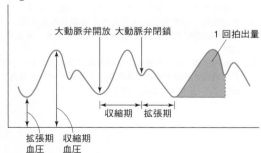

図2 ◆動脈波形の特徴　　　　　　　文献3) を参考に作成

動脈楔入圧），輸液量と尿量の水分バランス，尿比重，肺うっ血の有無程度，頸静脈怒張の有無と程度，呼吸困難感，脱水徴候（皮膚粘膜の乾燥状態），浮腫の有無．

後負荷の指標：血圧，肺動脈圧，SpO$_2$，四肢末梢循環（温かさ・色調），中枢温と体表温の差，床爪リフィリング（capillary refilling）の遅延．

ケアの実際

● 安静：急性期には酸素消費量を最小限にとどめるよう安静の説明をする．

● モニタリング：患者にとって適切な血圧値を保つ血圧，心拍数，CVP（中心静脈圧），血行動態などのモニタリングとフィジカルアセスメントを行い，状態を総合的に判断する．

● 適切な輸液管理と酸素投与を行い，十分な循環と組織の酸素化を図る．

● 疼痛・緊張緩和：疼痛や緊張，不安，ストレスなどにより，血圧の上昇や酸素消費量が増大する．疼痛や不安が軽減するよう，患者の状態から血圧変化の原因をアセスメントし，早期に対処する．

◆引用・参考文献
1) 池松裕子編：クリティカルケア看護 II ——アセスメントと看護ケア．p15-20, メヂカルフレンド社，2011
2) 中田諭編：小児クリティカルケア看護基本と実践——"こどもの場合にどうするか"がよくわかる．南江堂，2011
3) 池松裕子監：ICU患者のフィジカルアセスメント——ケアの場面でそのまま使える観察・判断のポイント満載！p22-27, メディカ出版，2014

Memo

....

....

全身症候と見方
②呼吸器

目的

* 呼吸の正常・異常を評価する.

概要

● 呼吸とは, 生命維持に必要な人体を構成する細胞が正常に働けるよう酸素を取り入れ, 組織への酸素供給を確保し, 代謝によって生じた二酸化炭素を体外に排出することである.
● 呼吸は換気とガス交換の 2 つの機序によって成り立つ[1].

〈換気〉

● 換気は, 呼吸運動によって行われる大気と肺胞気との間の空気の移動である[1].
● 人は吸気で, 外界から鼻腔・咽頭・喉頭・気管・気管支を通して酸素を肺へ吸い込み, 肺胞まで至らせ, 次に呼気で肺胞内の二酸化炭素を外界に排出する.

〈ガス交換〉

● 肺胞に入った空気から酸素を肺胞毛細血管内の静脈血に, 静脈血中の二酸化炭素を肺胞内に移行させることである.

観察のポイント

● 患者の姿勢, 表情, 顔色, チアノーゼの有無.
● 呼吸数, パターン (リズム), 深さ.
成人では通常 14 〜 20 回程度の呼吸を繰り返す.
中枢神経の異常を原因とする異常呼吸[2]の出現

に注意して観察する (**表 1**).
- ● 呼吸音の正常・異常.
  副雑音の有無[3] を評価する (**表 2**).
- ● 胸郭の動き, 呼吸補助筋の使い方.
  左右差の有無, 呼吸様式 (胸式呼吸, 腹式呼吸)
  を評価する.
- ● 気道閉塞の有無.
- ● 呼吸のパラメーターの継続的モニタリング.
  ・動脈血液ガス分析の値, およびその変化を評価.
  ・パルスオキシメーター：経皮的に酸素化のモニタ
  リング. SpO_2 正常値：95％以上. 90％では呼吸

表 1 ◆ 呼吸数・呼吸リズムの異常
意識障害で呼吸が抑制されると, 呼吸回数が少なくなる.

頻呼吸	呼吸数 21 回 / 分以上, ほとんどの場合浅い呼吸.
徐呼吸	呼吸数 12 回 / 分未満, 深い呼吸. 脳圧亢進でも起こる.
無呼吸	吸気位で呼吸が一時的に止まった状態.
努力呼吸	鼻翼呼吸 (呼吸に合わせて鼻翼が運動する状態), 奇異性呼吸 (吸気時に腹部が陥没する状態).

文献 2) をもとに作成

表 2 ◆ 肺副雑音の特徴

	複雑音の種類	音の特徴	原因・病態
連続性	低音性連続性ラ音 (類鼾音：いびき音, rhonchi (ロンカイ))	低調な連続性ラ音 いびきに似ている音	・比較的太い気管支の一部に狭窄がみられるとき ・痰などの分泌物貯留 ・腫瘍などによる気管・気管支狭窄
	高音性連続性ラ音 (笛声音, wheeze (ウィーズ))	「ピーピー」や「ヒューヒュー」という高調な連続性ラ音	・細い気管支の狭窄があるとき ・気管支喘息, 腫瘍による気管・気管支狭窄, 肺気腫
断続性	細かい断続性ラ音 (捻髪音：fine crackle〔ファインクラックル〕)	細かい, 比較的高調な断続性ラ音. 髪の毛を耳の前でこすり合わせたような「パチパチ」「チリチリ」とした音	吸気時に液体で満たされた肺胞が吸気時に気流が解放され, プツプツはじけるような音がする ・うっ血性心不全初期, 肺炎初期, 肺水腫初期
	粗い断続性ラ音 (水泡音, coarse crackle〔コースクラックル〕)	低調で粗い断続性ラ音「ブツブツ」という音	液体の中を通過する空気の動きにより, 粗いはじけるような音がする ・肺水腫, うっ血性心不全, 肺炎

文献 3) p85 を改変

不全の基準とされる PaO₂ 60mmHg に相当する.

● 胸部 X 線写真，検査データ，血液ガスの結果な
どの評価 (**表 3**).

● 脳の異常部位と特徴的な呼吸パターン.

・脳の障害された部位により，特徴的な呼吸パター
ンを示す (p19 参照).

(p19 参照)

表 3 ◆動脈血液ガス分析 (正常値)

項目		正常値
pH	血液の水素イオン	$7.35 \sim 7.45$
PaCO₂	酸 (呼吸性因子)	$38 \sim 46$Torr
HCO₃	塩基 (代謝性因子)	$22 \sim 26$mmol/L
BE	塩基過剰	$+2 \sim -2$mmol/L

ケアの実際

● 呼吸・循環の観察，経時的観察と変化や異常の把
握.

● 気道管理：効果的な排痰や吸引，緊急時の気道確
保の準備.

● 呼吸に安楽な姿勢や体位，ベッドアップ.

● 鎮静・鎮痛管理：RASS (Richmond Agitation-
Sedation Scale) などの鎮静スケールを活用し，
患者の病態・病期に合わせた適切な鎮静.

● 苦痛緩和のため鎮痛の評価 (BPS や NRS) とア
セスメント，鎮痛薬投与の検討.

◆引用・参考文献

1) 池松裕子編：クリティカルケア看護Ⅱ——アセスメント
と看護ケア. p84-105, メヂカルフレンド社, 2011

2) 池松裕子監：ICU 患者のフィジカルアセスメント——ケ
アの場面でそのまま使える観察・判断のポイント満載！
p35, メディカ出版, 2014

3) 横山美樹：はじめてのフィジカルアセスメント——看護
を学ぶすべてのひとが身につけたいフィジカルイグザミ
ネーションの知識と技術. p74-85, メヂカルフレンド社,
2009

全身症候と見方

全身症候と見方

③消化器

目的

* 消化器の正常・異常を評価する.

概要

● 消化器は, 食道・胃・小腸・大腸などの消化管と, 肝臓・胆嚢・膵臓などの実質臓器, 分泌腺からなる器官群の総称である.

● 消化とは, 外界から摂取した食物に含まれる栄養素が, 消化管粘膜から吸収できる形に分解され, 運搬されるプロセスのことである.

● 脳神経外科疾患の患者は, **表1**に示すさまざまな要因により, 急性期には便秘になりやすいが, 経腸栄養の開始に伴い下痢を起こしやすくなる[1].

表1 ◆ 腸蠕動低下の要因

病態に関する要因	中枢神経疾患による影響 ショックに伴う腸管への血流減少 低栄養に伴う腸管の浮腫
治療に関する要因	鎮静薬・筋弛緩薬の使用 絶飲食 安静に伴う身体不動
看護に関する要因	積極的看護ケアの不足, 不十分なアセスメント 看護師の知識不足

● 排便動作の障害には, ①便意を感じる能力の障害, ②トイレまで移動する能力の障害, および③排便するタイミングや場所, 排便のしかたなどを認識する能力の障害がある.

観察のポイント

● 腹部の診察は，問診→視診→聴診→打診→触診の順となる.

● 腹部の症状は，消化管疾患を中心に血管疾患，泌尿器系疾患，婦人科疾患など腹腔内の臓器が原因である可能性も考え，観察する.

● 腸蠕動音の観察

・正常の腸蠕動音は1分間に30回前後聴取できる.

・腸蠕動音が聴取されない場合には，5分程度，継続的に聴診をする.

・蠕動音は，頻度（亢進，低下，消失）や音の性状（金属音などの異常音の有無）を確認する.

● 排便の観察

・排便の状況・頻度.

・腹部状態（腹部膨満・緊満，腸蠕動音）.

・自覚症状（腹痛，腹部膨満感，残便感）.

・便形状（ブリストル便形状スケールを用いた評価，色や血液混入の有無）.

● 消化管系の検査データ：腹部単純X線撮影，血液検査.

● 栄養状態の評価：SGA（主観的包括的アセスメント），BMI（体格指数），体重減少，検査データ（血清総タンパク，血清アルブミン）.

ケアの実際

〈排便コントロールと観察〉

● 上部消化管出血の早期発見.

・脳神経外科疾患の患者は，消化性潰瘍などの副作用がある副腎皮質ホルモン薬やアスピリン製剤が投与されることが多いため，上部消化管出血のリスクが高い.

・便の性状や色調を観察し出血の有無を確認し，必要に応じて便潜血反応検査を行うなど，合併症の早期発見に努める.

- 排便処置・コントロール.
  - 安静臥床中は, 腹圧をかけることが難しく, 脱水傾向である. さらに腸管の蠕動運動が低下するため便秘になりやすい. そのため, 緩下剤の投与や離床, 腹部マッサージなどによる便秘の予防や改善のケアが必要である.
  - 頭蓋内圧亢進状態の患者やくも膜下出血急性期の患者に対する排便処置を誤ると, 容態を急変させる危険性があるため, 十分な注意が必要である.
- 消化管運動促進薬の使用をする.

〈早期離床と早期経腸栄養の開始〉
- 安静臥床や絶食は消化管機能を低下させるため, 不必要な安静を避けて早期離床を図る.
- 早期に消化管を使用できる状態であれば, 24 ~ 48 時間以内に開始する早期腸管栄養が推奨される.
- 嘔吐や下痢を起こしにくい持続投与の選択や体位管理.

◆引用・参考文献
1) 池松裕子編:クリティカルケア看護Ⅱ──アセスメントと看護ケア. p130, メヂカルフレンド社, 2011
2) 小林繁樹:脳神経外科. 新看護観察のキーポイントシリーズ, p119-123, 中央法規出版 2011

Memo

....

....

....

....

....

全身症候と見方
④泌尿器

目的

* 脳の障害により排尿障害をきたす状態を理解し，排泄の正常・異常を評価する．

概要

● 尿量は血圧や脈拍などのバイタルサインと同様に，重要な指標を示している．

● 尿量を測定することにより，患者の全身状態を把握し，病態を評価することができる．

〈排尿のしくみ〉

● 腎臓で生成された原尿が尿細管で再吸収され，膀胱で一定量蓄尿され膀胱内圧が高まると尿意が生じ，尿道から体外へ排出される．

● 成人の膀胱の最大容量は 300 ～ 500mL である．

● 尿量の正常値は 1,000 ～ 1,500mL/ 日前後であり，一般的には1mL/kg/ 時を目安として観察する．

〈脳神経疾患に伴う排尿障害〉

● 排尿に関与する神経系の障害によって起こる排尿機能障害を神経因性膀胱という．脳神経外科疾患は神経因性膀胱の原因となることがある．

● 脳血管障害の発症早期には，尿閉や溢流性尿失禁などの排尿障害が起こりやすい．

● 上位ニューロンが障害されると，尿意を感じたときに抑制できない状態となり，反射性で不随意な排尿が起こるため，尿失禁や頻尿となりやすい．脳幹の橋排尿中枢が障害されると，排尿筋の収縮不全が起こるため，尿閉となりやすい．

- 尿量の異常（多尿：3,000mL/日以上，乏尿：500mL/日以下，無尿：100mL/日以下）．
- 排尿回数の異常（頻尿：10回/日以上，稀尿：1〜2回/日以下）．
- 排尿状態の異常（尿失禁，尿閉，残尿など）．

ケアの実際

- 呼吸（心不全による肺うっ血），循環（心不全や出血，発熱による循環血液量の減少），代謝（電解質異常），脳神経（神経因性膀胱）などの原因疾患の治療に伴う看護を行う．
- CVP測定や，血圧・脈拍・体温などバイタルサインの経時的モニタリングを実施する．
- 急性期や尿量異常を疑う場合は，1〜2時間ごとに尿量・尿比重の測定を行い，水分バランス（IN-OUT）チェック，血液中電解質データの確認．
- 尿道留置カテーテル留置時は，カテーテル関連尿路感染（catheter associated urinary tract infections：CAUTI）の予防に留意する．
- 自覚症状，尿意の有無，残尿感，尿意切迫感，排尿時間，尿量，失禁など排尿状態を記録し，評価する．排尿パターンを把握し，排尿誘導を行う．
- 残尿測定の検査結果や排尿日誌などを活用する．
- 排尿動作にかかわる意識障害や麻痺の有無，コミュニケーション障害などを評価する．
- トイレへの誘導時間やトイレまでの距離の確認，ポータブルトイレの設置の検討，おむつを含む着衣の工夫，臭気への配慮，転倒予防など安全の確保など，排尿環境を整える．
- 排尿ケアチームへコンサルテーションを行う．

◆引用・参考文献

1) 小林繁樹：脳神経外科．新看護観察のキーポイントシリーズ，p111-123，中央法規出版 2011

全身症候と見方
⑤皮膚・粘膜

目的

* 褥瘡のリスクアセスメント
* 褥瘡の予防・早期発見

概要

● 褥瘡の定義は「身体に加わった外力は骨と皮膚表層の間の軟部組織の血流を低下，あるいは停止させる．この状況が一定時間持続されると組織は不可逆的な阻血性障害に陥り褥瘡となる」[1]とされている．

観察のポイント

● 褥瘡予防で重要なことは，褥瘡発生因子を認識し，患者の特徴による褥瘡発生のリスクを予測，さらにリスク因子（基本的動作能力，病的骨突出，関節拘縮，栄養状態低下，皮膚湿潤，浮腫）を観察し，アセスメントすることである．

● 脳神経疾患の患者の多くは，意識障害・感覚障害・運動障害を有し，急性期にはベッド上安静や体動の制限が必要な場合が多く，褥瘡発生の危険が高い状態であることが多いため，継続的なアセスメントが重要である．

・褥瘡発生リスク因子：ブレーデンスケール（**表1**）．

・圧力がかかっている部位の有無．

・ADL の程度．

・感覚認知の状況．

・病的骨突出の有無，褥瘡の好発部位．

・麻痺や関節拘縮の部位や程度，残存機能の程度の把握．

表1 ◆ ブレーデンスケール

感覚の認知	1. 全く知覚なし	2. 重度の障害あり
圧迫による不快感に対して適切に対応できる能力	痛みに対する反応（うめく、避ける、つかむ）なし、この反応は、意識レベルの低下や鎮静による、あるいは、身体のおおよそ全体にわたり、痛覚の障害がある．	痛みに反応する．不快感を訴える時は、うめくことや身の置き場がなく動くことしか出来ない．あるいは、感覚障害があり、体の1/2以上にわたり痛みや不快感の感じ方が完全ではない．

湿潤	1. 常に湿っている	2. たいていは湿っている
皮膚が湿潤にさらされる程度	皮膚は汗や尿などのために、ほとんどいつも湿っている．患者を移動したり、体位変換するごとに湿気が認められる	皮膚は、いつもではないが、しばしば湿っている．各勤務時間中に少なくとも1回は寝衣寝具を交換しなければならない

活動性	1. 臥床	2. 坐位可能
行動の範囲	寝たきりの状態である	ほとんど、または全く歩けない．自力で体重を支えられなかったり、椅子や車椅子に座る時は、介助が必要であったりする．

可動性	1. 全く体動なし	2. 非常に限られる
体位を変えたり整えたりできる能力	介助なしでは、体幹または四肢を少しも動かさない	時々体幹または四肢を少し動かす．しかし、しばしば自力で動かしたり、または有効な（圧迫を除去するような）体動はしない．

栄養状態	1. 不良	2. やや不良
普段の食事摂取状況	決して全量摂取しない．めったに出された食事の1/3以上食べない．蛋白質・乳製品は1日2皿（カップ）分以下の摂取である．水分摂取が不足している．消化栄養剤（半消化態、経腸栄養剤）の補充はない．あるいは、絶食であったり、透明な流動食（お茶、ジュースなど）なら摂取する．または末梢点滴を5日以上続けている．	めったに全量摂取しない．普段は出された食事の約1/2しか食べない．蛋白質・乳製品は1日3皿（カップ）分の摂取である．時々消化態栄養剤（半消化態、経腸栄養剤）を摂取することがある．あるいは、流動食や経管栄養を受けているが、その量は1日必要摂取量以下である．

摩擦とずれ	1. 問題あり	2. 潜在的に問題あり
	体動のためには、中程度から最大限の介助を要する．シーツでこすれずに体を移動することは不可能である．しばしば床上や椅子の上でずり落ち、全面介助で何度も元の位置に戻すことが必要になる．痙攣、拘縮、振戦は持続的に摩擦を引き起こす．	弱々しく動く、または最小限の介助が必要である．移動時、皮膚はある程度シーツや椅子、抑制帯、補助具などでこすれている可能性がある．たいがいの時間は、椅子や床上で比較的よい体位を保つことができる．

※ Copyright：Braden and Bergstrom. 1988
訳：真田弘美（東京大学大学院医学系研究科）／
　　大岡みち子（North West Community Hospital. IL. U.S.A）

3. 軽度の障害あり	4. 障害なし	点数
呼びかけに反応する．しかし不快感や体位変換のニードを伝えることが，いつでもできるとは限らない．あるいは，いくぶん感識障害があり，四肢の1，2本において痛みや不快感の感じ方が完全ではない部分がある．	呼びかけに反応する．感覚欠損はなく，痛みや不快感を訴えることができる．	

3. 時々湿っている	4. めったに湿っていない	点数
皮膚は時々湿っている．定期的な交換以外に，1日1回程度，寝衣寝具交換を追加して交換する必要がある．	皮膚は通常は乾燥している．定期的に寝衣寝具を交換すればよい．	

3. 時々歩行可能	4. 歩行可能	点数
介助の有無にかかわらず，日中時々歩くが，非常に短い距離に限られる．各勤務内に，ほとんどの時間を床上で過ごす．	起きている間は少なくとも1日2回は部屋の外を歩く．そして少なくとも2時間に1度は室内を歩く．	

3. やや限られる	4. 自由に体動する	点数
少しの動きではあるが，しばしば自力で体幹または四肢を動かす．	介助なしで頻回にかつ適切な（体位を変えるような）体動をする	

3. 良好	4. 非常に良好	点数
たいていは1日3回以上食事をし，1食につき半分以上は食べる．蛋白質・乳製品は1日4皿（カップ）分摂取する．時々食事を拒否することもあるが，勧めれば通常補食する．あるいは，栄養的におおよそ整った経管栄養や高カロリー輸液を受けている．	毎食おおよそ食べる．通常は蛋白質・乳製品は1日4皿（カップ）分以上摂取する．時々間食（おやつ）を食べる．補食する必要はない．	

3. 問題なし		点数
自力で椅子や床上を動き，移動中十分に身体を支える筋力を備えている．いつでも，椅子や床上でよい体位を保つことができる．		

		TOTAL

・発汗，失禁，おむつによる蒸れなどによる皮膚の湿潤.

・乾燥，浮腫，スキンテアを生じやすい皮膚の特徴の有無.

・低栄養状態 (食事摂取量，体重，血清アルブミン，血清ヘモグロビン).

・体圧測定値.

・過去の褥瘡の有無や治癒状態.

〈ブレーデンスケール〉

● 褥瘡発生のリスク因子をアセスメントする方法である.

● 6 つのカテゴリーごとに患者の状態を評価し，1～4 点の点数をつける.

● 合計点が低いほど褥瘡発生リスクは高くなり，一般病院では 14 点が褥瘡発生リスクの妥当なカットオフ値とされる.

ケアの実際

● 全身状態のアセスメント，低栄養状態のアセスメント (アルブミン 3.5g/dL 以下，体重減少，栄養状態スクリーニングツールの活用) を行う.

● 体位変換とポジショニングで体圧分散と圧迫の持続を除去する.

● 体圧分散マットレスを使用し，マットレスは底付きしないように圧力を調整する.

● 体位変換後や頭部挙上後は「背抜き」を行い，背中の圧力を解除する.

● マットレスの使用により，患者自身の体位変換や安楽，日常生活動作が妨げられないようアセスメントする.

● 患者の麻痺の部位や程度を把握し，残存機能を生かした体位変換を行う.

● 簡易体圧測定器を用いて，患者の体圧を測定する.

- 清潔の保持，弱酸性石鹸の使用など，褥瘡発生を予防するスキンケアを実施する．
- 皮膚の湿潤・乾燥・汚染を防ぐスキンケア用品の選択をする．
  - ・尿や便・滲出液などの汚染がある場合：撥水クリーム・撥水軟膏．
  - ・乾燥：保湿クリーム．
  - ・皮膚汚染時洗浄が不可能な場合：皮膚保護・洗浄クリーム．

全身症候と見方

◆**引用文献**
1) 日本褥瘡学会編：褥瘡予防・管理ガイドライン．p6，照林社，2009
2) 日本褥瘡学会教育委員会ガイドライン改訂委員会編：褥瘡予防・管理ガイドライン（第4版）．褥瘡会誌17（4）：487-557，2015
   http://www.jspu.org/jpn/info/pdf/guideline4.pdf より2019年11月21日検索

Memo

....

....

....

....

....

....

....

....

....

脳神経系のフィジカルアセスメント
①意識障害の評価

目的

* 意識障害について指標をもとに鑑別する.
* 意識障害が重度である場合,症状の悪化に備える.

必要物品

● 特になし.

概要

● 意識障害は,脳出血や脳梗塞,頭部外傷など器質的な原因によるものと代謝・内分泌疾患,低酸素,脱水など二次的脳障害によるものがある.

● 意識障害に伴う症状には,①異常肢位(除脳硬直,除皮質硬直),②呼吸パターンの変調(チェーン・ストークス呼吸,中枢性過呼吸,失調性呼吸),③体温の変調,④クッシング現象(徐脈,高血圧,不規則な徐呼吸)などがみられる.

● 意識障害をきたす原因を鑑別できるものとして,アイウエオチップス(AIUEOTIPS)がある(「脳神経の症状と見方②意識障害」p17 表2 参照).

評価の実際

検査手順••

● まず,患者の自然な状態や会話を観察する.

● 患者が覚醒しているか,呼びかけに応じるか,周囲の様子に反応し状況を理解できているかを確認する.

評価法••

● 意識障害の評価は,客観的で具体的指標をもとに

行う．

- 代表的な評価スケールとして，グラスゴー・コーマ・スケール（GCS）とジャパン・コーマ・スケール（JCS, 3-3-9度方式）が用いられる（**表1，2**）．

・GCS：意識レベルを開眼，発語，運動機能の反応によって表す．反応の合計点によって（3～15点）重症度を評価する．器質的疾患による意識障害の評価に適している．

・JCS：覚醒度を評価する日本独自のスケールである．桁（1～3桁）と数字で重症度を簡潔に伝達できる．

- ほかに，GCSとJCSを組み合わせたエマージェンシー・コーマ・スケール（ECS），GCSを改良した乳児・幼児のグラスゴー・コーマ・スケールなどがある．

- 痛み刺激を与える場合は，眼窩上神経の圧迫，耳下の乳様突起と下顎の間のくぼみの圧迫，胸部，乳頭，爪などで評価を行う．

表1 ◆グラスゴー・コーマ・スケール（GCS）

1. 開眼 (eye opening：E)	E4 自発的に可 3 呼びかけに応じて 2 痛み刺激に対して 1 なし
2. 発語 (verbal response：V)	V5 見当識あり 4 混乱した会話 3 不適当な発語 2 発音のみ 1 発音なし
3. 最良の運動機能 (motor response：M)	M6 命令に応じて可 5 局所的にある 4 痛み刺激から逃避する 3 異常な屈曲運動 2 伸展反射 1 体動なし

注）反応の合計点を求め，重症度評価をする．最も重症が3点，最も軽症が15点．

表2 ◆ジャパン・コーマ・スケール（JCS，3-3-9度方式）

I. 刺激しないでも覚醒している状態 （せん妄，錯乱，気を失う：1桁で表現）	1	だいたい意識清明だが，いまひとつはっきりしない．	
	2	見当識障害がある．	
	3	自分の名前，生年月日がいえない．	
II. 刺激すると覚醒する状態 （刺激をやめると眠り込む）（昏迷，嗜眠，傾眠：2桁で表現）	10	普通の呼びかけで容易に開眼する．	
	20	大きな声または身体を揺さぶることにより開眼する．	
	30	痛み刺激を加えつつ，呼びかけを繰り返すとかろうじて開眼する．	
III. 刺激をしても覚醒しない状態 （昏睡，半昏睡：3桁で表現）	100	痛み刺激に対し，払いのけるような動作をする．	
	200	痛み刺激で少し手足を動かしたり，顔をしかめる．	
	300	痛み刺激に反応しない．	

注）R：restlessness（不穏状態）
　　I：incontinence（失禁）
　　A：akinetic mutism（無動性無言），apallic state（失外套状態：大脳の機能が失われた状態）
　　例：100-I，20-RI など

ケアの実際

- 評価中に痛み刺激を与える際は，いきなりではなく必ず声をかけてからにする．刺激は次第により軽くしていく．時にうっ血や瘢痕が残らないように注意する．
- 刺激を行うときは，血圧上昇や安静保持困難など刺激による影響を十分考慮し，最小範囲で行う．
- 意識障害が重度である場合，舌根沈下や呼吸中枢障害をきたしている可能性があるため，突然の呼吸停止，気道狭窄などの悪化に備える．

◆引用・参考文献
1) 落合慈之監：脳神経疾患ビジュアルブック．学研メディカル秀潤社，2009
2) 峰松一夫ほか監：脳神経ナースのための SCU・NCU 看護力 UP マニュアル．メディカ出版，2008
3) 大井静雄編著：ポケット版 脳神経外科ケアマニュアル．照林社，2000
4) 曷川元監：離床の不安を自信に変える脳卒中急性期における看護ケアとリハビリテーション完全ガイド．慧文社，2015
5) 田口芳雄監：脳・神経ビジュアルナーシング．学研メディカル秀潤社，2014

脳神経系のフィジカルアセスメント
②髄膜刺激症状の評価

目的

* 3つの検査法で髄膜刺激症状を観察する.
* 検査には疼痛を伴うため, 過度なストレスを与えない
  よう配慮する.

必要物品

● 特になし.

概要

● 髄膜は最外層から硬膜, くも膜, 軟膜の順に構成
  され, 脳脊髄液はくも膜と軟膜の間であるくも膜
  下腔を満たしている.
● 髄膜刺激症状は, 脳脊髄液内の出血 (くも膜下出
  血) や髄膜感染, 牽引などの刺激により引き起こ
  される.
● 自覚症状として, 頭痛と嘔吐がみられる. 頭痛は,
  髄膜の血管透過性が刺激し亢進するとブラジキニ
  ン, セロトニン, ヒスタミンなど発痛物質が生成
  遊離されることで出現する.

評価の実際

● 髄膜刺激症状の検査方法として, 項部硬直, ケル
  ニッヒ (Kernig) 徴候, ブルジンスキー
  (Brudzinski) 徴候がある.

〈項部硬直 (図1)〉
検査手順
①検査の主旨を伝え, 仰臥位にして枕を外す.
②患者の後頭部を両手で支える.

③患者の頭を左右に動かし，力が入っていないかを確認する．

④ゆっくり頭部を前屈する．

評価法

● 前屈によって抵抗や痛みが出現する場合は，髄膜刺激症状ありとする．これは，首が前に曲がらないように筋肉を拘縮させる防御反応によるものである．

● 左右に動かした際に抵抗があるときは，パーキンソン症候群や頸椎疾患を疑う．

〈ケルニッヒ（Kernig）徴候（図2）〉

検査手順

①仰臥位で寝てもらう．

②患者の片足をもち上げ，股関節，膝関節を90度に曲げる．

③②の状態で，膝関節を135度以上に伸展する．

評価法

● 髄膜刺激があると膝の屈筋が攣縮する．

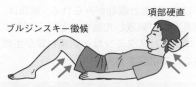

図1 ◆項部硬直とブルジンスキー徴候

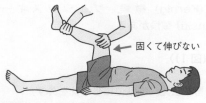

図2 ◆ケルニッヒ徴候

● 膝関節の伸展ができないか抵抗がある場合，疼痛が起こる場合はケルニッヒ徴候陽性と判断する．

〈ブルジンスキー（Brudzinski）徴候（図1）〉

検査手順

①仰臥位で寝てもらう．

②項部硬直の要領で，患者の頭部を前屈する．

①②の状態で，膝関節を伸展する．

評価法

● 頭部を前屈することで股関節と膝関節が同時に屈曲した場合，ブルジンスキー徴候陽性と判断．

● 主に小児に対して行われる．

ケアの実際

● 全身のフィジカルアセスメントを行う．

● 髄膜刺激徴候は，くも膜下出血や髄膜炎によっても起こるが，くも膜下出血の場合は動脈瘤の再破裂予防が最優先であるため，CT画像で確認後の検査が望ましい．

● 検査には疼痛を伴うため，患者への説明を行い，過度なストレスを加えない程度に実施する．

◆引用・参考文献

1) 落合慈之監：脳神経疾患ビジュアルブック．学研メディカル秀潤社，2009

2) 峰松一夫ほか監：脳神経ナースのためのSCU・NCU看護力UPマニュアル．メディカ出版，2008

3) 大井静雄編著：ポケット版 脳神経外科ケアマニュアル．照林社，2000

4) 葛川元監：離床の不安を自信に変える脳卒中急性期における看護ケアとリハビリテーション完全ガイド．慧文社，2015

5) 清村紀子ほか編：根拠と変変対応からみたフィジカルアセスメント．医学書院，2014

6) 松谷雅生ほか監：脳・神経・脊髄イラストレイテッド――病態生理とアセスメント．学研メディカル秀潤社，2010

7) 田口芳雄監：脳・神経ビジュアルナーシング．学研メディカル秀潤社，2014

脳神経系のフィジカルアセスメント
③脳・神経の評価

目的

* 脳神経障害の有無を観察する.
* 障害から病巣部位の特定を行い診断する.

必要物品

・ バニラエッセンスオイル, コーヒーなど香り成分 (嗅神経)
・ 視力表, 新聞紙など印刷物 (視神経)
・ ペンライト (動眼神経, 滑車神経, 外転神経)
・ つまようじ, ピン, ティッシュや脱脂綿 (三叉神経)
・ 味覚刺激に必要な砂糖水や食塩水 (顔面神経)
・ 音叉 (聴神経)
・ 舌圧子, スタンダードプリコーション (舌咽神経, 迷走神経, 舌下神経)

その他の必要物品など

概要

● 脳神経は脳に出入りする末梢神経の総称で，左右12対ある．

● 固有の名称とともに，神経が脳と接続されている部位によって頭部から順に番号で示されている．

評価の実際

〈嗅神経（第Ⅰ脳神経）〉

● 「嗅覚のアセスメント」を目的に行う．

● バニラエッセンスオイル，コーヒーなどの香り成分を用いる．

● 三叉神経を刺激してしまうため，アルコールやはっか油，アンモニアなど刺激臭では行わない．

検査手順（**図1**）

①閉眼してもらう．

②どちらか一方の鼻腔を押さえてもらう．

③他方の鼻腔に，バニラエッセンスオイルやコーヒーなどのにおいを近づける．

④においを感じたら，手を挙げて合図をしてもらう．

⑤もう片方も同様に行う．

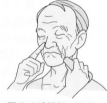

図1 ◆嗅神経の検査

評価法

● 正常な場合は，それぞれの鼻孔でにおいを判断できる．

● においがわからない場合は嗅覚消失，鈍く感じる場合は嗅覚低下，過敏に感じる場合は嗅覚過敏である．

● 考えられる状態として，前頭蓋底の機能的損傷，脳腫瘍，錯嗅，幻嗅などがあり，ヒステリーなど精神疾患を伴うものもある．

〈視神経（第Ⅱ脳神経）〉

● 主に「視力・視野欠損の確認」を目的に行う.

● ほかに眼底を確認する眼底検査, 対光反射によって瞳孔の動きを確認する検査がある.

検査手順

1. 視力検査

①試視力表を使うか, 病棟では新聞など印刷物を30 〜 40cm の距離で読ませる.

②視力が悪い場合は, 度合いによって眼前の指数や手を振っていることがわかるか, 部屋を暗くし光を目に当て光を感じられるかを確認する.

2. 視野検査（図2）

①まず患者と向かい合う.

②患者に顔や目を動かさないよう指示し, 片方の目を覆ってもらう.

③目の前で指を動かし, 患者に見える範囲を答えてもらい査定する.

評価法（視野検査）

● 正常な場合は, 視野異常はみられない.

● 視野欠損がある場合は, 視野欠損の状況から病変部位を特定する.

● 視野異常がみられる場合は, 脳血管障害, 脳腫瘍などを疑う.

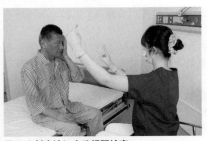

図2 ◆対座法による視野検査

文献1）p20 より引用

〈動眼神経（第Ⅲ脳神経），滑車神経（第Ⅳ脳神経），外転神経（第Ⅵ脳神経）〉

● 「眼瞼，瞳孔，眼球運動，眼振のアセスメント」を目的に行う．

● 3つの脳神経を1組として検査する．

検査手順（**図3**）

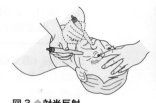

図3 ◆対光反射

① はじめに自然な状態で，上下まぶたの合わせ目（眼瞼裂）の左右差，瞳孔の位置，大きさ，形や色，眼振の有無を確認する．

② ペンライトを当て眼底に光を入れ，瞳孔の収縮反応を観察する（直接反射）．

③ 次に少し閉眼してもらい，もう一方の瞳孔の収縮を確認する（間接反射）．

④ さらに患者の30cmほど眼前に人差し指を出し，注視してもらう．

⑤ 20cm程度の幅で上下，左右にゆっくり動かし，随意的眼球運動を観察する．

評価法

● 以下の場合は，正常の状態である．

・対光反射（直接・間接反射）が正常反応である．

・瞳孔サイズが正常範囲内である．

・左右の眼球の水平・垂直運動は同時に動く．注視運動ができる．

● 以下の場合は，異常と判断する．

・対光反射消失（直接対光反射消失だが，間接対光反射ありの場合，視神経障害の可能性あり）．

・瞳孔の収縮スピードが低下：対光反射緩慢．

・瞳孔不同．

・注視麻痺．

・眼瞼下垂．

・複視．

観察のポイント

- 高齢者や小児は，明るいところでは縮瞳していることがある．
- 不安や緊張により交感神経が興奮している場合は，照明により瞳孔が散大して見えることがあるため，検査時は室内照明を考慮する．

〈三叉神経（第Ⅴ脳神経）〉

- 「顔面の感覚・咀嚼運動のアセスメント」を目的に行う．

検査手順

①筆などの物品を用いて各領域の痛覚，触覚，温度覚の反応を観察する（**図4**）．

②奥歯でしっかり噛み合わせてもらい，咀嚼，下顎の位置を観察する．

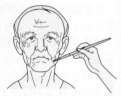

③ティッシュを丸めた先端などで角膜の外側を刺激し，瞬目反射をみる（**図5**）．

V1
V2
3

図4◆触覚検査

図5◆角膜検査

評価法

- 以下の場合は，正常と判断する．

・痛覚・触覚・温度覚を感じ，左右差や各領域の差は認めない（**図6**）．

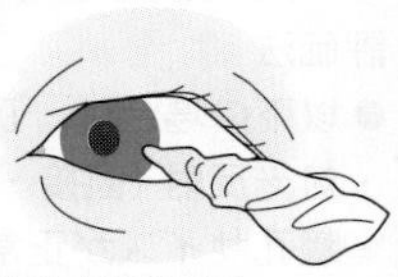

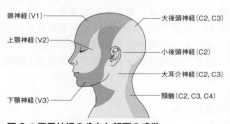

眼神経（V1）
上顎神経（V2）
下顎神経（V3）
大後頭神経（C2, C3）
小後頭神経（C2）
大耳介神経（C2, C3）
頸髄（C2, C3, C4）

図6◆三叉神経の分布と顔面の感覚

文献2）p271より引用

・角膜刺激に両眼の外輪筋が働き瞬目する.

● 以下の場合は，異常と判断する.

・痛覚，触覚，温度覚がわからない，鈍くなる，角膜の痛みを感じない.

・左右差がある.

・咀嚼運動機能の低下.

・下顎は，神経障害があれば障害側に偏位する.

〈顔面神経（第Ⅶ脳神経）〉

● 「顔面運動のアセスメント」を目的に行う.

検査手順

①自然な状態で顔面の左右差の有無，しわの状態を観察する．また，検査オリエンテーション時など，自然な会話中の表情筋の変化を確認する.

②歯を噛み合わせた状態で口を開け「いー」と言ってもらい，その際の口角の左右差，流涎の有無を観察する.

③次に閉眼してもらい，眼輪筋の収縮状態，左右差を観察する．また，舌を突出してもらいその位置を確認する．さらに頬をふくらましてもらうよう指示し，指で押して緊張の差を確認する.

④砂糖水や食塩水などを舌の前2/3に置き，味覚を答えてもらう（**図7**）.

評価法

● 以下の場合は，正常と判断する.

・顔面表情筋の左右差がない.

・味覚障害がない.

● 以下の場合は，異常と判断する.

図7 ◆味覚検査

・顔面麻痺の場合，麻痺側の口角下垂，流涎，閉眼困難，しわが寄せられない.

・舌の突出で麻痺側に偏位を認める.

・顔面麻痺は中枢性と末梢性異常がある（顔面神経核より上位の大脳・中脳障害の場合と下位で分かれている）.

● 以下の点に注目して見極める.

・前額部のしわあり：中枢性の麻痺.

・前額部のしわなし：末梢性の麻痺.

・味がわからない，にぶって感じる.

・意識障害者や乳幼児は，角膜反射が有効な検査である.

・顔面麻痺の有無は，就寝中の閉眼状態など生活行動でも観察できる.

・時に検査時は閉眼できている（中枢性の麻痺の場合は，随意的にできる）が，普段の就寝中や夢中になる作業中などしっかり閉眼できていない光景も認められる.

・充血や乾燥，ゴロつきなどを自覚してもドライアイと受け止め対処しているケースもあるため，問診以外でも普段の行動を観察し，点眼，軟膏，就寝中のアイパッチなど角膜保護の必要性を査定する.

〈聴神経（第Ⅷ脳神経）〉

● 「聴覚と平衡感覚機能のアセスメント」を目的とする.

検査手順

①聴力検査は，指を擦り合わせた音を左右の耳で交代に聞かせ反応を観察する（**図8**）.

②音叉がある場合

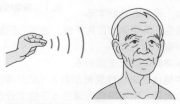

図8 ◆聴力テスト

・リンネ検査：音叉を振動させて耳後部の乳様突起に当てる（骨伝導）．振動が消失したらすぐに外耳孔から 5cm 離れた耳前部に音叉の基部を置く（気伝導）（**図 9**）．

・ウェーバー検査：音叉を振動させて患者の前額部または冠状縫合の正中部に当て，音の響きを確認する（**図 10**）．

・聴力検査：音叉がない場合は，指こすり音が外耳孔あたりで聞こえるかを確認する．

図 9 ◆ リンネ検査

③次に自然な眼球状態を観察する．

④上方，下方，左右を注視してもらう．または，首をゆっくり振り，頭部変換時の眼振の有無を観察する．

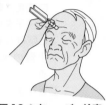

図 10 ◆ ウェーバー検査

評価法

● 聴力が正常で眼振がない場合は，問題がない．

● 以下の場合は，異常と判断する．

・難聴．

・リンネ検査で，音が聞こえない場合はリンネ陰性であり音声聴力障害の可能性がある．

・ウェーバー検査で，音が一方のみに広がる場合は障害がある．

・眼振．

観察のポイント

● 聴力障害は，コミュニケーションが困難となり，生活やオリエンテーションの障害，社会的孤立感など精神的苦痛が伴いやすいため，生活行動の観察も重要である．

● 症状が続いている場合，代償行動を習得していることもある．検査時は，その行動も確認するとその後のアセスメントにつながりやすい．

〈舌咽神経（第Ⅸ脳神経），迷走神経（第Ⅹ脳神経），舌下神経（第Ⅻ脳神経）〉

● 「嚥下機能，味覚，唾液分泌状態のアセスメント」を目的に行う．

検査手順

① 自然な状態で話し方，声，唾液嚥下状態を観察．また，自覚症状の有無を問診．

② 「あー」と言いながら開口してもらい，軟口蓋，口蓋垂，喉頭後壁の運動，左右差を観察する．

③ 舌圧子を使い，口蓋垂，喉頭後壁を刺激し，感覚と嘔吐反射を確認する．

④ 少量の水を飲んでもらい，嚥下の状態を確認する．

⑤ 舌をまっすぐに突き出してもらい，さらに左右に動かしてもらう．

評価法

● 以下の場合は，正常と判断する．

・口蓋垂が正中線である．

・嚥下，発声に異常がない．

● 以下の場合は，異常と判断する．

・カーテン徴候がある（**図11**）．

・嚥下障害，講音障害，嗄声がみられる．

・舌が麻痺側に偏位する．

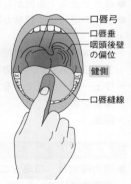

図11 ◆カーテン徴候
文献1）p33 より引用

（図内ラベル）口唇弓／口唇垂／咽頭後壁の偏位／健側／口唇縫線

観察のポイント

● 飲水テスト時は，誤嚥に十分注意する．

● 反射は個人差があるため，他の検査結果と総合的に評価する．

〈副神経 (第XI脳神経)〉

● 「胸鎖乳突筋, 僧帽筋の状態, 首の動きのアセスメント」を目的とする.

検査手順 (**図12, 13**)

①下顎に手を当て, 顔を横に向ける.

②その状態から正面を向くよう指示する.

③また, 肩を上げるよう指示しその時の抵抗力を観察する.

④対側も同様に行う.

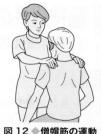

図12 ◆僧帽筋の運動

評価法

● 胸鎖乳突筋, 僧帽筋ともに収縮があり, 左右差がない場合は正常と判断する.

● 左右差があり, 筋抵抗が弱い場合は, 異常と判断する.

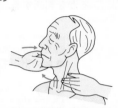

図13 ◆胸鎖乳突筋の運動

ケアの実際

● 患者が不安にならないよう適宜声をかけ, 検査の手順などをわかりやすく説明する.

● 患者に行ってもらう動作について, 的確に指示する.

◆**引用・参考文献**
1) 田口芳雄監：脳・神経ビジュアルナーシング──見てできる臨床ケア図鑑. 学研メディカル秀潤社, 2014
2) 関野宏明ほか監：Nursing Selection ⑥ 脳・神経疾患. 学研メディカル秀潤社, 2006

Memo

脳神経系のフィジカルアセスメント
④運動機能の評価

目 的

* 運動機能を正確に把握するため，さまざまな手技・検査を用いて評価する.
* 障害程度，日常生活動作（ADL）にどの程度影響があるかを判断する.

必要物品

● 握力計，打腱器，メジャー，関節角度計.

評価の実際

〈全身観察〉

● 運動機能障害は，外傷により発生することもあるため，緊急処置が必要な損傷がないか全身を観察する.

● 自然な動きを観察しながら，皮膚色や発汗，打撲痕，拘縮や変形などの他覚的異常も観察する.

● 姿勢の観察
・正常：肩，腰，膝の高さが左右差なく水平.
・異常：円背，側彎など脊柱の変形.

● 四肢長の観察（図1）
・測定方法：上肢は肩峰外側端から橈骨遠位までの距離.
　　　　　　下肢は前腸骨棘から足関節内顆までの距離.
・正常：ほぼ左右差ない状態.
・異常：不均衡，下肢の2cm異常の左右差は，歩行障害（跛行）が生じている場合がある.

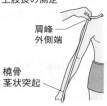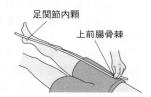

上肢長の測定　　　　下肢長の測定

肩峰
外側端

足関節内顆

上前腸骨棘

橈骨
茎状突起

図1 ◆四肢長の観察
上肢長：肩峰外側端から橈骨茎状突起までを測定
下肢長：足関節内顆から上前腸骨棘までを測定

〈問診〉(「病歴聴取」p5 参照)

● 自覚症状の有無，出現時期と原因について確認する．

● 可動域，筋力の状態，現在の ADL について確認する．

〈筋力測定〉

● 視診，触診などによって筋萎縮の程度をみる．

● 上腕周囲長，前腕周囲大腿周囲長，下腿周囲長を測り，左右差をみたり，健常者と比較したりする．

〈握力測定〉

● 握力計を用いて測定する．

● 握力は左右交互に2回ずつ測定する．その際，筋疲労をなくするために左右交互に行う．

〈徒手筋力検査〉

● 徒手筋力検査 (MMT) は，「0 ＝筋収縮が認めない」から「5 ＝強い抵抗を加えてもなお重力に打ち勝てる・完全に動かせる」までの6段階で評価する (「⑤運動麻痺の評価」p109 参照).

〈関節可動域測定〉

- 関節可動域（ROM）測定は，冠状面，矢状面，水平面上で動く関節の可動域について角度計を用いて数値化し表現する（**図2**）．

検査手順

①基本軸および移動軸の指標となる骨指標を探す．

②静止姿勢の各関節の肢位を0度とする．身体の固定を確実に行うと数値誤差が減る．

③基本軸を0度とし，動作後の角度を測定する．

〈歩行の検査〉

- 問診を行ったうえで，歩行状態を観察する．
- 主な検査として，直線上歩行，つぎ足歩行，かかと歩行，つま先歩行などがある．
- 直線上歩行では，姿勢，上肢・下肢の動き，一歩の距離，左右の足の間隔，よろめきや傾きなどを観察する．

ケアの実際

- 問診は，環境や設問方法により得られる情報量が異なるため，リラックスできる環境下で基本情報が簡潔にとれる工夫をするとよい．
- 各種検査は，疼痛や腫脹，変形など異常がある場合は，症状悪化や患者の不安に考慮する．計測困難時は，状況を追記しておくと変化を評価しやすい．
- それぞれの関節がもつ機能と日常生活の影響を考えアセスメントする．
- 歩行の際には，転倒しないように注意する．

◆引用・参考文献
1) 三上れつほか編：看護学テキスト NiCE ヘルスアセスメント（改訂第2版）．南江堂，2017
2) 箕輪良行ほか監：Primary Nurse Series 動画でナットク！フィジカルアセスメント．中央法規出版，2006
3) 清村紀子ほか編：根拠と急変対応からみたフィジカルア

A. 上肢

部位名	運動方向	参考可動域角度	基本軸	移動軸	測定部位および注意点	参考図
肩甲帯	屈曲	20	両側の肩峰を結ぶ線	頭頂と肩峰を結ぶ線		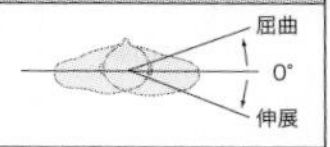 屈曲 0° 伸展
	伸展	20				
	挙上	20	両側の肩峰を結ぶ線	肩峰と胸骨上縁を結ぶ線	背面から測定する	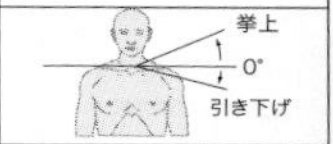 挙上 0° 引き下げ
	引き下げ(下制)	10				
肩 (肩甲帯の動きを含む)	屈曲(前方挙上)	180	肩峰を通る床への垂直線(立位または坐位)	上腕骨	前腕は中間位とする 体幹が動かないように固定する 脊柱が前後屈しないように注意する	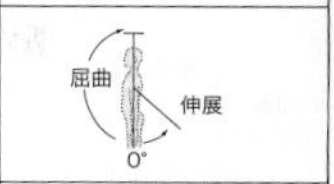 屈曲 伸展 0°
	伸展(後方挙上)	50				
	外転(側方挙上)	180	肩峰を通る床への垂直線(立位または坐位)	上腕骨	体幹の側屈が起こらないように、90°以上になったら前腕を回外することを原則とする →[その他の部位]参照	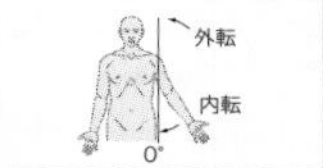 外転 内転 0°
	内転	0				
	外旋	60	肘を通る前額面への垂直線	尺骨	上腕を体幹に接して、肘関節を前方90°に屈曲した肢位で行う 前腕は中間位とする →[その他の部位]参照	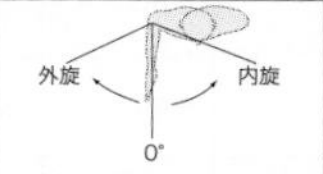 外旋 内旋
	内旋	80				
	水平屈曲	135	肩峰を通る矢状面への垂直線	上腕骨	肩関節を90°外転位とする	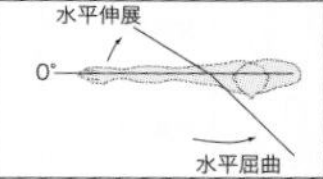 水平伸展 0° 水平屈曲
	水平伸展	30				
肘	屈曲	145	上腕骨	橈骨	前腕は回外位とする	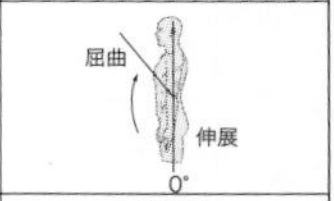 屈曲 伸展 0°
	伸展	5				
前腕	回内	90	床への垂直線	手指を伸展した手掌面	肩の回旋が入らないように肘を90°に屈曲する	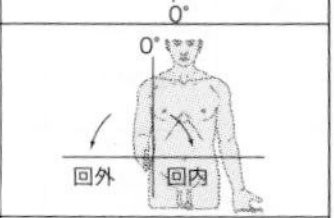 0° 回外 回内
	回外	90				
手	屈曲(掌屈)	90	橈骨	第2中手骨	前腕は中間位とする	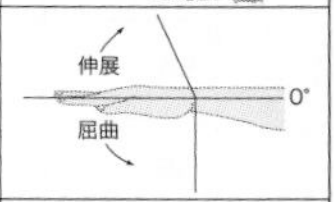 伸展 0° 屈曲
	伸展(背屈)	70				
	橈屈	25	前腕の中央線	第3中手骨	前腕を回内位で行う	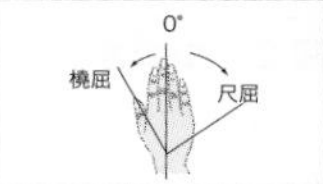 0° 橈屈 尺屈
	尺屈	55				

図2 ◆関節可動域(ROM)測定

　セスメント．医学書院，2014
4) 落合慈之監：リハビリテーションビジュアルブック(第2版)．学研メディカル秀潤社，2016
5) 田口芳雄監：脳・神経ビジュアルナーシング．学研メディカル秀潤社，2014

B. 手指

部位名	運動方向	参考可動域角度	基本軸	移動軸	固定部位および注意点	参考図
母指	橈側外転	60	示指(橈骨の延長上)	母指	運動は手掌面とする 以下の手指の運動は、原則として手指の背側に角度計を当てる	橈側外転 / 尺側内転 / 0°
	尺側内転	0				
	掌側外転	90			運動は手掌面に直角な面とする	掌側外転 / 掌側内転 / 0°
	掌側内転	0				
	屈曲(MCP)	60	第1中手骨	第1基節骨		伸展 / 0° / 屈曲
	伸展(MCP)	10				
	屈曲(IP)	80	第1基節骨	第1末節骨		0° / 伸展 / 屈曲
	伸展(IP)	10				
指	屈曲(MCP)	90	第2～5中手骨	第2～5基節骨	→[その他の部位]参照	伸展 / 0° / 屈曲
	伸展(MCP)	45				
	屈曲(PIP)	100	第2～5基節骨	第2～5中節骨		伸展 / 0° / 屈曲
	伸展(PIP)	0				
	屈曲(DIP)	80	第2～5中節骨	第2～5末節骨		0° / 伸展 / 屈曲
	伸展(DIP)	0			DIPは10の過伸展を取りうる	
	外転		第3中手骨延長線	第2, 4, 5指軸	中指の運動は橈側外転、尺側外転とする →[その他の部位]参照	0° / 外転 / 内転
	内転					

図2 ◆つづき

Memo

....

....

....

....

C. 下肢

部位名	運動方向	参考可動域角度	基本軸	移動軸	測定部位および注意点	参考図
股	屈曲	125	体幹と平行な線	大腿骨（大転子と大腿骨外顆の中心を結ぶ線）	骨盤と脊柱を十分に固定する 屈曲は背臥位、膝屈曲位で行う 伸展は腹臥位、膝伸展位で行う	
	伸展	15				
	外転	45	両側の上前腸骨棘を結ぶ線への垂直線	大腿中央線（上前腸骨棘より膝蓋骨中心を結ぶ線）	背臥位で骨盤を固定する 下肢は外旋しないようにする 内転の場合は、反対側の下肢を屈曲挙上してその下を通して内転させる	
	内転	20				
	外旋	45	膝蓋骨より下ろした垂直線	下腿中央線（膝蓋骨中心より足関節内外果中央を結ぶ線）	背臥位で、股関節と膝関節を90°屈曲位にして行う 骨盤の代償を少なくする	
	内旋	45				
膝	屈曲	130	大腿骨	腓骨（腓骨頭と外果を結ぶ線）	股関節を屈曲位で行う	
	伸展	0				
足	屈曲（底屈）	45	腓骨への垂直線	第5中足骨	膝関節を屈曲位で行う	
	伸展（背屈）	20				
足部	外がえし	20	下腿軸への垂直線	足底面	足関節を屈曲位で行う	
	内がえし	30				
	外転	10	第1、第2中足骨のあいだの中央線	同左	足底で足の外縁または内縁で行うこともある	
	内転	20				
母指（趾）	屈曲（MTP）	35	第1中足骨	第1基節骨		
	伸展（MTP）	60				
	屈曲（IP）	60	第1基節骨	第1末節骨		
	伸展（IP）	0				
足指	屈曲（MTP）	35	第2〜5中足骨	第2〜5基節骨		
	伸展（MTP）	40				
	屈曲（PIP）	35	第2〜5基節骨	第2〜5中節骨		
	伸展（PIP）	0				
	屈曲（DIP）	50	第2〜5中節骨	第2〜5末節骨		
	伸展（DIP）	0				

図2 ◆つづき

Memo

D. 体幹

部位名	運動方向		参考可動域角度	基本軸	移動軸	測定部位および注意点	参考図
頸部	屈曲(前屈)		60	肩峰を通る床への垂直線	外耳孔と頭頂を結ぶ線	頭部体幹の側面で行う 原則として腰かけ坐位とする	屈曲 0° 伸展
	伸展(後屈)		50				
	回旋	左回旋	60	両側の肩峰を結ぶ線への垂直線	鼻梁と後頭結節を結ぶ線	腰かけ坐位で行う	0° 左回旋 右回旋
		右回旋	60				
	側屈	左側屈	50	第7頸椎棘突起と第1仙椎の棘突起を結ぶ線	頭頂と第7頸椎棘突起を結ぶ線	体幹の背面で行う 腰かけ坐位とする	0° 左側屈 右側屈
		右側屈	50				
胸腰部	屈曲(前屈)		45	仙骨後面	第1胸椎棘突起と第5腰椎棘突起を結ぶ線	体幹側面より行う 立位、腰かけ坐位、側臥位で行う 股関節の運動が入らないように行う →[その他の部位]参照	伸展 0° 屈曲
	伸展(後屈)		30				
	回旋	左回旋	40	両側の後上腸骨棘を結ぶ線	両側の肩峰を結ぶ線	坐位で骨盤を固定して行う	右回旋 0° 左回旋
		右回旋	40				
	側屈	左側屈	50	ヤコビー線の中点に立てた垂直線	第1胸椎棘突起と第5腰椎棘突起を結ぶ線	体幹の背面で行う 腰かけ坐位または立位で行う	0° 左側屈 右側屈
		右側屈	50				

E. その他の部位

部位名	運動方向	参考可動域角度	基本軸	移動軸	測定部位および注意点	参考図
肩 (肩甲骨の動きを含む)	外旋	90	肘を通る前額面への垂直線	尺骨	前腕は中間位とする 肩関節は90°外転し、かつ肘関節は90°屈曲した肢位で行う	外旋 0° 内旋
	内旋	70				
	内転	75	肩峰を通る床への垂直線	上腕骨	20または45°肩関節屈曲位で行う 立位で行う	0° 内転
母指	対立				母指先端と小指基部(または先端)との距離(cm)で表示する	
指	外転		第3中手骨延長線	第2, 4, 5指軸	中指先端と第2, 4, 5指先端との距離(cm)で表示する	
	内転					
	屈曲				指尖と近位手掌皮線または遠位手掌皮線との距離(cm)で表示する	
胸腰部	屈曲				最大屈曲は、指先と床の間の距離(cm)で表示する	

F. 顎関節

顎関節	・開口位で上顎の正中線で、上歯と下歯の先端とのあいだの距離(cm)で表示する ・左右偏位は上顎の正中線を軸として下歯列の動きの距離を左右ともcmで表示する ・参考値は上下第1切歯対向線線間の距離 5.0cm、左右偏位は 1.0cmである

図2 ◆つづき

Memo

脳神経系のフィジカルアセスメント
⑤運動麻痺の評価

目的

* 麻痺のタイプを理解することで，障害部位を推定する.

必要物品

● 特になし.

概要

● 麻痺とは，大脳皮質の運動領野から筋肉までの経路で障害が起こり，筋収縮が弱くなって随意運動ができない状態をいう.

● 神経線維は，大脳皮質の運動野の神経細胞に始まり，錐体路である内包，大脳脚，橋，延髄錐体を下降し，延髄下部で対側に交叉する（**図1**）.

● その後，延髄を下降し，脊髄前角に連絡する. このいずれかの経路が障害されると，麻痺が生じる.

● 程度と性質（**表1**），原因（**表2**），症状（**表3**）の分布による麻痺の分類を示す.

表1 ◆麻痺の分類

程度による分類	性質による分類
・完全麻痺（paralysis）：随意運動が完全に喪失した状態 ・不全麻痺（paresis）：麻痺の程度が不完全，あるいは麻痺の分布が部分的な状態	・痙性麻痺（spastic paralysis）：筋緊張亢進，病的反射，巧緻運動障害，筋力低下を認める状態 ・弛緩性麻痺（flaccid paralysis）：筋緊張低下，腱反射低下，粗大運動低下を認める状態

文献2）p311 を引用

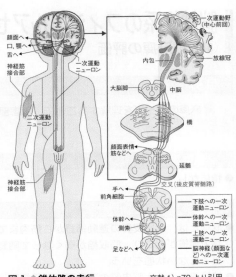

図1◆錐体路の走行

一次運動野
（中心前回）

顔面へ
口、顎へ
舌へ

神経筋
接合部

一次運動
ニューロン

内包

放線冠

二次運動
ニューロン

大脳脚

中脳

橋

顔面表情
筋などへ

神経筋
接合部

延髄

交叉（後皮質脊髄路）

手へ

前角細胞

体幹へ

足などへ

側索

── 下肢への一次
運動ニューロン
── 体幹への一次
運動ニューロン
── 上肢への一次
運動ニューロン
── 脳神経（顔面など）への一次運動ニューロン

文献1）p70 より引用

表2◆原因からみた麻痺の分類

	中枢性麻痺（central paralysis）（上位運動ニューロン障害，核上性麻痺）	末梢性麻痺（paripheral paralysis）（下位運動ニューロン障害，核下性麻痺）
筋緊張	亢進，痙縮（spasticity）	低下，弛緩（flaccidity）
深部腱反射	亢進	減衰または消失
病的反射	あり	なし
筋萎縮	ない（あっても廃用性）	著明
線維束性収縮	なし	あり
侵される筋	びまん性	孤立した筋のみ
代表疾患	脳血管障害，脊髄血管障害，脳・脊髄腫瘍，外傷（頭部・脊髄），脱髄性疾患（多発性硬化症），炎症性疾患（ウイルス性，細菌性脳炎，髄膜炎，脊髄炎など），変性疾患（運動ニューロン疾患など）	・末梢神経障害によるもの　末梢血管障害（糖尿病，膠原病ほか），代謝・炎症・中毒，外傷，変性疾患　・筋原性によるもの　重症筋無力症，周期性四肢麻痺，筋ジストロフィー，ミオパチー

文献2）p311 を引用

表3 ◆ 症状からみた麻痺の分類

症状の分布による分類		障害部位と代表的な疾患
単麻痺 (monople-gia)	四肢のうち一肢のみ	・中枢神経・末梢神経のどちらの障害でも起こりうる. 対側運動野または頸部以下の同側脊髄障害, 末梢神経障害で生じる. 筋萎縮なし:脳血管障害, 脳腫瘍 (大脳皮質運動野領域) 筋萎縮あり:多種多様 (末梢神経障害)
片麻痺 (hemiple-gia)	一側の上下肢	・脳血管障害や脳腫瘍による対側の錐体路病変で生じる. [大脳半球病変] 病変反対側の顔面・舌・上下肢の麻痺
	病変側の脳神経麻痺, 反対側の上下肢	[脳幹部病変] 交代性片麻痺 (alternate hemiplegia):病変側の脳神経麻痺 (顔面・舌), 反対側の上下肢麻痺
	同側ではない上下肢	交叉性片麻痺 (crossed hemiplegia):上肢麻痺と下肢麻痺が同側にならない
四肢麻痺 (tetraple-gia)	両側上下肢	・両側の大脳〜神経筋接合部・筋のいずれでも生じる. 痙性麻痺:大脳両側性の障害 (除皮質硬直;上肢屈曲位, 下肢伸展位), 脳幹の障害 (除脳硬直;四肢伸展位) 弛緩性麻痺:頸髄障害 (腫瘍, 椎間板ヘルニア, 外傷など), 多発性神経炎, 進行性筋ジストロフィー, 重症筋無力症 上肢弛緩性・下肢痙性麻痺:前脊髄動脈症候群 (頸髄レベル)
対麻痺 (paraple-gia)	両側下肢	・脊髄障害によるものが多い. 痙性対麻痺:脊髄障害 弛緩性対麻痺:末梢神経障害, 中枢神経障害の急性期

文献2) p313 より引用

評価の実際

評価・・・・・・・・・・・・・・・・・・・・・・・・・・・・・・・・・・

● 主な評価方法として, 以下のようなものが挙げられる.

〈ブルンストローム・ステージ〉

● 中枢神経損傷による片麻痺の回復段階で出現する

共同運動に焦点を当てた評価方法である（**表4**）.

● 上肢，下肢，手指の共同運動や分離運動の程度によって，ステージ1〜6までの6段階で評価する.

〈徒手筋力テスト（MMT）〉

● 末梢性麻痺での非麻痺側の上・下肢や体幹の筋力を徒手的に測定する評価方法である.

● 対象となる筋を収縮させ保持してもらい，次に筋に対して徒手で伸張方向の抵抗を加え，筋の収縮保持能力を評価する.

● 「5＝正常（nomal）」から「0＝筋の収縮を認めない」までの6段階に加え，各数字に＋−をつけて示す（**表5**）.

・左右差がある場合は異常と判断する.

・「4」は軽度，「3」以下中等度以上の麻痺と判断.

〈NIHSS〉

● 米国の国立衛生研究所が考案したもので，信頼性，妥当性が検証されており，広く世界で用いられている評価方法である.

● 意識や視野，言語など13項目に分けられ，運動を評価する項目がある（**表6**）.

観察・・・・・・・・・・・・・・・・・・・・・・・・・・・・・・・・・・・・・・・

● 軽度の麻痺の場合は，以下のような評価方法が用いられる.

〈バレー徴候（Barré sign）〉（**図2**）

検査手順

①手のひらを上向きにして，両腕を前方に挙上.

②その状態のまま保持する.

評価法

● 麻痺側は回内し，次第に落下する.

● 上肢は，ごく軽度の麻痺では落下はなく，指先の

表4 ◆ ブルンストローム・ステージ

ステージ	上肢	手指	下肢
1	・随意運動なし	・随意運動なし	・随意運動なし
2	・上肢をわずかに挙上できる	・総握りがわずかにできる	・下肢がわずかに動く
3	・上肢を胸部より上に挙上できる	・総握りは可能だが，指を伸ばすことはできない	・下肢の曲げ伸ばしができる
4	・手を腰のうしろに回せる ・腕を前方に肩の高さまで挙上できる ・肘を曲げて身体につけた位置で前腕を回内；回外できる	・総開きがわずかにできる	・仰臥位で膝を伸ばしたまま下肢を挙上できる ・坐位で足をうしろに引き，膝を90度に屈曲できる ・坐位で足を背屈できる
5	・腕を横にして肩の高さまで挙上できる．万歳ができる． ・肘を伸ばしたままで腕を回内・回外できる	・総開きができる	・坐位で膝を伸ばしたまま足を背屈できる ・坐位で股関節を内旋できる ・立位で足を背屈できる
6	・健側の80%以上の速度で回内・回外ができる	・指折りができる	・立位で両踵をつけ，足先で床を叩くことができる ・立位で交互に足踏みができる

文献3) p327 より引用

表5 ◆ 徒手筋力検査 (MMT)

		判定		評価
5	N	normal	正常	強い抵抗を加えても，重力に抗して全可動域の運動が可能．
4	G	good	優	中程度の抵抗を加えても，重力に抗して全可動域の運動が可能．
3	F	fair	良	抵抗を加えなければ，重力に抗して全可動域に動く．
2	P	poor	可	動を除けば全可動域に動く．
1	T	trace	不可	関節は動かないが筋収縮を認める．
0	O	zero	ゼロ	筋収縮を認めない．

文献2) p317 より引用

表6 ◆ NIHSS

	患者名　　　　　評価日時　　　　評価者
1a. 意識水準	□0：完全覚醒　　　　　　　□1：簡単な刺激で覚醒 □2：繰り返し刺激，強い刺激で覚醒　□3：完全に無反応
1b. 意識障害－質問 （今月の月名及び年齢）	□0：両方正解　　□1：片方正解　　□2：両方不正解
1c. 意識障害－従命 （閉開眼，「手を握る・ 開く」）	□0：両方正解　　□1：片方正解　　□2：両方不可能
2. 最良の注視	□0：正常　□1：部分的注視視野　□2：完全注視麻痺
3. 視野	□0：視野欠損なし　　　　　□1：部分的半盲 □2：完全半盲　　　　　　　□3：両側性半盲
4. 顔面麻痺	□0：正常　　　　　　　　　□1：軽度の麻痺 □2：部分的麻痺　　　　　　□3：完全麻痺
5. 上肢の運動（右） ＊仰臥位のときは45 度右上肢 □9：切断，関節癒合	□0：90度＊を10秒保持可能（下垂なし） □1：90度＊を保持できるが，10秒以内に下垂 □2：90度＊の挙上または保持ができない． □3：重力に抗して動かない □4：全く動きがみられない
上肢の運動（左） ＊仰臥位のときは45 度左上肢 □9：切断，関節癒合	□0：90度＊を10秒間保持可能（下垂なし） □1：90度＊保持できるが，10秒以内に下垂 □2：90度＊の挙上または保持ができない． □3：重力に抗して動かない □4：全く動きがみられない
6. 下肢の運動（右） □9：切断，関節癒合	□0：30度を5秒間保持できる（下垂なし） □1：30度を保持できるが，5秒以内に下垂 □2：重力に抗して動きがみられる □3：重力に抗して動かない □4：全く動きがみられない
下肢の運動（左） □9：切断，関節癒合	□0：30度を5秒間保持できる（下垂なし） □1：30度を保持できるが，5秒以内に下垂 □2：重力に抗して動きがみられる □3：重力に抗して動かない □4：全く動きがみられない
7. 運動失調 □9：切断，関節癒合	□0：なし　　□1：1肢　　□2：2肢
8. 感覚	□0：障害なし　□1：軽度から中等度　□2：重度から完全
9. 最良の言語	□0：失語なし　　　　　　　□1：軽度から中等度 □2：重度の失話　　　　　　□3：無言，失語
10. 構音障害 □9：挿管または身 体的障壁	□0：障害なし　　□1：軽度から中等度　　□2；重度
11. 消去現象と注意障害	□0：異常なし □1：視覚，触覚，聴覚，視空間，または自己身体に対する 不注意，あるいは1つの感覚様式で2点同時刺激に対 する消去現象 □2：重度の半側不注意あるいは2つ以上の感覚様式に対す る半側不注意

合計　　　点 / 42

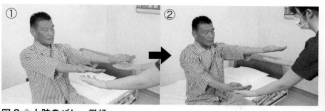

図2 ◆上肢のバレー徴候

伸展が不良でくぼみ，手や上肢のみ回内を認める．

● 下肢は，腹臥位で135度くらい開くような位置で保持し，落下をみる．回内せず低下する場合はヒステリー性の麻痺を疑う．

〈ミンガッツィーニ徴候 (Mingazzini sign)〉（図3）

検査手順

① 立位や腹臥位が困難な場合は，仰臥位で両下肢を挙上する．

② そのままの位置を維持してもらう．

評価法

● 麻痺側下肢は，徐々に下垂していく．

● 両下肢の挙上ができない場合は，片方ずつ挙上してもらい評価する．

〈フーバー徴候 (Hoover's sign)〉（図4）

検査手順

① 仰臥位の患者の踵の下に手を入れて，患者に一側の下肢の膝を伸展したまま挙上を指示する．

② 他の踵に加わる力を感じとる．

評価法

● 麻痺側下肢を挙上させたときには，健側の踵の下に置かれた手に強い抵抗がある．

● 健側の場合は，患側の踵に加わる力は弱い．

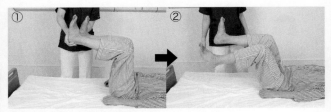

図3 ◆ミンガッツィーニ試験

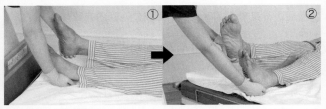

図4 ◆フーバー徴候

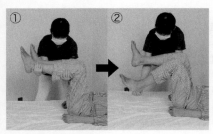

図5 ◆下肢の落下試験

〈落下試験〉(図5)
検査手順
①患側の上肢を身体に対して垂直になるよう引っ張りあげて離す.
②患者の下肢を膝関節で屈曲させ膝を立てる.

評価法
● 上肢：麻痺側は健側より早く落ちる.
● 下肢：麻痺側は外側に離れ, 外転・外旋位をとる.

〈第5指徴候 (図6)〉
検査手順
①手掌を下にして5本の指をしっかりと閉じる.
②腕と手を前方に出させる.

評価法

● 麻痺側の第5指
（小指）が外側に
離れる場合は, 異
常と評価する.

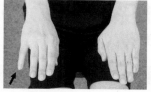

図6◆第5指徴候

脳神経系のフィジカルアセスメント

ケアの実際

● 徒手検査では, 検者の主観によって評価が分か
れる可能性があるため, 十分な知識と技能の習
得が必須となる.

● 意識障害, 高次脳機能障害などがある場合は,
指示が伝わらない可能性があるため注意を要する.

● 関節可動域制限や疼痛によって運動が制限され
ることもあるため, 事前に確認しておく.

● 無理に動かそうとすると血圧が上昇しやすいな
ど変化がみられるため, バイタルサインに注意
する.

● 脳血管障害患者は, 傾眠や認知力低下, 注意・
集中障害などの症状により検査の説明理解, 協
力動作を得られにくい. 検査の正確性にも限界
があるため, 評価に影響を及ぼす状態を記録に
残すことも重要である.

● また, 普段行っている生活行動では動きを確認
できるなど, 環境や条件により運動機能の発揮
を認めることもある. ツール以外でも患者の行
動記録は重要である.

◆引用・参考文献
1） 落合慈之監：脳神経疾患ビジュアルブック. 学研メディ
カル秀潤社, 2009
2） 落合慈之監：リハビリテーションビジュアルブック, 第
2版. 学研メディカル秀潤社, 2016
3） 甲田英一ほか監：脳・神経疾患——疾患の理解と看護計
画. 学研メディカル秀潤社, 2011

113

脳神経系のフィジカルアセスメント
⑥表在感覚の評価

目的

* 患者本人にしか感じることができない感覚に関する問題を明らかにする.
* 感覚機能に関わる感覚経路を神経学的観察により把握する.

必要物品

ティッシュ, 安全ピン, 筆, ルーレット感覚針, プラスチック製栓つき試験管2個

その他の必要物品など

．．．

．．．

．．．

．．．

評価の実際

● 以下の感覚機能テストで, 触覚, 痛覚, 温度覚を評価する.

〈触覚検査〉

● 触覚は触感覚と圧覚に分けられるが, 両者を正確に区別することは難しい.

検査手順

①開眼状態でティッシュや筆先で正常と思われる部位をなでて刺激する. 顔面, 上肢, 下肢の衣服に

覆われていない部位に実施する（**図1**）.

②閉眼を促し，左右で刺激を行う.

③部位を替えて，それぞれ左右を確認する.

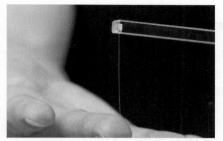

図1 ◆触覚刺激（フィラメントを使った検査）

評価法

● 触れた範囲がわからない，感覚の違いがわからない，過敏に反応する場合は，異常と判断する.

〈痛覚検査〉

検査手順

①開眼状態で刺激に用いる痛覚計（または安全ピンなど）を見せ，正常の部位を問診する.

②各部位（顔面，上肢，下肢）を鋭利なものから順番に刺激し，違いを理解してもらうよう促す（**図2**）.

③閉眼を促し，左右を刺激し違いを確認する.

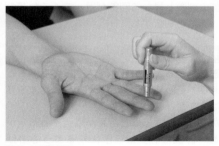

図2 ◆痛覚刺激

評価法
● 刺激部位の不一致, または刺激がわからない場合, 感覚鈍麻や消失が疑われる.

〈温度覚検査〉

検査手順
①試験管に温水 (40 〜 45℃), 冷水 (10 〜 20℃) または温度覚検査機器を準備する.
②開眼状態で刺激は2〜3秒程度とし, 顔面, 上肢, 下肢の順で行う (図3).
③閉眼した状態で, ②同様に刺激する.
④左右刺激を行い, 差を確認する.

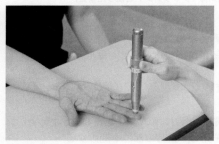

図3◆温度覚刺激

評価法
● 温度差がわからない, 触れられた場所がわからない, 実際の刺激と異なる回答が返ってくるなどの場合は, 異常と判断する.

ケアの実際

● 突然刺激を与えると, 患者が驚き過敏に反応することもあり, 正しく評価できないため, 刺激を与える際は声をかけてから行う.
● 時間をかければかけるほど訴えが増強する傾向があるため, 評価は必要最低限にするよう心掛ける.

- 検査の刺激は露出している部位に行い，衣服の上からは行わない．
- 感覚は，他覚的な確認が困難な場合がある．また，多彩な表現をする患者もいるため，正常範囲に刺激する際，感覚の表出を促し，患者の表現を確認しておくことも重要である．
- 患者の訴えを正しく評価するために，健側の同じ部位を対照に選ぶ．
- 意識障害のある患者では，正確な判定ができない場合もあるため注意する．

◆引用・参考文献
1) 三上れつほか編：看護学テキスト NiCE ヘルスアセスメント（改訂第2版）．南江堂，2017
2) 箕輪良行ほか監：Primary Nurse Series 動画でナット ク！フィジカルアセスメント．中央法規出版，2006
3) 清村紀子ほか編：根拠と急変対応からみたフィジカルアセスメント．医学書院，2014
4) 田口芳雄監：脳・神経ビジュアルナーシング．学研メディカル秀潤社，2016

Memo

....

....

....

....

....

....

....

....

脳神経系のフィジカルアセスメント
⑦反射の評価

目的

* 上位ニューロン障害の異常, 運動神経など反射弓を形成する組織や細胞の障害の有無を確認する.

必要物品

● 打腱器.

概要

● 反射の状態を見る検査では, 打腱器を使用する. 患者には打腱器を用いて手足などを軽く叩く旨をあらかじめ伝えておく.
● 打腱器は軽く握り, 力を加えず手首を使って軽く落とす.
● 評価は, 以下のように表現する.
・筋伸展反射の強さは, ー, ±, ＋, ＋＋, ＋＋＋, ＋＋＋＋や0, 1＋, 2＋, 3＋, 4＋と記載する.
・正常は, ＋または2＋である.

評価の実際

● 主な反射の検査法を以下に示す.
● 反射が誘発されなければ, 障害ありと判断する.
● 反射は個人差が大きいため, 必ず左右で同じ反射を確認し, 差を評価する必要がある.

〈下顎反射〉
● 中枢部位：橋, 反射路：三叉神経（第Ⅴ脳神経）.
検査手順
①口を軽くあけてもらう.
②検者は指を下顎中央に水平に置く.

③検者の指の上を打腱器で軽く叩く.
評価法
● 口がわずかに閉まる, あるいは反応なしの場合,
正常と判断する.
● 口がしっかり閉まった場合は, 異常と判断する.

〈上腕二頭筋腱反射〉

● 中枢部位 : C5 ～
C6, 反射路 : 筋
皮神経.

検査手順 (**図1**)

①前腕を軽く屈曲し
外転してもらい,
大腿の上に置いて
もらう.

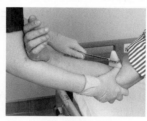

図1 ◆上腕二頭筋腱反射

②母指を肘窩の二頭筋腱の上に置いて打腱器で軽く
叩く.

③打腱器を軽く下ろす.

評価法

● 正常な場合は, 上腕二頭筋の収縮とともに前腕が
瞬時に屈曲する.

● 反応がなかったり, 反応が過剰な場合は異常と判
断する.

〈腕橈骨筋腱反射 (橈骨反射)〉

● 中枢部位 : C7 ～
8, 反射路 : 橈骨
神経.

検査手順 (**図2**)

①肘を曲げて前腕を
曲げてもらい, 45
度ほど回外させて
おく.

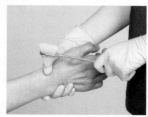

図2 ◆腕橈骨筋腱反射

②片手で手首近くを下から支え持つ.

③母指を橈骨の下1/3の部分に置き，打腱器で軽
　く叩く.
※橈骨茎状突起の真上を直接軽く叩いてもよい.
評価法
● 正常な場合は，前腕がわずかに回外，屈曲し，手
　指も屈曲する.
● 上腕二頭筋腱反射と同じく，反応がなかったり，
　反応が過剰な場合は異常と判断する.

〈腹筋反射〉
● 中枢部位：T6 ～ T12.
検査手順
①鎖骨中線上で肋骨縁についた腹筋を叩く.
評価法
● 正常な場合は，ほとんどの腹筋の収縮はない.
● 臍が叩いた方向に偏位する場合は，異常と判断.

〈膝蓋腱反射〉
● 反射部位：L2
　～ L4，反射路：
　大腿神経.
検査手順（図3）
①患者に座位をとっ
　てもらう.
②①の状態時，下肢
　が宙に浮いている
　状態にする.

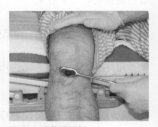

図3 ◆膝蓋腱反射

※体位はほかに仰臥位姿勢がある.
③母指が膝蓋腱に当たるよう患者の膝に手を置く.
④母指の上を打腱器で軽く叩く.
評価法
● 正常な場合は，四頭筋が収縮し膝が伸展する. 左
　右差がない.
● 反射消失は異常と判断する.

〈アキレス腱反射〉

● 中枢部位：S1 ～S2，反射路：脛骨神経.

検査手順（**図4**）

①ベッド上で大腿を外に回転させ，膝を曲げてもらう.

②足首を屈曲させて，片手で支える.

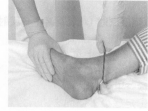

図4 ◆アキレス腱反射

③打腱器でアキレス腱を叩く.

評価法

● 正常な場合は，足が足底方向（伸展）に曲がる.

● 反応がない，または反応が過剰な場合は異常と判断する.

〈手指屈曲反射（ホフマン反射）〉

● 頸髄下部から胸髄上部 C1 ～ T1 より上位の運動ニューロン障害.

検査手順（**図5**）

①片手で患者の手首を下から抱え持つ.

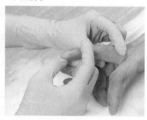

図5 ◆ホフマン徴候

②示指と中指で患者の中指をはさんで持つ.

③②の状態から手背側に押し，手首を背屈してもらう.

④③の状態から母指で患者の中指の爪の部分を強く手掌側に弾く.

評価法

● 正常な場合は，反応がないか両側が反応する.

● 母指が内転屈曲したり，片側または過剰な陽性反応がある場合は異常と判断する.

● ほかに，ワルテンベルクの指屈反射検査がある．

〈足底反射（バビンスキー反射）〉

● 仙髄上部 L3 ～
S2 より上位の運
動ニューロン障害．

検査手順（**図6**）

① 足底の外側面を，
打腱器の柄やボー
ルペンの頭など鈍
角なもので踵側か
らつま先にかけてこする．

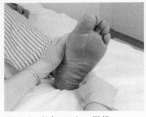

図6 ◆バビンスキー徴候

② 趾に到達する前に中央の中足趾節関節にこすりあ
げる．軽く叩いてもよい．

評価法

● 母趾の背屈とほかの趾の扇開がある場合は陽性と
判断する．

● ほかにチャドック反射がある．

ケアの実際

● 患者に検査の趣旨を説明し，不安の軽減を図り，
過度の緊張状態を避ける．

● 検査は短時間で簡潔に終わらせるようにする．

● 身体に直接触れるため，差恥心やためらいに対す
る配慮が重要である．

● 身体局所に問題があるか確認できるよう，問診を
行う，訴えやすい関係を心がける．

● 筋萎縮や筋力低下，関節変形など個々の身体状態
も確認が重要である．

◆ 引用・参考文献

1）田口芳雄監：脳・神経ビジュアルナーシング．学研メ
ディカル秀潤社，2014

脳神経系のフィジカルアセスメント
⑧小脳機能の評価

目的

  ＊ 協調運動があるかどうかを調べる.
  ＊ 小脳障害の程度を観察する.

必要物品

● 特になし.

評価の実際

● 小脳症状の有無を確認する.
・明らかな麻痺を認めないが, バランスがとれない, ぎくしゃくした歩行, 端座位がとれないなど.
● 平衡感覚, 小脳障害検査には, 主に以下のような方法がある.

〈指鼻指試験 (図1)〉

● 協調運動を確認する.
検査手順
①患者に人差し指を出してもらう.
②出した人差し指で患者自身の鼻に触れてもらうよう指示する.
③②の後に, 看護師が立てた人差し指に触れるよう

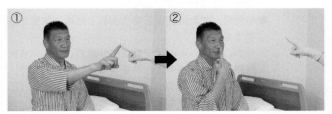

図1 ◆指鼻指試験

文献1) より引用

123

指示する.

④数回にわたりリズミカルに繰り返すよう指示する.

⑤①〜④を左右ともに実施するよう指示する.

評価法

● 以下の場合は,小脳失調による異常と判断する.

・患者の指が看護師の指に近づくにつれ震えが起こる（企図振戦）.

・看護師の指を外れる誤示がみられる.

・動作が細切れになる.

〈かかと膝試験（図2）〉

● 協調運動を確認する.

検査手順

①仰臥位で一方の足を上げる.

②上げた足のかかとをもう一方の足の膝につける.

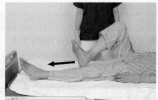

図2 ◆ かかと膝試験　文献1）より引用

③②から足背に向けてゆっくりと滑らすよう指示する.

④数回ずつ左右に実施するよう指示する.

評価法

● 以下の場合は,小脳失調による異常と判断する.

・かかとを膝に乗せられない.

・かかとをまっすぐに下ろせない.

・運動の速度が一定ではない.

● 他疾患,または混在も考えられるため,注意が必要である.

・片方の場合→小脳片側の占拠性病変,虚血,多発性硬化症などが考えられる.

・両側の場合→薬剤,アルコール,脊髄小脳変性,甲状腺機能低下などが考えられる.

〈ロンベルク試験（図3）〉

検査手順

①患者に両脚とつま先を閉じ
　るよう立位を指示する.

②患者に目を閉じてもらう.

③②の状態で両手を前へ水平
　にあげてもらう.

評価法

● 以下の場合は，異常と判断
　する.

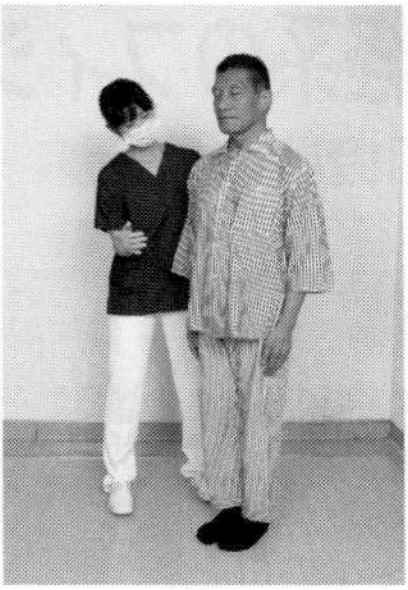

図3 ◆ロンベルク試験
文献1）より引用

・開眼の動揺

　→小脳，前庭性の機能不全，視覚による平衡調整
　　困難な状態が考えられる.

・閉眼の動揺

　→脊髄の後根や後索の障害が考えられる. また，
　　視覚での平衡の修正が可能と判断できる.

ケアの実際

● 検査実施時は，不要な緊張感や動揺は患者の行動
　に影響するため，患者に主旨を説明し理解を得て
　から実施する.

● 運動機能を評価する場合は，疼痛や変形，機能低
　下などの影響を受けやすいため実施前に，もとも
　との機能について情報を得ておく.

● 立位や座位不安定時は，不意な転倒や転落に注意
　が必要である.

◆**引用・参考文献**

1）田口芳雄監：脳・神経ビジュアルナーシング. p65-68,
　　学研メディカル秀潤社，2014

2）落合慈之監：脳神経疾患ビジュアルブック. 学研メディ
　　カル秀潤社，2009

脳神経系のフィジカルアセスメント

⑨認知機能の評価

目的

* 認知機能の障害の種類，程度を正確に判断する．
* 評価結果をアプローチ，セルフケア獲得支援につなげていく．

概要

失語

- 失語とは，脳の言語野の損傷によって生じる後天的な障害であり，「聞く」「話す」「読む」「書く」の言語様式が障害された状態をさす．
- 右利きでは左大脳半球が優位半球である．
- 原因疾患として，脳梗塞，脳出血，脳腫瘍，頭部外傷などが挙げられる．
- 構音器官の障害で言語は発声できないものは，失語といわない．失語と構音障害を鑑別する必要がある．
- 失語症は，流暢性失語と非流暢性失語に分けられる．失語の種類には，以下のようなものがある（図1）．

〈全失語〉

- 優位半球広範囲の障害で起こる．
- すべての言語様式が重度に障害される．
- 言語によるコミュニケーションが難しい状態である．

〈ブローカ（運動）失語〉

- 言語理解は保たれている．
- 発話量が少なく，努力性である．

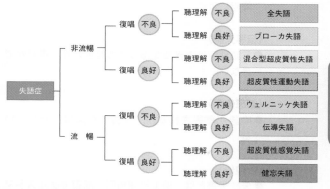

図1 ◆失語症の分類 文献 1）p49 より引用

● 復唱や音読障害を伴う.

〈超皮質性運動失語〉

● 発話は非流暢だが，言語理解，復唱が良好である.

〈超皮質性感覚失語〉

● 言語理解はできないが，復唱可能である.

〈混合型超皮質性失語〉

● 復唱能力は保たれているが，発話や理解が障害される.
● 超皮質性運動失語と超皮質性感覚失語の混合型.

〈ウェルニッケ（感覚）失語〉

● 多弁，流暢であるが，内容に乏しく言語理解が困難である.
● 言い間違い（錯誤）や文法の間違い（錯文法）を認める.
● 重症の場合，ジャーゴン失語となる.
● ウェルニッケ野のほか，側頭葉中下方や頭頂葉の

127

障害による.

〈伝導失語〉
● 言語理解はできるかあっても軽度だが, 復唱ができない.

〈健忘失語〉
● 喚語が障害されるが, 構音や構文は保たれている.

〈その他〉
● 失読失書とは, 優位半球角回の障害でゲルストマン症候群(指失認, 失計算, 左右失認)がある. 会話は障害がないが, 読み書きができない.
● 保続とは, ある言葉のフレーズに固執し繰り返す状態である.
● 反響言語とは, 話しかけられた言葉をオウム返しに繰り返すことである.
● 同語反復とは, 末尾の同じ言葉を繰り返すことである.

失行

● 運動麻痺, 失調など感覚障害や運動障害がなく行為に対する認知も十分あるが, 要求された行為を正しく遂行できない状態をいう.
● 失行は, 失語や失認と関連し, 脳梗塞, 脳出血, 脳腫瘍, 頭部外傷などによって生じる.
● 主な失行には, 以下のようなものがある.

〈観念失行〉
● 道具を使用する行為の障害. 使用すべき道具は理解でき, 運動能力は保たれているが, 正しく使えない.
・ 単一物品:はさみがうまく使えない, 櫛で髪をと

かせない.

・複数物品：ろうそくにマッチで火がつけられない.

● 優位半球頭頂葉障害である.

〈観念運動失行〉

● 物品を使わない社会的習慣行動（おいでおいで，じゃんけんなど），物品を使うまね（くしで髪をとかす，のこぎりで木を切るなど）が困難な状態をいう.

● 優位半球頭頂葉下位障害である.

〈構成失行〉

● 図形描写や積木の構築など，空間的形態が障害された状態をいう.

● 優位半球頭頂～後頭葉障害である.

失認

● 感覚が正しく入力されているのに対象（物，顔，絵，音声，空間など）を正しく認識できない状態である.

● 脳の損傷部位によって，失認の病態が異なる.

〈視覚失認〉

● 視力には障害がないが，対象を認知・同定できない状態をいう．触る，音を聞くと何かわかる.

● 両側後頭葉障害である.

〈空間認知障害〉

● 視空間での物体間，物体と自己との位置関係を正しく把握・認知できない状態をいう.

・半側空間無視では，病側と反対側の視空間無視が生じる．非優位大脳半球障害である.

・地誌的障害では，よく見知った建物や風景がわからなくなる街並失認，建物や風景，場所はわかる

が目的地までの道順や方向がわからない道順障害
などがある.

〈身体失認〉

● 身体部位の位置関係や呼称, 理解が障害される.

・手指失認では, 手指の名前がわからない, 指示された指が出せない. 優位半球角回障害である.

・手指失認, 左右失認に失算, 失書を加えたものをゲルストマン症候群という. ゲルストマン症候群は, 頭頂葉〜後頭葉移行部障害である.

〈病態失認〉

● 疾患があるにもかかわらず, 自己の障害を認知できない.

● 非優位頭頂葉障害である.

注意障害

● 注意障害は, 汎性注意と方向性注意の2種に分けられる.

・汎性注意では, 外界からの刺激に対して必要なものの選択, 注意の配分, 切り換えなどができない.

・方向性注意では, 半側空間無視といったある方向への注意を欠く.

社会的行動障害

● 自分で自分の行動をうまく制御できない情動コントロール障害.

・依存と退行, 感情コントロール低下, 欲求コントロール低下がある.

・固執性や対人技能の低下, 意欲・発動性の低下もある.

記憶障害···

● 記憶の質は陳述記憶と非陳述記憶に分けられる（**図2**）.

・エピソード記憶障害：大脳辺縁系がいくつか障害されると生じる. 前向・逆向健忘が起こる.

・意味記憶障害：目立つ人格, 行動面の障害, 語義失語が現れる.

・手続き記憶障害：感覚や認知性の記憶が障害される.

● 即時記憶や知的機能が保存されており, 認知症, 意識障害, 注意障害は含まない.

● 記憶障害には, 見当識障害や前向健忘（近時記憶の障害）などがある.

評価の実際

失語···

● 標準失語症検査（SLTA）, WAB 失語症検査（日本語版）, SALA 失語症検査, 掘り下げ検査などがある.

検査手順

①実際に身の回りの物をみせて, 名称を答えてもらう.

②「目を閉じる」などの口頭指示を送る.

評価法

● 名称を正確に答えられるか, 検者の指示に従えるかを確認し, 言語理解の程度を評価する.

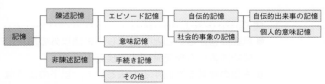

図2 ◆記憶の内容による分類　　　　　　　文献4）を参考に作成

131

失行··

● 標準的な検査として，標準高次動作性検査
（SPTA）がある．

● ほかに，以下のような検査がある．

・習慣的コミュニケーション運動（おいでおいで，
軍隊式の敬礼など）．

・物品を使うまねをする運動（ドアをノックする，
金槌を打つなど）．

・物品の単純操作（はさみや櫛を使う）．

・複合動作（ろうそくに火をつけるなど）．

〈観念失行〉

検査手順

①紙とはさみを渡す．

②はさみを使用してもらうよう伝える．

評価法

● 名称や用途が述べられるのに，行為ができない場
合を診断する．

〈観念運動失行（身振り失行，パントマイム失行）〉

検査手順

①口頭指示で動作をしてもらう．

②①が難しければ，模倣により動作などをしてもら
う．

評価法

● 動作場面でどのような誤り方をするのかを観察
し，判断する．

● 検査時と日常生活場面との違いを観察する．

失認··

● 意識障害がないことを確認し，失認以外の高次脳
機能障害の有無を確認する検査を行う．

● 失認の種類を評価する方法として，以下のような
検査がある．

・標準高次視知覚検査 (VPTA)：視覚失認, 視空間
　認知障害の検査.
・行動性無視検査日本版 (BIT)：半側空間無視の検
　査.

〈視覚失認〉
検査手順
①物を見せたり, 絵を見せたりする.
②その名称を答えてもらう.
評価法
● 実物に触ってもわからない場合は, 失語であると
　判断する.

〈空間認知障害 (半側空間無視)〉
検査手順
①紙とペンを用意し, 簡単な絵を見せる.
②その絵を模写してもらう.
評価法
● 描いた絵の半側が描かれていない場合は, 異常と
　判断する.
● 二等分線 (直線の二等分) を用いても評価できる.
● 食事の食べ方でもわかる. 半側の食べ残しに気づ
　けない.

〈身体失認 (手指失認)〉
検査手順
①手指の名前を尋ねる.
②小指を出すよう指示する.
評価法
● 身体部位, 手指, 呼称, 左右の理解.
● 手指の名前を答えられない, 小指を指示しても出
　せない場合は異常と判断する.

〈身体失認（左右失認）〉

● 2点同時刺激の消去現象.

検査手順

① 目を閉じてもらう.

② 同時に左右対称の部位を刺激する.

③ どこに触れているか答えてもらう.

評価法

● 「両方」答えられたら正常，片方しか答えなかったら消去現象ありと判断する.

注意障害

評価法

● 注意評価スケール，日本版レーブン色彩マトリックス検査などを用いる.

● 注意評価スケールは，日常生活場面を 0 〜 4 の 5 段階で評価する。14 項目からなり，56 点満点で点数が高いほど注意障害が高度と評価する.

● 日本版レーブン色彩マトリックス検査は，図案の欠如部分に合うものを 6 つの選択図案から選んでもらう簡易知能検査．全 36 問あり，言語を介さないため文化的背景に影響されずに測定できる.

社会的行動障害

評価法

● 無気力症状（アパシー）には，やる気スコア，Neuropsychiatric Inventory(NPI)，標準意欲評価法などを用いる.

記憶障害

評価法

● 改訂長谷川式簡易知能評価スケール（HDS-R）（**表 1**），簡易知能検査（MMSE）などを用いる.

・MMSE：30 点満点で 23 点以下は認知症の疑いあり.

・HDS-R：わが国独自のスケール．記憶検査が中心となる．30点満点で20点以下は認知症の疑いあり．

ケアの実際

● 障害の状態を確認し，アプローチ方法を検討する．
● 医療者の関わり方が個々で変わると混乱するため，統一できるようチームで協力する．
● 薬の飲み忘れなど事故防止に努める．
● 注意障害は，環境を整備して転倒や損傷などの事故防止を行う．
● 残存機能を評価し，障害の程度に合わせて工夫を行い，セルフケア獲得支援を行う．時に家族と在宅でも可能な方法を相談することも大切である．
● できないことに落ち込む患者も多い．病態を説明し，障害受容の支援と精神的サポートを行う．
● 情動障害は，家族や友人関係に影響することも多い．家族に病状理解の程度と家族看護を行う．また，現状を家族と共有し，面会制限など検討する．

◆引用・参考文献
1) 落合慈之監：脳神経疾患ビジュアルブック．学研メディカル秀潤社，2009
2) 落合慈之監：リハビリテーションビジュアルブック，第2版．学研メディカル秀潤社，2016
3) 田口芳雄監：脳・神経ビジュアルナーシング――見てできる臨床ケア図鑑．学研メディカル秀潤社，2014
4) 鈴木孝治編：高次脳機能障害Q&A70 ――正しい理解で，患者・家族指導がスムーズに！ リハビリナース 秋季増刊，2012

Memo

表1 ◆改訂長谷川式簡易知能評価スケール

	質問項目	回答	得点		
問1	お歳はおいくつですか？ （2年までの誤差は正解）		0	1	
問2	今日は何年何月何日、何曜日ですか？ （歳については西暦も正解）	年 月 日 曜日	0 0 0 0	1 1 1 1	
問3	いまいるところはどこですか？ （自発的正解は2点、5秒後に「家ですか？」「病院ですか？」「施設ですか？」と問い、正解なら1点）		0	1	2
問4	これから言う3つの言葉を復唱してください、あとで聞きますから、よく覚えておいてください。 　A：サクラ、ネコ、電車 　B：ウメ、イヌ、自動車 （3回以上言っても覚えられない言葉は、問7を除外）		0 0 0	1 1 1	
問5	100から7を順番に引いていってください 「100から7を引くといくつですか？」 「それからまた7を引くと？」 （最初の答えが不正解の場合、打ち切る）	(93) (86)	0 0	1 1	
問6	これから言う数字を逆から言ってください 「6-8-2」（約1秒の間隔をおいて提示） 「3-5-2-9」（約1秒の間隔をおいて提示） （3桁逆唱に失敗したら、打ち切る）	2-8-6 9-2-5-3	0 0	1 1	
問7	先ほど覚えてもらった言葉をもう一度言ってください（自発的正解は各2点、「A：植物」「B：動物」「C：乗り物」とヒントを与えて正解ならば各1点）		A：0 B：0 C：0	1 1 1	2 2 2
問8	5つの物品を見せます、それを隠しますので、何があったか言ってください（時計、鍵、タバコ、ペン、硬貨など、必ず相互に無関係なものを見せる）		0 3	1 4	2 5
問9	知っている野菜の名前をできるだけ多く言ってください	0～5個 6個 7個 8個 9個 10個	0 1 2 3 4 5		

※最高得点は30点で、20点以下の場合は認知症が疑われる

文献3) p69 より引用

脳神経系のフィジカルアセスメント
⑩嚥下機能の評価

目 的

* 摂食嚥下機能の状態を把握する.
* 結果に準じて必要な訓練内容を査定する.

必要物品

舌圧子, ペンライト, ディスポーザブル手袋, ガーゼ, パルスオキシメーター, 造影剤入りのフード, X線透視装置, 鼻咽頭喉頭ファイバースコープ

その他の必要物品など

概要

- 嚥下機能とは, 口腔内の食塊や液体が口腔内から咽頭, 食道へと向かう一連の運動である.
- 摂食・嚥下運動には, 三叉神経, 顔面神経, 舌咽神経, 迷走神経, 舌下神経が関連している.
- 一連の摂食・嚥下運動のいずれかに問題がある状態を摂食・嚥下障害という.
- 摂食嚥下のプロセスには, 口腔期, 咽頭期, 食道期がある.
- 口腔期：食塊が口腔から咽頭へ随意運動によって押し出される時期である.

・咽頭期：嚥下反射によって，食塊が咽頭を経て食道入り口部へ送られる時期である．

・食道期：収縮と弛緩を繰り返す蠕動運動によって，食塊が胃に流入するまでの時期である．

評価の実際

スクリーニング

〈反復唾液嚥下テスト（RSST）〉

● 30秒間に随意的な唾液嚥下が何回行えるか検査する．

検査手順

①坐位になってもらう．

②患者の喉頭隆起部および舌骨に指腹をあてる．

③患者に「唾をできるだけ早くゴクンと繰り返し飲んで下さい」と指示する．

④触診で嚥下運動を確認し，嚥下時の舌骨が指腹を乗り越えもとの位置に戻る回数を確認する（**図1**）．

評価法

● 以下の場合は，正常と判断する．

・3回以上できる．

・むせ込みがない．

● 以下の場合は，異常と判断する．

・2回以下しかできない．

・喉頭挙上が確認できない．

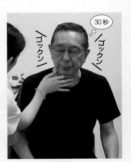

図1 ◆反復唾液嚥下テスト（RSST）

文献1）p58 より引用

〈水飲みテスト〉

検査手順

①ギャッジアップ30度で，健側を下にする側臥位，または仰臥位をとる．

②水を3mL，10mLの順に2回飲んでもらう（**図2**）．

③頸部を聴診し，呼気音を聴取する．

評価法

● 以下の場合は，正常と判断する．

・5秒以内に1回でむせ込みなく飲める．

● 以下の場合は，異常と判断する．

・むせ込みがある．

・嚥下時に泡立ち音や湿性音が聞かれる．

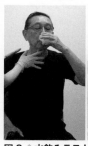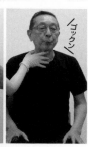

ゴックン

図2◆水飲みテスト

文献1) p59 より引用

〈フードテスト〉

検査手順

①摂食嚥下に適した姿勢をつくる．

②3〜4g（ティースプーン1杯）のフードを摂取
　してもらう（**図3**）．

評価法

● 以下の場合は，正常と判断する．

・呼吸異常，むせ込みや湿性嗄声，口腔内残留がな
　い．

● 以下の場合は，異常と判断する．

・嚥下できない．

・呼吸が切迫する．

・むせ込み，湿性嗄声の出現，口腔内食物貯留があ
　る．

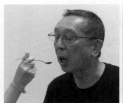
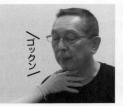

図3◆フードテスト　　　　　文献1）p60 より引用

検査

〈嚥下造影検査（VF）〉
- ●X線透視下で，造影剤入りのフード，水分を摂取してもらい評価する．
- ●透視下で行えるため，誤嚥予防できる姿勢や食形態などを検討する．

検査手順
①パルスオキシメーターを装着する．
②造影剤入りのフードを準備する．
③嚥下してもらい，X線透視装置で観察する．

評価法
- ●評価項目を作成し，観察結果を検討する．
- ●利点
- ・嚥下を一連の動態として観察できる．
- ・誤嚥・喉頭侵入の有無の確認ができる．
- ●欠点
- ・検査室で行う必要があり，放射線被曝がある．
- ・咽頭の分泌物が観察できない．
- ・声帯の動きが観察できない．

〈嚥下内視鏡検査（VE）〉
- ●鼻咽頭喉頭ファイバースコープを鼻腔から挿入し，咽頭の機能，器質的異常を直視下で評価する．
- ●本検査の留意点には，鼻出血，喉頭痙攣，迷走神経ショックなどを起こす場合が報告されている．

検査手順

①枕などを使い，患者の頭部の位置が動かないよう
　保つ．
②鼻咽頭喉頭ファイバースコープを挿入する．
③鼻咽腔部を観察する．

評価法

● 鼻咽腔，咽頭腔，喉頭を評価する．
● 咽頭前庭・下咽頭を観察する．
● 声門の運動，喉頭閉鎖を評価する，
● 用意した造影剤入りのフードの嚥下，嚥下反射後
　の咽頭腔，喉頭腔内を観察する．
● 利点
・ベッドサイドで行える．
・声帯の運動の観察ができる．
・咽頭・喉頭の状態が観察できる．
・分泌物の観察ができる．
・唾液の流入程度が確認できる．
● 欠点
・口腔期の詳細な評価が困難．
・誤嚥の瞬間の評価が困難．
・食道の評価はできない．

観察のポイント

● 呼吸異常，気道分泌量やチアノーゼ，呼吸苦がな
　いか，すでに不顕性誤嚥の徴候がないか観察する．
● 咳や嗄声，声量など咽頭・喉頭異常を示す所見が
　ないか観察する．
● 下顎の動き，口唇および口腔内の状態を確認す
　る．
● 舌を突出して左右の口角につけるよう動かしても
　らい，偏位や動作制限がないか確認する．
● 嚥下障害は中枢神経障害以外でも食道がん，急
　性・慢性甲状腺炎などの疾患によっても起こるた
　め，既往歴に注意する．
● 抗コリン薬や三環系抗うつ薬，カルシウム拮抗薬

は嚥下機能を低下させるため，服薬の影響も考慮する必要がある．

ケアの実際

● 脳血管障害患者は，入院初期には覚醒や認知，機能不全など第1～2相が混在していることが多く，評価がしにくい．
　→数日間で改善することもあるので，"食べる"機会を逃さないためにも日ごろからの言動を観察することや口腔ケアが重要である．

● 送り込み障害がある場合，30度仰臥位をとると重力により送り込みやすくなるため，必要に応じてポジショニング工夫を行う．

● 頸部を前屈すると嚥下筋がリラックスするため，嚥下反射を促進することができる．

● 摂食時は，頸部を前屈するセミファーラー位30度の姿勢をとり，誤嚥予防に努める．

● 患者は，むせ込みや窒息などの不安や恐怖心を抱くことが多いため，不安の緩和を図る．

● 食べることは人の基本的要求の1つであり，満たされないことによりストレス反応が起こる．"食べたい欲求"を制止すると患者は衝動的に"内緒で飲んでしまう"，"食べてしまう"こともある．
　→患者の思いを傾聴して受け止め，根気強く説明し，望ましい行動がとれるようにリハビリテーションを支援する工夫が必要である．

◆引用・参考文献
1) 稲川利光編：摂食嚥下ビジュアルリハビリテーション．学研メディカル秀潤社，2017
2) 田口芳雄監：脳・神経ビジュアルナーシング．学研メディカル秀潤社，2014
3) 落合慈之監：脳神経疾患ビジュアルブック．学研メディカル秀潤社，2009
4) 甲田英一ほか監：Super Select Nursing 脳・神経疾患．学研メディカル秀潤社，2011

急変対応

目的

* 急変の徴候を知り，観察・迅速評価を行う．
* 蘇生のための適切な処置を行う．

急変とは

● 急変とは予測を超えた生理学的変化のことをいう．
● 「何かいつもと違う」「何か変だ」という感覚的な予兆を感じることもある．
● 生命が危機にさらされる前段階で病態の変化に気づき，観察し，アセスメントを行い，適切な処置を行う必要がある．

観察のポイント

● ショックの前駆症状を理解しておけば，ショックに陥る前に対応することができる．
● 何か変だと感じた場合は，まずは迅速評価を行う．
● 迅速評価とは，患者に接して 1 分程度でその全体的な状態を評価することである（**表 1**）．

〈医療用 BLS アルゴリズム〉

● 迅速評価で呼びかけに反応がない場合や呼吸が十分ではない場合は，その場を離れずに BLS（一次救命処置）を開始する（**図 1**）．
● 迅速評価で危険な状態だと判断した場合で呼吸や循環が維持されているときは，モニタ装着や酸素投与を行う．

自施設のエマージェンシーコールなど

143

表 1 ◆迅速評価で観察すべきポイント（キラーシンプトム）とその判断

呼吸	[気道] **胸郭の動きが視認できるか？** 　シーソー呼吸や肋間の陥凹があれば上気道閉塞を疑う **呼吸に伴う音は聞こえるか？** 　「スースー」：正常 　いびき：舌根沈下による気道閉塞 　ゴロゴロ音：分泌物による気道閉塞 **呼吸に伴う空気の出入りを感じるか？** [呼吸（換気と酸素機能）] **呼吸数の異常はないか？** 　不十分な呼吸（呼吸回数 10 回 / 分低下）や頻呼吸（呼吸回数 　24 回 / 分以上）では呼吸困難を考える **努力様呼吸をしているか？　呼吸補助筋（胸鎖乳突筋など）を 使って呼吸をしているか？** 　これらの異常を認めれば呼吸困難を考える **パルスオキシメーターが装着されている場合，SpO$_2$ に異常は ないか？** 　大気呼吸で SpO$_2$ が 85％以下，酸素投与下で SpO$_2$ が 90％ 　以下は呼吸困難を考える **聴診器を使わなくても呼吸音の異常が聴こえる場合は呼吸困難 を考える**
循環	**顔面や皮膚の蒼白，冷感，冷汗はあるか？** 　1 つでもあれば「ショック」と判断する（ショックの診断には 　血圧測定は必要ない） **末梢循環不全はあるか？** 　皮膚の蒼白，冷感，冷汗がなくても爪床圧迫テストで爪床の 　赤みが戻るまでの時間が 2 秒以上の場合は，末梢循環不全と 　判断する． **体表温度は？** 　皮膚が冷たく（冷感）やや湿っていれば（冷汗）ショックと判 　断する．温かみはあるが末梢循環不全（爪床圧迫テストで 2 　秒以上）があれば敗血症性ショックと判断する **脈の触知：脈拍の強さ・速さ―脈は触れるか？** 　頸動脈で弱く触れる：心停止が近いと判断 　末梢動脈で弱く速い：ショックと判断 　末梢動脈が弱く遅い：心停止が近いと判断
外見・意識状態	苦悶様の表情，周囲に無関心，意識レベルの低下（呼びかけに 対する反応がいつもより悪い），呂律が回らない，意識内容の 変化（朦朧としている，興奮状態，不安など）は急変の兆候と 判断する

文献 1）より引用

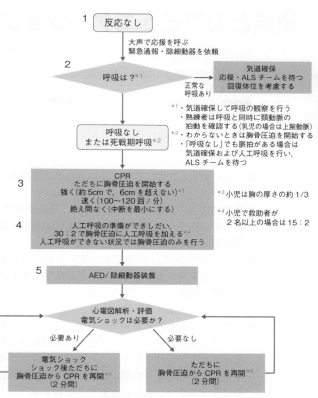

1 反応なし

大声で応援を呼ぶ
緊急通報・除細動器を依頼

2 呼吸は？[*1]

　　　　　　　　　　　正常な　　　気道確保
　　　　　　　　　　　呼吸あり　　応援・ALS チームを待つ
　　　　　　　　　　　　　　　　　回復体位を考慮する

*1・気道確保して呼吸の観察を行う
　・熟練者は呼吸と同時に頸動脈の
　　拍動を確認する（乳児の場合は上腕動脈）
*2・わからないときは胸骨圧迫を開始する
　・「呼吸なし」でも脈拍がある場合は
　　気道確保および人工呼吸を行い，
　　ALS チームを待つ

呼吸なし
または死戦期呼吸[*2]

3 CPR
ただちに胸骨圧迫を開始する
強く（約 5cm で，6cm を超えない）[*3]
速く（100〜120 回 / 分）
絶え間なく（中断を最小にする）

*3 小児は胸の厚さの約 1/3

4 人工呼吸の準備ができしだい，
30：2 で胸骨圧迫に人工呼吸を加える[*4]
人工呼吸ができない状況では胸骨圧迫のみを行う

*4 小児で救助者が
2 名以上の場合は 15：2

5 AED/ 除細動器装着

心電図解析・評価
電気ショックは必要か？

　必要あり　　　　　　　　　　　　　必要なし

電気ショック　　　　　　　　　ただちに
ショック後ただちに　　　　　　胸骨圧迫から CPR を再開[*5]
胸骨圧迫から CPR を再開[*5]　（2 分間）
（2 分間）

*5 強く，速く，絶え間なく胸骨圧迫を！

ALS チームに引き継ぐまで，または患者に正常な呼吸や
目的のある仕草が認められるまで CPR を続ける

図 1 ◆医療用 BLS アルゴリズム　　　　　　　文献 2）より転載

◆引用文献

1) 日本医療教授システム学会監：患者急変対応コース for
　 Nurses ガイドブック．p43，中山書店，2008
2) 日本蘇生協議会監：JRC 蘇生ガイドライン 2015．p49，
　 医学書院，2016

家族とのコミュニケーション

目的

* 患者・家族との信頼関係を構築し，治療への協力を得られるようにする．
* 患者・家族とのコミュニケーションスキルを習得し，支援を行う．

観察のポイント

● 家族の訴え，内容，口調，悲しみなどの気持ちの表現方法．

● 面会時の表情，面会にかける時間，面会時間帯，面会時の様子，看護師や医師への質問の有無，質問内容．

● 発症直後や病院に到着直後は家族も動揺しており，インフォームド・コンセントの内容把握や病状理解が困難なことがあるため，家族の理解の程度や態度を観察する．

● 患者に麻痺などの障害がある場合，これまでどおりの日常生活を送ることが困難になる可能性もあるため，長い経過をたどることや機能障害が残ることなどをどのように受け止めているか，家族とのコミュニケーションのなかから把握する．

● 患者の日常生活を支える人またはキーパーソンは誰か，キーパーソンを支援する人の存在の有無などの情報を収集する．

ケアの実際

● 自己紹介で自分の役割を説明し，どのように患者や家族の支援を行うのかを明らかにすると，その後のスムーズな介入につながる．

● 入院直後，大切な家族の一員が，急激な病状変化で治療を受けている場合や，これから入院治療が

始まる場合など，家族は不安な気持ちで面会や説明を待っている．待ち時間は，家族にとっては長く感じられるため，待たせていることへの配慮をした声かけを行う．

- 患者の病状や機能障害に対して，家族も様々な不安や葛藤を抱え，危機的状態に陥ることがある．看護師は家族の受容の過程をよく理解し，過程に応じた支援を提供する．
- 医師・脳卒中リハビリテーション看護認定看護師・PT・OT・ST・ソーシャルワーカーなどの院内多職種と家族が（スムーズに）連携をとり，合併症の予防や回復へむかうよう調整する．
- 看護師は「傾聴」や「沈黙」といったコミュニケーション技法を意図的に用いて，家族が考えや感情を表現できるように働きかけ，家族との関係性を築く．

〈傾聴〉
- 家族とコミュニケーションをとる際に最も大切な態度は，聴く姿勢で臨むことである．
- 患者や家族と目線の位置を合わせ，家族のそばの椅子などに座り「これから話を聞く時間をもつ」と示すことで，家族が表出しやすい環境をつくる．

〈沈黙〉
- 言葉だけでなく，非言語的コミュニケーションを使って，表情・身振り・視線・相手との距離感・タッチング・姿勢などに配慮した対応をする．

◆参考文献
1） 菊池晴彦監：脳卒中看護実践マニュアル．p136-139，メディカ出版，2009

精神的支援

＊ 家族のニーズを把握し，支援を行う．

観察のポイント

● 面会時の家族の表情・言動や患者との距離，面会の頻度を観察する．
● 病状説明の際，説明に対する家族の理解度を把握し，医療者への質問を観察して記録に残す．今後どのような支援が必要かをアセスメントする．
● 患者と家族のニーズは何か，ニーズがどの程度充足されているかを把握する．

ケアの実際

〈家族とのコミュニケーション〉
● 家族は，突然の発症に対する戸惑いや不安をもっている．
● 脳・神経疾患は急激に発症することが多く，時には意識障害や麻痺のために，家族は患者とコミュニケーションをとることが困難になる．
● 患者は急激な病状変化により生命の危機的状況に陥ることや緊急手術になる場合もある．
● 家族は戸惑いや不安の中に過ごすことがあるため，患者を支援する家族（キーパーソン）が検査説明や病状説明を受けるときは，キーパーソンが誰かを把握し，インフォームド・コンセントに同席する．
● 看護師の役割を家族に事前に伝え，家族の精神的支援を行う．

〈治療後〉
● 治療時期や治療の場に応じた家族のアセスメントとケアの実践を行う.
● 患者の診察・処置が終わったら, 面会にそなえて環境整備を行い, できるだけ早く患者と家族の面会の時間を設ける.
● 面会時には, 家族が面会によって受ける衝撃を最小限にとどめられるよう, そばに付き添い支援する.
● 面会中に不安が強くなりパニックになることがあるので, 家族の健康状態に配慮する.

〈患者の意思が確認できない場合〉
● 患者の意思が確認できない場合の判断は, 家族が代理で意思決定をすることになり, 大きな負担になるため, 精神的支援が必要となる.
● 患者の意思確認ができない場合には, 次のような手順により, 医療・ケアチームの中で慎重な判断を行う必要がある [1].
① 家族が患者の意思を推定できる場合：その推定意思を尊重し, 患者にとっての最善の治療方針をとることを基本とする.
② 家族が患者の意思を推定できない場合：患者にとって何が最善であるかについて家族と十分に話し合い, 患者にとって最善の治療方針をとることを基本とする.
③ 家族がいない場合および家族が判断を医療・ケアチームにゆだねる場合：患者にとっての最善の治療方針をとることを基本とする.

◆引用・参考文献
1) 厚生労働省：人生の最終段階における医療の決定プロセスに関するガイドライン. 2018
https://www.mhlw.go.jp/file/04-Houdouhappyou-10802000-Iseikyoku-Shidouka/0000197701.pdf より 2019 年 5 月 22 日検索

精神的支援

事故時の対応

* 頭部外傷で緊急搬送された患者およびその家族を支援する.
* 臓器提供の検討が必要な場合の患者および家族を支援する.

観察のポイント

● 「家族とのコミュニケーション」「精神的支援」の観察ポイントを参照.

ケアの実際

〈患者家族への初期対応〉

● 交通事故や高所からの転落, 暴力など, 思いもよらない出来事で頭部外傷を負った場合, 多くの家族は混乱し, 何が起こったのか状況を整理・理解をすることが困難な場合がありうると認識して接する.

● 事故などで重症頭部外傷を負った場合, 顔立ちなど見た目の変化が起こることもある. 家族は面会時に激しく動揺することもあるため, 面会前に事故後の患者の見た目にどのような変化があるのかを説明し, 家族に付き添って面会のサポートをする.

● 興奮状態にあり不安を抱いているときは, 医療者の説明や質問に答えられないこともある. そばに付き添い, 深呼吸を促すなど家族の気持ちが落ち着くようにかかわる.

● 攻撃的な態度をとり興奮している場合は, 低いトーンで話し, ゆっくり落ち着いた態度で接する.

〈患者・家族が第三者と接触する際の対応〉

● 事故の後には, 患者や家族は, (医療者のほかに)警察や事故の相手(加害者または被害者)と接し

なければならないこともある.

- 患者に対しては，医療者以外の人と接することが可能な病状かどうかを判断し，治療にあたっている医師や家族と相談し，病状に影響のないように対応する.
- 家族は事故の知らせや患者の急激な容態の変化で動揺していることもあるため，第三者との接触のタイミングや場所などに配慮する.

〈「臓器提供意思表示カード」[1] を提示された場合や家族が臓器提供の意思を示された場合〉

- 患者に近しい家族内で意思が一致しているかどうかを家族に確認をする.
- 家族の中には，急激に患者が生命の危機的状態に陥ったうえに，臓器提供意思表示カードに記された患者の意思との間で，戸惑いや混乱，葛藤が生じることもある.
- 時間に限りがある場合も多いが，家族の中で話し合うことを促して，患者の意向をどのように考えるか，家族の総意を確認する.
- 看護師は移植に関しては中立的な立場を保ちながら代理意思決定支援をする.
- 看護師の役割は，臓器提供の有無の確認ではなく，臓器提供を考えている患者や家族の思いを確認し，患者や家族の意思を尊重しながら権利擁護をすることである.
- どのような選択をしたとしても，患者や家族に不利益が生じないように，決定までのプロセスやその後の家族の精神的支援を継続する.

◆引用・参考文献
1） 日本臓器移植ネットワーク　https://www.jotnw.or.jp/donation/donorcard.html より 2019 年 5 月 22 日検索

血液検査

* 体内の状態の判断，疾病の診断，治療方針の決定を得るために行う．
* 症状の程度や治療の効果をみるために行う．

主な血液検査

〈凝固系〉

● 出血リスクや抗凝固薬などの薬剤の効果の指標となる．
● 主な凝固系検査の基準値とポイントを**表1**に示す．

表1 ◆ 主な凝固系検査

検査項目	基準値	ポイント
PT（プロトロンビン時間）	9.7〜11.5秒	凝固因子 II・VII・IX・X 因子の欠乏やワーファリン内服で延長する．
PT-INR（プロトロンビン時間 - 国際標準化比）	1.0前後 ワーファリン内服時目標値：1.5〜2.5	ワーファリン内服により延長．脳出血場合の拮抗薬を使用する． →ビタミンK（ケイツーN など），ケイセントラ，血液製剤 X 因子
APTT（活性化部分トロンボプラスチン時間）	30〜40秒	各凝固因子の欠乏，ヘパリン使用時に延長する．ヘパリン使用時は 1.5〜2.5 倍に延長することを目的とする．
D ダイマー	1μg/mL 以下	フィブリン分解産物，心原性脳梗塞や悪性腫瘍に伴う脳塞栓症で上昇．
PLT（血小板数）	13〜37万/μL	5万以下：わずかな外力で易出血． 3万以下：外力なしで易出血．

文献 1）p63-64 を参照して作成

〈電解質バランス〉

● 電解質は生命維持に欠かせない役割を担っており，バランスがくずれることで意識障害などを起こす．体内の異常を発見する指標となる．
● 主な電解質検査の基準値とポイントを**表2**に示す．

表2 ◆電解質検査

検査項目	基準値	ポイント
Na	135 〜 146mEq/L	高値：下垂体腫瘍による中枢性尿崩症，輸液による Na 負荷 低値：Na 不足，SIADH（抗利尿ホルモン不適合分泌症候群）
K	3.5 〜 4.5mEq/L	高値：代謝性アシドーシス 低値：利尿薬（フロセミドや高圧浸透利尿薬），下痢

文献 1）p64，文献 2）を参照して作成

〈栄養状態〉

● 脳疾患の急性期や術後の禁飲食などにより，栄養状態低下をきたすことがあり，低栄養状態により，治療効果が低下することがある．

● 栄養状態の指標となる主な検査の基準値とポイントを**表3**に示す．

表3 ◆栄養検査

検査項目	基準値	ポイント
TP（総蛋白）	6.7 〜 8.3g/dL	高値は脱水など，低値は低栄養を疑う．
Alb（アルブミン）	3.8 〜 5.3g/dL	

文献 1）p64，文献 2）を参照して作成

〈肝臓機能〉

● 薬剤使用による肝機能障害や動脈硬化の原因となる脂質異常症の有無を評価する指標となる．

● 肝臓機能の指標となる主な検査の基準値とポイントを**表4**に示す．

〈腎臓機能〉

● 腎臓は体内の濾過器のような役割をしており，体内の老廃物を濾過する能力をみる．

● 腎臓機能の指標となる主な検査の基準値とポイントを**表5**に示す．

〈感染徴候〉

● 髄膜炎などの中枢性の感染症や誤嚥，術後合併症などによる感染徴候の指標となる．

表 4 ◆ 肝臓機能検査

検査項目	基準値	ポイント
TC (総コレステロール)	130 ～ 220mg/dL 未満	粥状動脈硬化の危険因子である. 閉経後に上昇する.
TG (中性脂肪)	150mg/dL 未満	食事の影響を受けるため, 12 時間絶食した後で検査するのが妥当.
LDL	70 ～ 139mg/dL	脳卒中合併例では 120 以下にするように推奨.
T-Bil (総ビリルビン)	0.2 ～ 1.0mg/dL	採血時溶血などで軽度上昇する可能性がある. 肝機能障害でも上昇する.
AST	10 ～ 30IU/L	肝機能障害で上昇.
ALT	5 ～ 42IU/L	
γ-GTP	男：0 ～ 70IU/L 女：0 ～ 40IU/L	アルコール多飲や薬剤性肝障害で上昇する.
CK	男：60 ～ 250IU/L 女：50 ～ 170IU/L	心臓や骨格筋に含まれ, 痙攣や長時間倒れていた場合などで高値となる.

文献 1) p64-65, 文献 2) を参照して作成

表 5 ◆ 腎臓機能検査

検査項目	基準値	ポイント
BUN	20mg/dL 以下	高値は腎機能障害を示唆する.
Cre (クレアチニン)	男：1.2mg/dL 以下 女：1.0mg/dL 以下	脳保護薬 (エダラボン) は腎代謝のため腎機能悪化に注意が必要である.

- 感染徴候の指標となる主な検査の基準値とポイントを**表6**に示す.
- 手術の際には必ず確認すべき数値で, 感染防御のうえで重要である.

表 6 ◆ 感染徴候の検査

検査項目	基準値	ポイント
CRP	～ 0.3mg/dL	WBC は感染や侵襲などにより, 数時間以内に上昇し, CRP は 6 ～ 12 時間後より上昇し始める.
WBC	4,000 ～ 9,000/μL	

文献 2) を参照して作成

◆引用・参考文献
1) 森田明夫ほか編：脳卒中看護ポケットナビ. p63-65, 中山書店, 2009
2) 曷川元ほか監：脳神経ケアと早期離床ポケットマニュアル——看護・リハビリに活かす. p54-55, 丸善プラネット, 2009

内分泌機能検査

目的

* 脳の下垂体前葉，後葉から分泌されるホルモンの基準値を測定し，診断の補助データとする．

ホルモン負荷試験

● 4 つのホルモン（甲状腺刺激ホルモン放出ホルモン〔TRH〕，成長ホルモン放出ホルモン〔GRH〕，副腎皮質刺激ホルモン放出ホルモン〔CRH〕，黄体形成ホルモン放出ホルモン〔LHRH〕）の同時負荷試験を行う．その反応性で前葉機能障害の診断を行う．

必要物品

①留置針，②駆血帯，③アルコール綿，④滅菌透明半透過性ドレッシング，⑤固定用テープ

その他の必要物品など

実際（手順）

①事前に静脈ラインの確保を行う．
②静脈ライン確保後は検査開始の指示時間まで臥床安静を伝える．
③指示時間に採血できるように，時間前に患者のもとへ行く．

④駆血帯を巻いて，静脈ライン内の生理食塩水を完全に吸引する．

⑤注射器を変えて負荷試験前採血を行う．

⑥駆血帯を外し，生理食塩水ロックシリンジで陽圧ロックを行う．

⑦静脈内に負荷試験薬剤を2～5分かけてゆっくり注入する．

⑧注入後，生食ロックシリンジで静脈ライン内を陽圧ロックする．

⑨指示された時間にピッタリに静脈ラインから採血を行う．

$\boxed{\text{静脈ライン内の生食吸引}}$ → $\boxed{\text{採血}}$ → $\boxed{\text{生食ロック}}$

を繰り返す．

⑩すべての検査が終了したら抜針する．

ケアのポイント

● 負荷試験は1～2時間の間に複数回の採血を行う．痛み刺激などのストレスで副腎皮質刺激ホルモン（ACTH）などが増加する．したがってなるべく刺激を与えないように，静脈ラインを確保してから時間を空け，確実に採血する．

● 歩行などの動作により検査値に影響を及ぼす可能性があるため，静脈ライン確保後は，検査終了まで臥床安静とする．

● 食事や薬剤により検査値に影響を及ぼす可能性があるため，検査終了まで延食とし，薬は検査終了後に服用する．

◆引用・参考文献
1) 甲田英一ほか監：Super Select Nursing 脳・神経疾患——疾患の理解と看護計画．p216-222，学研メディカル秀潤社，2011
2) 高野幸路：下垂体病変の内分泌学的検査と診断．ビジュアル脳神経外科 6 間脳・下垂体・傍鞍部（片山容一ほか編），p44-53，メジカルビュー社，2013

脳脊髄液検査

目的

* 髄液採取と髄液圧測定，髄腔内への薬剤注入．
* 髄膜炎，くも膜下出血，ギラン・バレー症候群，多発性硬化症，神経変性疾患，アルツハイマー病，脳脊髄の損傷・腫瘍，代謝・中毒疾患の鑑別を行う．

脳脊髄液採取法

● 腰椎穿刺，後頭下穿刺，脳室穿刺などの方法がある．

必要物品

静脈圧セット（圧棒），消毒薬（ヨード系消毒薬など），局所麻酔薬，滅菌手袋，鑷子，滅菌ガーゼ，穴布，注射用シリンジ（麻酔薬用），注射針（麻酔薬用），スパイナル針，滅菌スピッツ（3本程度），絆創膏

その他の必要物品など

157

- 被験者には，側臥位で臍部を見るように背中を丸めた姿勢をとってもらい，穿刺は第3～4腰椎，あるいは第4～5腰椎の棘突起間に行う.

  →穿刺部位は神経が少なく，神経損傷のリスクが低いヤコビー線（左右の腸骨稜と脊柱を結ぶ線，脊椎と直交する部分がL4の棘突起，またはL4-5の腰椎間にあたる）を指標とする（**図1**）.

- 被験者が姿勢保持が行えない場合は，看護師が体位調整を行う.

- 穿刺時は気分不快，下肢のしびれなどがないか声かけを行い，症状の把握と不安の軽減に努める.

- 穿刺後，髄液採取前に初圧の測定を行う（頸静脈を圧迫，解放して髄液圧の上昇，下降を観察するクエッケンステット試験を行い，くも膜下腔の狭窄を調べることがある）.

- 髄液の採取，終圧の測定を行い，終了（初圧は75～170mmH$_2$O，終圧は約10mL髄液採取後で3～4cmH$_2$O低下する）.

- 穿刺後は髄液漏出を防ぐため，頭を低くし1～2時間安静をとる.

- 髄液の色調

  →正常は無色透明，混濁は白血球の増加（炎症），黄色～淡い黄色（キサントクロミー）は髄液蛋白濃度の増加や陳旧化した出血，くも膜下出血

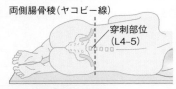

図1 ◆腰椎穿刺の体位

両側腸骨稜（ヤコビー線）

穿刺部位
（L4-5）

後で初期は血性所見を示す.

● 検査データ
・髄液圧：頭蓋内の炎症，脳血管障害，脳腫瘍などで上昇.
・タンパク：中枢神経，末梢神経の炎症性疾患，脱髄性疾患，腫瘍などで増加.
・糖：血糖値に比べて減少している場合は，感染した細胞や白血球などにより糖が消費されていることが考えられる.
● 疾患に伴って特徴的な髄液所見がみられる（**表1**）.
● 髄液検査の禁忌を**表2**に，合併症を**表3**に示す.

表1 ◆疾患における髄液所見

	液圧	外観	細胞数	主な細胞	タンパク質	糖
正常	$70 \sim 180$ mmH$_2$O	無色透明	5/mm^3 以下	単核球	$15 \sim 45$ mg/dL	$50 \sim 80$ mg/dL
細菌性髄膜炎	↑↑↑	膜様混濁	↑↑↑ (1000以上)	多核細胞	↑↑	↓↓
ウイルス性髄膜炎	↑	水様透明	↑～↑↑	単核球	↑	±
結核性髄膜炎	↑↑	水様透明, 日光微塵	↑↑↑ (200～500)	単核細胞	↑↑	↓↓
くも膜下出血	↑↑↑	初期血性, 後期黄染	↑	単核細胞	↑↑↑	↓

文献2）を改変

表2 ◆髄液検査の禁忌

禁忌	理由
脳腫瘍や脳出血などがあり，頭蓋内圧亢進がある場合	脳ヘルニアをきたす可能性がある（CT検査により脳内占拠性病変，眼底検査によりうっ血乳頭の有無を確認する）.
穿刺部位に感染徴候がある場合	逆行性に髄膜炎などの炎症性疾患を発症させる危険がある.
循環・呼吸不全がある場合	穿刺時の体位により循環・呼吸動態が悪化する危険がある.
出血傾向・凝固異常がある場合	穿刺により血腫を生じて，脊髄を圧迫する危険がある.
患者家族の同意が得られない場合	

表3 ◆髄液検査の合併症

髄液もれによって起こる合併症	脳ヘルニア 穿刺後の頭痛 悪心・嘔吐
神経損傷によって起こる合併症	神経根痛
不十分な清潔操作により起こる合併症	髄膜炎

◆引用・参考文献
1) 服部光男監：全部見える脳・神経疾患（スーパービジュアル）．p102-103，成美堂出版，2014
2) 田口芳雄監：脳・神経ビジュアルナーシング——見てできる臨床ケア図鑑．p118，126-127，学研メディカル秀潤社，2014
3) 関野宏明ほか監：Nursing selection 6 脳・神経疾患．p328-330，学研メディカル秀潤社，2002
4) 松岡緑ほか編：実践的介護のための病棟・外来マニュアル 14 エクセルナース（検査編）．p180-185，メディカルレビュー社，2004
5) 医療情報科学研究所編：病気がみえる vol.7 脳・神経，p474-475，メディックメディア，2011
6) 落合慈之監：脳神経疾患ビジュアルブック．p21，学研メディカル秀潤社，2009

Memo

....

....

....

....

....

....

....

....

▌エコー検査

目的

* 脳卒中の原因となる動脈硬化の評価と経過観察，病変の検索.
* CEA（頸動脈内膜剥離術）後や CAS 後の術部の観察.
* くも膜下出血後の主幹動脈の血管攣縮の早期発見，経過観察.

エコー検査の特徴

● 無侵襲で反復して施行でき，リアルタイムの病変の経過観察ができる.

● 血管の形態，血流方向と速度などの血流動態，プラークの性状が観察できる.

● エコー検査の種類とその適応疾患および特徴を**表1**に示す.

観察のポイント

● 検査で観察できる血管内プラーク，および狭窄のエコー像と，その発生機序，治療法を**表2**に示す.

検査の実際

〈頸動脈エコー〉

● 検査は臥床して行い，15 〜 30 分程度時間がかかることを伝え，排泄をすませてから実施する.

● 首の左右にある頸動脈に探触子をあて，内膜中膜複合体厚（IMT）を測定し，狭窄や閉塞性病変の有無を調べる.

〈経食道心エコー〉

● 必ず，説明を行い，同意書を得る.

● 食道狭窄，食道静脈瘤，食道憩室を事前に確認する.

表 1 ◆検査と特徴

検査項目と適応疾患	特徴
頸動脈エコー 頸動脈狭窄症 大動脈解離 アテローム性脳梗塞	・総頸動脈,内頸動脈,椎骨動脈を観察し,プラークの肥厚や性状,動脈硬化による血管狭窄の有無を評価する. ・脳梗塞の原因である潰瘍性プラーク,低輝度プラーク,可動性プラーク,高度狭窄の有無を観察する.
経胸壁心エコー 心原性脳塞栓症 病型不明脳梗塞	・心臓を前方から観察,心腔内の血栓,疣贅や腫瘤の有無を観察する. ・弁膜症や心拡大の有無,左心機能の評価,心室壁運動低下,心房中隔瘤の有無の観察する. ・左心耳の確認は難しい.
経食道心エコー 大動脈原性脳塞栓症 原因不明脳梗塞 若年者脳梗塞 心原性脳塞栓症など	・喉の奥をキシロカインで局所麻酔し,側臥位でプローブを飲み込んで,心臓の裏側から細部を観察する. ・血栓ができやすい,左心房,左心耳内を観察し,血栓が発見された場合は,塞栓症発症の危険性が高い ・心臓腫瘍,疣贅が観察できる. ・マイクロバブルテストを併用した卵円孔開存の評価,大動脈壁の複合粥腫病変の確認ができる. ・苦痛・侵襲を伴う.
下肢静脈エコー 奇異性脳塞栓症 深部静脈血栓症	・下肢のヒラメ静脈や後脛骨静脈,腓骨静脈,膝窩静脈,浅大腿静脈,総大腿静脈の塞栓を検索する. ・奇異性脳梗塞の原因となる静脈血栓の調査ができる. ・静脈血栓が発見されたときは,抗凝固療法を行う. 　→血栓が卵円孔などの右左シャントを通り抜け,脳血管に流れると脳塞栓症となる. ・急性期の血栓は,エコーの輝度が低く,確認が難しい.
経頭蓋エコー 脳塞栓症 くも膜下出血 血行再建術期	・脳底部主幹動脈が描出可能である. ・閉塞および狭窄程度の推測と,くも膜下出血後に生じる血管攣縮の早期発見,経過観察,過灌流症候群の評価に用いる.
脳血流モニタリング	・プローブをこめかみに固定し,中大脳動脈の血流を30分間測定する. ・血栓や気泡などの脳動脈への塞栓子の存在を,HITSやMESといわれる独特の音とシグナルで描出する. ・抗血栓療法(抗血小板薬,抗凝固療法)の治療効果の判定に使用する.

- 咽頭麻酔を行うため,麻酔薬,鎮静薬にアレルギーがないことを確認する.
- 検査時は入れ歯を外すようにする.
- 誤嚥の危険性があるため,検査前後は食事制限を行う.

表2 ◆血管内プラークと狭窄の発生機序と治療

	発生機序	治療
潰瘍性プラーク	潰瘍底で乱流が起こり，血小板血栓を形成し塞栓源となる．	抗血小板薬による血栓形成阻止
低輝度プラーク	脂質を多く含み，表皮が薄いので，プラークが破綻を起こしやすい．破綻して塞栓源となる．	スタチン ARB
可動性プラーク	プラークの一部が破綻して塞栓源となる．	スタチン ARB
高度狭窄	狭窄部位で血流速度が亢進し血栓が形成される． 血圧低下や脱水で末梢循環不全が誘発される．	抗血小板薬による血栓形成阻止 抗凝固薬 頸動脈内膜剝離術 頸動脈ステント留置

エコー検査

→検査前の食事は，検査時の嘔吐による誤嚥を防ぐため，食止めとする．
検査後はキシロカインゼリーによる麻酔に伴って嚥下機能低下するため，1時間は禁飲食とし，嚥下状態を査定してから，食事を開始する．

◆**引用・参考文献**
1) 森田明夫ほか編：脳卒中看護ポケットナビ．p46-49，中山書店，2009
2) 塩川芳昭監：All in One! 脳卒中看護とリハビリテーション──急性期から在宅医療までのケアのすべて．ナーシングケア Q&A (47)：p110-111，2013
3) 落合慈之監：脳神経疾患ビジュアルブック．p109，学研メディカル秀潤社，2009

Memo

....

....

....

....

....

....

X 線検査

目的

* 頭頸部をいろいろな角度から撮影し，頭蓋骨骨折，骨腫瘍などの病変をみつける.
* 頭蓋内病変による正常石灰化の偏位，下垂体腫瘍によるトルコ鞍近傍の骨変化など骨の状態を評価する.

適応

● 頭部外傷性疾患：頭蓋骨の線状，陥没骨折.
● 頭蓋骨病変：頭蓋骨早期癒合症，頭蓋転移性腫瘍.
● 腫瘍性疾患：髄膜腫，頭蓋咽頭腫などの頭蓋内異常石灰化.
● 脳外科手術が検討される場合.

X 線検査の方法

● 目的とする病変部位の詳細な情報を得るために，**図1**に示すようなさまざまな方向の撮影を行う.
● X線撮影像の例を**図2**に示す.

観察のポイント

● 正面像，側面像を対比する.
● 頭蓋骨の形や濃淡，頭蓋冠の厚さ，縫合，血管溝を観察，骨折線や骨濃度の異常の有無を評価する.
● 頭蓋内石灰化の有無，トルコ鞍の形状や大きさ，頭蓋底構造，顔面部（副鼻腔，乳突蜂巣）を観察する.

ケアのポイント

● アーチファクトの原因となる金属製品を除去する.

①矢状撮影(前後像)法

②側面撮影法

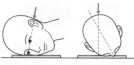
⑤ステンヴァース法(錐体内耳道)

③タウン法

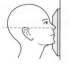
④ウォーターズ法

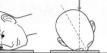
⑥視神経管撮影法

図1 ◆ 頭部単純X線撮影方向

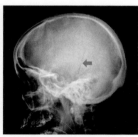

図2 ◆ X線撮影像 (線状骨折)

● 撮影中は動かないように説明し, ADL低下患者では介助を行う.

● 検査着を着用している患者の保温やプライバシーに配慮する.

◆引用・参考文献
1) 関野宏明ほか監:Nursing selection 6 脳・神経疾患.
   p314-315, 学習研究社, 2002
2) 松岡緑ほか編:実践的介護のための病棟・外来マニュア
   ル14 エクセルナース(検査編). p230-233, メディカ
   ルレビュー社, 2004

CT 検査

* 頭部外傷や脳腫瘍，脳出血（くも膜下出血，脳内出血）などの診断.
* 脳卒中による頭蓋内病変，頭蓋内圧排所見や頭蓋内圧亢進所見の検討，超急性期の脳梗塞徴候の検出.

CT 検査の特徴

● 正常の場合，頭蓋骨は真っ白，脳実質は灰色，脳脊髄液は黒く映る.

● 出血は白く（高吸収），梗塞はやや黒く（低吸収）で抽出される（**図1**）.

● 出血部位別の脳の CT 画像とその特徴を**図2**に示す.

検査の実際

①患者誤認防止のため，ネームバンドや診察券，本人に名乗ってもらい患者名を確認する.

②検査台へ誘導する.転倒させないように注意する.

③検査を進めて行く上での注意点を説明する.

④造影剤を使用する場合は，使用目的を説明し，造影剤用の静脈注射ルートを確保する.

⑤造影剤注入時の説明をし，インジェクターのセットを確認する.造影剤が体内に入ると熱く感じるが，問題ないことと体動しないように説明しておく.重篤な造影剤の副作用出現

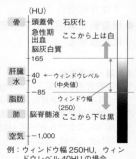

図1 ◆ CT 画像の濃淡

に備えて救急カートの準備をしておく.

ケアのポイント

● 撮影部位の金属, 義歯, ドレーン類などの金属類はアーチファクト防止のため撮影範囲に入らないように注意する.

● CT検査は体動で画像が乱れる. 撮影が終わるまで動かないように説明する. 安静にできない場合は, 鎮静薬を使用する.

〈造影検査前〉

● 医師により造影剤使用の同意書を得ておく.

● 気管支喘息, 腎機能の確認, 造影剤やヨードによるアレルギーの有無, 妊娠の有無を確認する.

● 造影剤の副作用 (熱感, 嘔気, 嘔吐, 呼吸困難, 血圧低下, かゆみ, 蕁麻疹, 潮紅, 血管痛など) 出現の可能性を説明する.

● 服用してはいけない内服薬について, 担当医師に確認する.

● 食事制限の有無を説明する.

● 過去にアレルギー既往があれば, 必要時, 前処置 (点滴, ステロイドなど) の使用を検討.

● 万が一に備えて, 救急カート, サチュレーションモニター, 血圧計, 酸素を準備しておく.

〈造影検査後〉

● 造影剤使用後アナフィラキシーショックで血圧低下や意識消失などの症状が出現していないか確認する.

● 造影剤の副作用は, 検査後1〜24時間の間に起こることが多い. 終了数時間〜数日後にかゆみ, 蕁麻疹, 嘔気や眩暈などの遅発性副作用が起こることがある.

● 造影剤の副作用の症状は, アトピー, 喘息, 花粉

部位	特徴
被殻出血（左破殻出血） 	レンズ核線条体動脈外側枝が出血源である. 内包の外側の出血. 神経学的所見が中等症，血腫量が31mL以上，CT上強い脳圧排所見で手術適応[1].
視床出血（左視床出血） 	多くが視床穿通動脈，視床膝状体動脈からの出血. 内包の内側の出血. 脳室穿破を伴うことが多い. 重症で予後不良.
小脳出血（右小脳出血） 	上小脳動脈からの出血が多い. 血腫の最大径3cm以上，または小脳出血が脳幹を圧迫し水頭症を生じている場合で手術適応[1].
脳幹出血（橋出血） 	多くが橋動脈からの出血. 出血量が多いともっとも重症例で予後不良.
くも膜下出血 	脳底部にヒトデ型の高吸収域. 原疾患として脳動脈瘤が最多（75〜80%），次いで脳動静脈奇形（AVM）（10%）が多い. 死亡や重度後遺症を残す割合が多い.

皮質下出血画像 （左後頭 - 頭頂葉皮質下 出血） 	出血した部位に一致した局所症状を呈する. 60歳以下, 血腫量50mL以下で意識レベルが傾眠〜昏迷 で手術適応[1].
急性硬膜外血腫 	外傷により頭蓋骨と硬膜の間に血腫が生じる. 凸レンズ型の血腫により高吸収域を呈する. 緊急開頭手術により, 血腫除去, 止血を行う. 放置すれば, 経過は不良, 死の転帰をたどる.
急性硬膜下血腫 	外傷後に硬膜とくも膜の間に生じる血腫. 緊急開頭手術を行い, 血腫除去, 止血を行う. 脳挫傷を伴うことが多く, 手術後も脳浮腫を引き起こす ため, 予後不良である.
脳梗塞 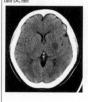	超急性期は異常をとらえることは困難. 時間の経過とともに梗塞部位が低吸収域として現れる. 脳梗塞急性期の軽微な変化をearly CT signという. early CT sign：レンズ核陰影の不明瞭化, 島皮質の不明 瞭化, 皮髄質境界の不明瞭化, 脳溝の消失 Hyperdense MCA sign：超急性期の脳梗塞で主幹動脈 の閉塞を認め, 血栓により閉塞した血管（動脈）が高吸収 を呈する所見

図2 ◆疾患別の脳のCT画像

文献 1）p38, 2）p189, 3）p307 を引用

症，薬物・食物アレルギーの既往のある人で出現率が高い．

● 造影剤のほぼ全量が1日で体外へ排出するため，水分（水，お茶，ジュースなど）を多くとるように促す．

◆引用・参考文献
1) 落合慈之監：リハビリテーションビジュアルブック第2版．p38．学研メディカル秀潤社，2016
2) 藤田浩監：臨床検査ビジュアルナーシング．p189，学研メディカル秀潤社，2018
3) 田口芳雄監：脳・神経ビジュアルナーシング．p307，学研メディカル秀潤社，2014
4) 児玉南海雄監：脳神経外科学，第12版．p246-249，医学書院，2012
5) 田口芳雄監：脳・神経ビジュアルナーシング──見てできる臨床ケア図鑑．p128-130，学研メディカル秀潤社，2014
6) 森田明夫ほか編：脳卒中看護ポケットナビ．p26-29，中山書店，2009
7) 﨑川元編：脳卒中急性期における看護ケアとリハビリテーション完全ガイド──離床への不安を自信に変える．p39-62，67-96，慧文社，2015
8) 秋岡直樹：慢性期脳虚血──血行再建適応評価のための脳血流SPECT検査．BRAIN 2 (3)：239-245，2012
9) 医療情報科学研究所編：病気がみえる vol.7 脳・神経．p92-121，446-451，メディックメディア，2011

Memo

脳血管造影

目的

* 脳血管性病変（動脈瘤，動静脈奇形）や脳腫瘍の診断
  や手術適応の評価.
* 術後評価や経過観察.

脳血管造影検査の特徴

● シースというカテーテルを出し入れする管を一般
  的に大腿動脈に留置し，先端が柔軟なガイドワイ
  ヤーを先行させてカテーテルを挿入し，目的とす
  る頸部や脳血管に留置し，造影剤を投与し血管造
  影を行う.
● アプローチする部位は，上腕，橈骨動脈からも可
  能である.
● 血管造影症例を図1に示す.

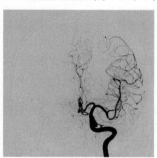

図1 ◆血管造影像

検査の実際

上腕動脈穿刺

①造影剤の副作用による嘔吐の誤嚥防止のため，検
  査時間に対する食事開始時間に留意する（午前検
  査では朝食遅食，午後検査では昼食遅食）.
②検査着は不必要な露出は避ける（保湿と羞恥心へ

171

の配慮).

③静脈ルートを確保する. そのときルートの長さの調整や緊急薬剤投与のための三方活栓を使用する.

④大腿動脈穿刺の場合は, 検査後の安静臥床時間を考慮し, 尿道カテーテルを使用することがある. 上腕動脈穿刺の場合は, 検査前にトイレはすませておく.

⑤大腿動脈カテーテル使用時は事前に除毛を行う.

⑥入室前に患者確認, 同意書, 現病歴, 既往歴, アレルギー, 意識レベル, ADL, MMT, 各検査データ, 患者情報, 末梢ルート, 尿道カテーテルの有無, 内服状況, 持参薬の確認, 貴金属の取り外しの確認を行う.

⑦入室した後, ドレーピングを行う. 患者紹介, 自己紹介をし, 末梢静脈ルート, 排尿・排便, ADL, MMT, 意識レベルを確認する.

⑧モニタを装着し, 動脈触知を行い, 上腕を固定する. 保温, 緊急時にすぐ対応できるようにルート類の整理をしておく.

⑨穿刺部より広めに消毒し, ドレーピングを行う.

⑩動脈穿刺部位に局所麻酔を行い, 穿刺して4〜9Fr のシースを挿入する.

⑪ワイヤー, カテーテルといわれるデバイスを目標血管まで進め, 造影する.

⑫止血用圧迫帯を使用し固定する.

ケアのポイント

〈検査前〉

● 患者, 家族へ検査の目的や内容, 合併症を説明し, 同意を得る. 同意書の有無を確認する.

● 造影剤によるアレルギーの有無を確認する. 必要な場合はステロイドの使用を考慮する.

● 造影剤を使用するため, 腎機能の悪化を考慮し,

腎機能の確認を行う.

● 若年者や女性では検査により血管攣縮, 迷走神経反射を起こすことがあるので注意する.

〈検査中〉

● ガイドワイヤーの操作や患者が安静を保てないことで動脈瘤の再破裂, 血管攣縮, 血管内膜剝離を起こす可能性がある. バイタルサインの変動や意識レベルの変化に注意する.

　→体動が激しい場合は, 安全面を考慮し, 医師に鎮静薬の使用を相談する.

● 動脈内へのカテーテル挿入に伴う血栓形成に起因する塞栓症 (肺塞栓症など) や, 薬剤を頻回にフラッシュするための空気塞栓に注意が必要である. カテーテルの挿入部より末梢側の足先に血液が行きにくくなり壊死することがある.

　→塞栓症の合併が考えられる場合は血栓溶解療法へ移行することも考慮する.

● 造影剤に対するアレルギー症状の出現がないか全身状態を観察する.

〈検査後〉

● 動脈穿刺部は, 用手的に圧迫止血し, アンギオロールで圧迫固定後, 穿刺部位を数時間動かさないよう安静を守らせる.

● 血腫, 皮下出血が生じた場合は, 吸収まで1～2週間を要する場合がある. マーキングを行い, 拡大がないか継続した観察を行う.

　→腹腔内への出血は気づきにくいため, バイタルサイン, 気分不快に注意して観察を行い, ショックに注意する.

● 過度の圧迫止血に注意する.

・検査前後で足背動脈 (触れない場合は後脛骨動脈) をマーキングし, 末梢循環状態を観察する.

- ・拍動の確認，皮膚冷感，色調，疼痛，浮腫の観察を行う．
- ●造影剤の使用量が多くなり，腎機能障害を起こす可能性があるため注意する．
  →造影剤が早期に排出されるよう，検査後の水分摂取を促し，腎血流・尿量の確保が重要である．
- ●造影剤を使用するため，アレルギー症状に注意し，継続した副作用症状の出現に注意する．

◆引用・参考文献
1) 松岡緑ほか編：実践的介護のための病棟・外来マニュアル 14 エクセルナース（検査編）．p264-267，メディカルレビュー社，2004
2) 関野宏明ほか監：Nursing selection 6 脳・神経疾患．p320-322，学習研究社，2002
3) 田口芳雄監：脳・神経ビジュアルナーシング──見てできる臨床ケア図鑑．p134，139，学研メディカル秀潤社，2014
4) 森田明夫ほか編：脳卒中看護ポケットナビ．p35-38，中山書店，2009
5) 塩川芳昭監：All in One! 脳卒中看護とリハビリテーション──急性期から在宅医療までのケアのすべて．ナーシングケア Q&A（47）：p106-107，2013

Memo

....

....

....

....

....

....

脊髄造影

目 的

* 脊髄くも膜下腔に造影剤を注入し，脊髄や神経根の形態を評価する.
* 全脊髄脊柱管のリアルタイムの情報や，頸椎や腰椎レベルで脊椎の動的変化に伴う圧迫所見などの情報を得る.
* 造影検査後に CT 検査を併せて施行することにより，脊柱管内のさらに詳細な情報を得る.

脊髄造影検査の特徴

- まず腰椎穿刺で脳脊髄液を採取し，続いてくも膜下腔に造影剤を注入し，X 線透視と撮影を行う.
- MRI が困難な体内に金属（ペースメーカーなど）が入っている，閉所恐怖症などの患者に適応となる.
- 抗血小板薬や抗凝固薬の服用は，一時中止とする.
- 非イオン性水溶性造影剤を使用し，血管造影剤は絶対に使用しない.

必要物品

1. 検査の同意書
2. 問診票

その他の必要物品など

175

- 穿刺部を十分に消毒し，局所麻酔を行う．
- くも膜下腔（第3～4腰椎の間か第4～5腰椎の間）に穿刺する．
- くも膜下腔に到達後の髄液の逆流を確認する．
- X線透視下で造影剤（10～15mL）をゆっくり注入し（造影剤の拡散を避けるため），穿刺針を抜いて穿刺部を消毒し，絆創膏を貼る．
- まず立位で腰椎レベルを撮影し．正面，斜位，側面，前屈・後屈で動態撮影する．
- X線透視下で第1腰椎以下（馬尾神経レベル）の変性（圧迫）や，狭窄が少ない椎骨の棘突起間を確認する．
- 造影後のCT検査は5～10分で行われ，30分～1時間以内に病変部検査をする．

〈検査前〉

- 造影剤アレルギー，腎機能障害，妊娠の有無を確認する．
- 検査前日から検査時間，検査時の体位や検査後の安静を説明する．腰部に穿刺すること，局所麻酔を使用すること，看護師が介助して体位を保持することを説明し，患者の不安を軽減する．
- 食事や水分は，検査直前1食分を禁飲食とする．
- 内服薬の一時的中止について確認する．
- 造影剤は母乳中からも排泄される．検査後48時間は授乳中止．
- 金属製品やネックレス，ピアス，ブラジャー，義歯，湿布，指輪などを外す．
- 検査後の体位は，頭部を30度程度挙上し，床上安静を3時間保つ．

〈検査中〉

● 患者をX線透視台に側臥位にし，腰椎穿刺の体位をとってもらう．

● ディスポーザブルシーツで着衣やリネンの汚染を防止する．

● 麻酔の前に，穿刺中に動くと危険なので，患者に体を動かさないよう説明する．

● 穿刺中は患者の痛みや下肢のしびれの有無，意識レベルを確認する．

● 造影剤の注入後，胸部症状やアレルギー反応（顔色，脈拍，呼吸の変化，頭痛，吐き気の有無）がないか観察する．

〈検査後〉

● 造影剤は脊髄液より比重が重い．検査後は造影剤の上昇を防ぐため，頭部を30度挙上し安静を保つ．

● 医師に安静時間と飲水・食事の開始時間を医師に確認する．

Memo

- アレルギー症状：かゆみ・発疹・悪心・嘔吐などの有無．遅延性アレルギー（検査直後〜数日以内に出現することがある）について説明する．
- 髄膜刺激症状（頭痛，嘔気，嘔吐，項部痛，発熱など）の有無を確認する．
- 穿刺部位の出血，血腫，しびれ，疼痛の有無を確認する．
- 脊柱管内への穿刺や造影剤の注入などによる感染症（髄膜炎），神経根損傷，脊柱管内血腫，造影剤によるショックなどの合併症に注意する．
- 起き上がりにより強度の頭痛・悪心が出現する場合は，低髄圧のおそれがある．
- 飲水が可能となったら，排泄を促すために多めの水分を摂取するように説明する．
- 水分摂取が少ない場合は，造影剤の排出遅延によって腎障害が起こる危険性があるので，輸液管理を考慮する．

◆引用文献
1) 甲田英一ほか監：Super Select Nursing 脳・神経疾患——疾患の理解と看護計画．p131-133，学研メディカル秀潤社，2011
2) 畑田みゆき編：整形外科ナースポケットブック．p86-89，学研メディカル秀潤社，2018
3) 藤田浩監：臨床検査ビジュアルナーシング．p217-219，学研メディカル秀潤社，2018
4) 土屋弘行ほか編：今日の整形外科の治療指針，第7版．p12-13，医学書院，2016

Memo

....

....

....

....

▎MRI

目的

* 生体の微細な局所解剖，中枢神経をも含めた病的変化を，CT よりも鋭敏な画像で検出する．
* 初期脳梗塞や脳幹部の病変を特定し，脳腫瘍などを鮮明にとらえる．

MRI 検査の特徴

● 磁気共鳴画像（MRI）は，超伝導磁石を用い，0.5〜2.0T（テスラ）の強い磁場を発生させ，共鳴ラジオ波を体内の水素イオン陽子に照射して起こる共鳴現象によって放出されるエネルギー信号を画像化する．

● MR アンギオグラフィー（MRA）では，血管断層像を重ね合わせて描出するので，造影剤を用いずに血管の画像化ができる．

● 拡散強調像（DWI）は，発症 1〜3 時間以内の超急性期の脳梗塞巣の抽出が可能である．

● 造影 MRI では，脳腫瘍や炎症性疾患（脳炎，脳膿瘍など）の詳細な評価が可能である．

● 頸部も含めた血管系の評価や灌流による脳血流動態の評価に優れている．

● CT と違い骨による撮影上の障害影響を受けず，後頭蓋窩や脊髄も明瞭に検出できる．

● 種々の撮像法による MRI 画像の観察のポイントを**表 1**に示す．

Memo

表 1 ◆ MRI の観察ポイントにおける髄液所見

画像	撮影法	特徴
	T1 強調画像	脳室，髄液，骨，空気：低信号（黒） 脳：灰色 脂肪：高信号（白） 梗塞など：一般低信号に（黒） 亜急性期出血：高信号（白） 〈特徴〉 解剖学的な構造の描出に優れるが，脳腫瘍や感染症の診断に用いられる．造影すると脳腫瘍が白く撮影される．
	T2 強調画像	脳室，髄液：高信号（白） 脳：黒っぽい 血管：無信号（黒） 骨，空気：低信号（黒） 脳浮腫：高信号（白） 〈特徴〉 脳梗塞や脳浮腫の描出に優れている．脳腫瘍がある場合，腫瘍周囲の脳浮腫で抽出される．初期の血腫と慢性期血腫の辺縁はきわめて低信号（黒）となる．
	T2*強調画像	T2 強調画像とほぼ同じコントラスト，ヘモジデリン沈着，異常鉄沈着（まっ黒）． 〈特徴〉 出血は黒く強調（低信号）されて映り，出血性病変の診断に用いる．微小出血の検出に優れている．
	MR アンギオグラフィー	〈特徴〉 速い血流の血管を高信号（白）に描出し，三次元的に画像化する．動脈狭窄，動脈瘤，動静脈奇形などが描出される．出血など，T1 強調で高信号で明瞭でなくなる．

Memo

表1 ◆つづき

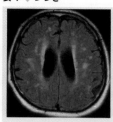	FLAIR	脳室，髄液：無信号（黒） 脳：灰色 髄液：低信号（黒） 脳浮腫，脳出血：高信号（白） 〈特徴〉 脳浮腫や出血，側脳室周囲白質や皮質の病巣の診断に有用．また，急性期くも膜下出血においても有用であり，脳溝や脳槽に沿って白く（高信号域）抽出される． 撮影時間が長い．
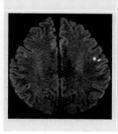	拡散強調像	多くの急性期病変（特に脳梗塞急性期）：高信号（白） 脳室，髄液：無信号（黒） 〈特徴〉 発症後約30分から高信号として描出されはじめる． 細胞外液の水分子の拡散運動を画像化したもの． 超急性期の脳梗塞の部位判定に優れている．

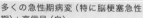

検査の実際

検査前

①金属製品は持ち込み禁止である．安全性が確認できた体内金属であればMRI検査可能である．

②検査オリエンテーションを行い，造影剤を使用する場合は，造影剤同意書を確認する．

③金属探知機で確認後，撮影室へ入室する．

④撮影台にて安楽な体位の工夫を行い，耳栓やヘッドホンなどで騒音軽減の対策を行ってもらう．

⑤気分が悪いときすぐに連絡できるようにナースコールをもたせる．

⑥終了後，患者の状態に注意し，造影剤使用時はアレルギーについて確認する．

● 時間のかかる検査であるため, トイレをすませておくように伝える.

● 検査には長時間の安静が必要であり, 患者に動かないように説明する.

● 閉鎖空間での検査であるため, 患者が閉所恐怖症の場合は必要時鎮静剤の使用を考慮する.

● 検査中は大きな音がすることを説明し, 耳栓をはめてもらう必要がある.

● 体内金属は設定が変わる可能性があるため原則禁忌である.

　→日本で使用されている体内金属は問題ないが, 心臓ペースメーカーは原則禁忌. その他, 人工内耳, 脳動脈瘤クリップ, インプラント, 人工弁, ステント, 人工関節, 磁性体 (磁石に引かれるもの) を含む止血クリップが体内に留置されている場合, 金属がアーチファクトとなって画像が抽出されなかったり, 熱傷したりするおそれがあるため, 事前に確認しておく.

● 金属の持ち込みは重大事故や熱傷につながる. 金属製品である時計, 眼鏡, アクセサリー, ヘアピン, ピアス, 義歯, 鍵, カード, 補聴器, 磁気治療器, 湿布, 携帯電話, ベルト, ブラジャーなどは持ち込まない, 化粧品であるマスカラ, アイシャドーも金属が含まれている場合があり, 刺青も発熱源, アーチファクトとなるため注意する.

〈造影剤を使用する場合〉

● 医師によりインフォームドコンセントを行い, 同意書を得る.

● 喘息の既往, 肝・腎機能障害, 妊娠の有無, 造影剤使用経験やアレルギーの有無, 他のアレルギーの有無, 糖尿病薬 (ビグアナイド系) の内服の有無に注意する.

→アレルギー症状が出現した場合は，症状を観察
　　　して医師へ報告，継続した観察を行う．
● 造影剤使用後は，造影剤を排泄させるため，水分
　摂取を促す．
● 造影剤投与後24～48時間は授乳を避ける必要
　があることを説明する．

◆**引用・参考文献**
1）服部光男監：全部見える脳・神経疾患（スーパービジュアル）．p111-112，成美堂出版，2014
2）森田明夫ほか編：脳卒中看護ポケットナビ．p30-34，中山書店，2009
3）塩川芳昭監：All in One! 脳卒中看護とリハビリテーション──急性期から在宅医療までのケアのすべて．ナーシングケア Q&A（47）：p101-102，2013
4）医療情報科学研究所編：病気がみえる vol.7 脳・神経．p76-78，メディックメディア，2011
5）曷川元編：脳卒中急性期における看護ケアとリハビリテーション完全ガイド．p64-96，慧文社，2015

Memo

PET

目的

* 放射性医薬品を体内に静注して体内から放出される放射線を検出，それをコンピュータ処理により画像化し，病変の有無を判別する．
* 脳機能の障害部位，脳血流量や脳代謝能の評価，酸素代謝測定，腫瘍の診断，神経伝達機能，特異的機能の画像化を行う．
* てんかんやアルツハイマー病の病態解明を行う．

検査の種類と適応

● PET 検査の種類とそれぞれの適応を**表1**に示す．

表1 ◆ PET 検査の種類と適応

検査の種類	適応
O-15 標識ガス吸入法 ($C^{15}O_2$, $^{15}O_2$, $C^{15}O$)	慢性内頸動脈閉塞症 もやもや病 脳梗塞急性期，亜急性期 血行再建術の適応決定 脳梗塞の予後評価
FDG-PET 検査 (F-18 標識フルオロデオキシグルコース)	悪性腫瘍の検出 悪性度評価 (転移性脳腫瘍の原発巣検索) 腫瘍内出血と脳出血の鑑別 脳梗塞と悪性腫瘍の鑑別

検査の実際

〈O-15 標識ガス吸入法〉

● 検査台の上で仰臥位をとり，ガスを吸入してもらいながら撮像する．

● ガス吸入中，放射能濃度測定や血液ガス分析，血算を行うために動脈ラインを留置する．

● 検査は薄暗い部屋で行うため，ルート管理などに注意が必要である．

● 血流や代謝に影響が出るため，鎮静目的での薬剤

投与は不可である.
- 検査時間は 90 〜 120 分かかる.

〈FDG-PET 検査〉

- がん細胞がブドウ糖消費により分裂を繰り返す点に着目し,ブドウ糖に類似した薬剤(FDG)を投与し,集積した部位を画像化する.
- 食事に含まれる糖分が筋肉に蓄積し,病変の有無がわかりづらくなるため,検査 5 〜 6 時間前より絶食とする.
- 水分は摂取可能だが,糖分が含まれないものにする.点滴も糖分が含まれないものに変更する.
- 血糖値が高くなると,全身の筋肉に薬が蓄積して画像がわかりにくくなるため,血糖値は 150mg/dL 以下とする.
- 激しい運動をすると,筋肉に薬が蓄積してしまうため,前日から運動は控える.
- FDG を静注し撮影を行う.全検査時間は 90 分.
- 薬剤が体外に排出されるまで 1 日かかるため,妊婦,乳幼児との接触を控える.
- FDG は,尿として排出されるため,排泄後は手をよく洗うようにする.

ケアのポイント

- FDG 注射後の尿は放射線物質を含んでいる.患者自身に付着しないように説明する.
- 撮影後は放射線線量が低下するまで休憩してもらう.その後は通常通りの生活ができる.検査後なるべく当日中は乳幼児や妊婦との接触を避け,授乳中であれば 24 時間は授乳しないように説明する.

PET

◆引用・参考文献
1) 服部光男監：全部見える脳・神経疾患（スーパービジュアル），p113，成美堂出版，2014
2) 田口芳雄監：脳・神経ビジュアルナーシング──見てできる臨床ケア図鑑，p150，学研メディカル秀潤社，2014
3) 医療情報科学研究所：病気がみえる vol.7 脳・神経，p472-473，メディックメディア，2011
4) 落合慈之監：脳神経疾患ビジュアルブック，p25，学研メディカル秀潤社，2009
5) 森田明夫ほか編：脳卒中看護ポケットナビ，p42-45，中山書店，2009

Memo

SPECT

目的

* 局所脳血流量（CBF）の分布を把握する.
* アセタゾラミド（ダイアモックス）負荷試験では，患者の安定期の経過観察や術前脳血流増加率による血管予備能評価を行う.

検査の特徴

● 核医学検査の一種で，微量の放出性同位元素（RI）を静注し，それが体内で放出する放射線をSPECT装置で検出，断層画像に再構成して局所脳血流量の分布を把握する.

● ダイアモックス（脳血管拡張薬）負荷試験では，脳血管拡張作用により血流が増加すれば脳循環予備能があると評価する．増加が認められなければ脳虚血が進んでいると考えられる.

〈適応〉

● 高血圧性脳出血後の血流評価.
● くも膜下出血後の脳血管攣縮の評価.
● 脳動静脈奇形のナイダス周囲の血流評価.
● 血行再建術の適応判断，術後の過灌流の予測・評価.
● てんかんの局在診断.
● アルツハイマー型認知症の診断・鑑別.

〈画像〉

● 脳の血流が多いと画像は赤く，乏しいと青く描出される.

検査の実際

①患者確認で意識レベルを確認する（一定時間水平で臥床可能か確認する）.

②患者を検査台にのせ，撮影の位置決めをする．

③薬剤を照合し，静脈内ルートを確保し，再照合のうえ薬剤を注入する．

④撮影を開始する．

ケアのポイント

● ダイアモックスは利尿作用が強く，検査時間は約1時間であり，検査前に排泄を必ずすませておく．

● 検査中は頭部は動かせない．長時間の安静が必要となるため，安静にしていられない患者では実用的ではない．

● 検査前に，核医学検査の薬剤でのアレルギーの有無を確認する．

● 妊娠中，妊娠の可能性がある場合，児への影響を考え検査を行わないことがある．

● 授乳中の場合は児への影響を避けるため，6時間程度は授乳は避ける．乳幼児がいる場合は接触を数日間避けたほうがよい．

● 実施後は，投与された薬剤は代謝され，尿から排泄される．施行後排泄物は専用の容器に廃棄する．

◆引用・参考文献
1) 田口芳雄監：脳・神経ビジュアルナーシング――見てできる臨床ケア図鑑．p153-155，学研メディカル秀潤社，2014
2) 塩川芳昭監：All in One! 脳卒中看護とリハビリテーション――急性期から在宅医療までのケアのすべて．ナーシングケアQ&A (47)：p108-109，2013
3) 関野宏明ほか監：Nursing selection 6 脳・神経疾患．p325，学研メディカル秀潤社，2002
4) 松岡緑ほか編：実践的介護のための病棟・外来マニュアル14 エクセルナース（検査編）．p372-377，メディカルレビュー社，2004
5) 医療情報科学研究所編：病気がみえる vol.7 脳・神経．p472-473，メディックメディア，2011

6) 落合慈之監：脳神経疾患ビジュアルブック．p25，学研メディカル秀潤社，2009
7) 森田明夫ほか編：脳卒中看護ポケットナビ．p39-41，中山書店，2009
8) 秋岡直樹：慢性期脳虚血——血行再建適応評価のための脳血流 SPECT 検査．BRAIN 2 (3)：239-245，2012
9) 滝和郎監：パーフェクトマスター脳血管内治療——必須知識のアップデート，改訂第 2 版．p82-95，メジカルビュー社，2014

Memo

....

....

....

....

....

....

....

....

....

....

....

....

....

....

....

電気生理学的検査

①脳波検査

* 覚醒・睡眠の鑑別，脳の機能障害（脳炎やてんかん，意識障害など）の有無，その程度や広がりなどを調べる．
* 脳死判定基準の1つを調べる．

検査の特徴

● 神経細胞からなる大脳皮質の表面近くに発生した電流によるシナプス電位などの時間的変化に伴う波形，波形分布，左右差を頭皮上から測定する．
● 脳の機能状態を簡便かつ無侵襲に検査をすることができる．

検査の実際

● 脳波検査室の設置は，静かな場所，機械的振動の少ない場所，湿度の低い場所，電気的雑音発生源の少ない場所が選ばれる[1]．
● 検査には，30分〜1時間程度かかるので，検査前にトイレはすませておくように伝える．
● 主な波形に，①入眠中に出現するδ（デルタ）波（0.5〜3Hz），②浅い睡眠やまどろみの時に出現するθ（シータ）波（4〜7Hz），③閉眼時に出現するα（アルファ）波（8〜13Hz），④日常生活をしている時に主に出現するβ（ベータ）波（14〜30Hz）がある．特徴的な脳波の波形を**図1**に示す．
● 頭皮に国際10-20電極配置法をもとに（**図2**），電極位置を決め，アルコール綿などで清拭し，清拭部位にペーストによって皿電極を装着する．
● ベッドで安静閉眼した状態で記録を行う．被検者が眠らないように覚醒時の開閉眼，光刺激，過呼

吸の刺激に対する反応を記録する.

● 軽度の眠りから深い眠りまでを記録し，覚醒を誘導後に終了となる.

ケアのポイント

● 開眼や閉眼，身体の動きによって脳波波形が変わるため，医師や検査技師の指示に従い検査を受けるように説明する.

● 頭に電極を付け固定する際に使用したクリームで頭髪が汚れるため，必要に応じて洗髪を行う.

● 来院前には過剰な睡眠をしないように指導する.

● δ波(徐波):0.5〜3Hz以下の波,覚醒時にみられれば異常

● β波:14〜30Hzの速い波

● θ波(徐波):4〜7Hzの波,睡眠以外でみられれば異常

● 棘波(スパイク):20〜70msec以下の背景活動から区別される一過性現象

● α波:後頭葉優位,8〜13Hz,20〜50μVの波

● 棘徐波複合:1つの棘が1つの徐波を伴った波形

左
右

● 周期性一側てんかん型放電:脳梗塞などのあとに出現する周期性かつ一過性の発作波

図1 ◆特徴的な脳波の波形

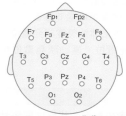

図2 ◆国際電極配置法 (耳朶を基準電極とする)

Fz:正中前頭部，Cz:正中中心部，Pz:正中頭頂部；Fp₁, Fp₂:左右の前頭極部；F₃, F₄:左右の前頭部；F₇, F₈:左右の側頭前部；T₃, T₄:左右の側頭中央部；T₅, T₆:左右の側頭後部；C₃, C₄:左右の中心部；P₃, P₄:左右の頭頂部；O₁, O₂:左右の後頭部

◆引用・参考文献
1) 大熊輝雄ほか：臨床脳波学，第6版，p21，医学書院，2016
2) 松谷雅生ほか監：脳・神経・脊髄イラストレイテッド——病態生理とアセスメント．月刊ナーシング 29(5)：196-197, 2009

電気生理学的検査
②誘発電位検査

目的

* 脳幹に障害を受けた場合に，脳幹機能の予後の評価，脳死判定などをする．また，新生児などで通常に行われる聴力検査が不可能な場合に聴力機能を評価する（聴性脳幹反応）．
* しびれをはじめ異常感覚の程度と原因箇所を，末梢神経，脊髄，脳幹，大脳皮質など末梢から中枢神経まで幅広い範囲で調べる（体性感覚誘発電位）．
* 脳梗塞，頸椎症，多発性硬化症（MS），筋萎縮性側索硬化症（ALS）など神経伝導速度検査では評価できない中枢の運動伝導路を評価する（運動誘発電位）．

検査の特徴

● 感覚受容器，神経系に対する生理的または非生理的刺激により誘発され，その刺激と時間的関連ないし事象的関連のある電気反応または波形をみる検査である．

● 意識の状態に関係せずに電気反応が出現する検査もあるため，意識障害のある患者はもとより，新生児などの小児でも検査が可能である．

● 誘発電位検査には，主に体性感覚誘発電位，聴性脳幹反応，視覚誘発電位，運動誘発電位がある（表1）．

検査の実際

● SEP，ABR は被検者の意識の状態に関係せずに出現する電位のため，意識障害の患者や新生児などでも検査が可能である．

● MEP は，円形や 8 の字の刺激コイルを頭に固定し，磁気刺激装置により大脳の磁気刺激を行う．

表 1 ◆誘発電位検査の種類

視覚誘発電位 (visual evoked potential：VEP)	反転するチェッカーボード模様によって視覚を刺激して，その反応を検査する．
体性感覚誘発電位 (somatosensory evoked potential：SEP)	正中神経（手首）や後脛骨神経（踝）を電気刺激して，その反応を検査する．
聴性脳幹反応 (auditory brainstem response：ABR)	クリック音やトーンバースト音で聴覚を刺激して，その反応を検査する．
運動誘発電位 (motor evoked potential：MEP)	大脳運動野をパルス磁気で刺激して，四肢・体幹節での運動誘発電位を記録する．

ケアのポイント

● MEP は磁気を使用するため，ペースメーカーや人工内耳を入れている患者には禁忌である．また，貴金属類などは，検査前に外すように説明をする．

● 検査時間は 30 ～ 90 分程度と長くなる場合があるため，検査前にトイレをすませるなどの説明をしておく．

◆**参考文献**

1) 飛松省三：誘発電位解釈のポイント version 2.0．2006
   https://www.med.kyushu-u.ac.jp/neurophy/y_point.
   pdf より 2019 年 10 月 20 日検索
2) 全国労災病院臨床技師会：生理検査部門
   http://www.rouringi.jpn.org/gakujutu/seiri43.html よ
   り 2019 年 10 月 20 日検索

Memo

_____

_____

_____

_____

電気生理学的検査

③筋電図検査

目的

* 末梢神経や筋肉の疾患の有無を調べる.
* 針筋電図は,運動単位(脊髄前角細胞,軸索,神経筋接合部,筋線維)の機能評価を行う.
* 表面筋電図は,不随意運動の鑑別を行う.

検査の特徴

● 脊髄にある前角細胞から出る運動神経と筋肉の異常を検出することができる.
● 筋電図には,針筋電図検査と表面筋電図検査がある.

検査の実際

● 針筋電図は,筋肉に針を刺して,安静時および力を入れたときについて解析をする.これを症状などに応じて複数回繰り返す.
● 表面筋電図は,電極を筋肉に装着して,不随意運動のある部位から記録し,動きの速さや頻度を評価する.
● 検査の禁忌として,抗凝固薬使用者,血友病,高度の血小板減少症などの出血性素因をもつ者,心臓弁膜症,人工弁置換などの感染性リスクのあるものには実施しない.

ケアのポイント

● 針筋電図は,筋肉に直接針を穿刺して神経を電気刺激するなど痛みを伴う検査のため,「なぜ,この痛い検査が必要なのか」をていねいに説明し,不安を軽減させる.

- また，被検者の電気刺激に対する恐怖心を和らげるようにする．
- 穿刺部位の清潔について留意する．
- 検査中に検査部位に力を入れてもらうなど，患者自身の協力が不可欠である．
- 針を刺した後の出血はほとんどない．出血傾向のある場合は圧迫止血を行うことがある．検査後，注意深く出血の有無を観察する．

◆**参考文献**
1) 谷俊一：電気生理学的検査．整形外科看護 21 (8)：807–812, 2016
2) 田口芳雄監：脳・神経ビジュアルナーシング．p162-165, 学研メディカル秀潤社, 2014

Memo

....

....

....

....

....

....

....

....

....

....

....

術前ケア
①術前オリエンテーション

目的

* 患者が手術について理解できるようにする.
* 患者の不安を軽減する.
* 術前の身体の状態を整え, 術後合併症を予防する.
* 術後の患者の状態をイメージできるようにする.

ケアの実際

手術前日までの準備・確認

- 患者本人であることを確認する (患者に名前をいってもらう, リストバンドを確認する).
  →手術に関する説明や処置の実施には, 患者の氏名確認の徹底が必要である.
- 手術・麻酔同意書, 術前指示書の確認をする.
- 主治医からのインフォームドコンセント (IC), 麻酔科医からの説明に対する患者の理解や不安を確認し, 患者の理解度にあわせて補足説明を行う.
- 患者に認知面に影響を及ぼす疾患や状況 (認知症やせん妄など) がないかアセスメントする. 可能性がある場合は, 家族も一緒にオリエンテーションを実施し, 患者自身にはそのつど説明を行う.
- 手術前日までに, 患者・家族の理解度や反応に合わせて手術の流れを説明する.
- **表1** に示すような内容を, パンフレットなどを用いて説明.

術後についての説明

- 術後の状態をイメージできるように説明する.
- 術後に接続される主なチューブやドレーン類.
- 術後の安静度.

表 1 ◆手術前日から手術当日までの流れ

・術前の飲食止めの指示を確認し説明する.
　→胃の中に食物残渣がある状態で全身麻酔をかけると, 胃内容物が逆流し誤嚥性肺炎や窒息の危険性がある.
・手術当日の内服の説明をする.
　→医師の指示に基づき, 少量の水で服用してもらう.
・装飾品などの除去について説明する.
　→眼鏡, コンタクトレンズ, 補聴器, アクセサリー類, 義歯, マニキュア, 人工爪など.
・除毛をする (必要時のみ).
　→実施する場合は, 医師の指示や施設の方針に従う. 術前準備として, 手術前日にシャワーや洗髪を行う. とくに洗髪は, 頭皮を念入りに洗う.
・必要物品の説明をする.
　→自施設のパンフレットなどを用いて, 準備する物品を説明する.
・手術室への移動方法について説明する.
・手術当日の家族の待機方法, 緊急連絡先を確認する.
・手術の所要時間や帰室場所を説明する.

・飲水や食事の開始時期について.
● 術後, 頻回に意識レベルや神経所見などを確認することは大変重要であると説明する.

手術当日の準備～手術まで……………………

● 直前のバイタルサイン, 神経症状の観察を行う.
・患者の全身状態を観察し, 手術を行うための最終判断を行う.
・術前の神経症状確認をしておく. 術後に症状を比較するためである.
● 輸液や前投薬がある場合は指示を確認し, 指示内容に沿って実施する.
● 手術室入室時の申し送りに必要な書類・物品を確認する.
● 手術衣に着替え, 指示に応じて弾性ストッキングを着用してもらう.
● 装飾品など身につけているものがないか確認する.
・眼鏡, コンタクトレンズ, 義歯, 補聴器, アクセサリー, マニキュアなど.

- 入室前に排泄をすませてもらい，最終排尿・排便時間を確認する．
- 手術室への移動は患者の状態に合わせ，独歩，車いす，ストレッチャーで実施する．
- 手術室への申し送り時は，手術室看護師とともに，患者の間違いがないかをダブルチェックする．
  ・患者自身に名乗ってもらう．
  ・リストバンドで患者確認を行う（リストバンドのバーコードリーダーでも認証する）．
- チェックリストを用いて手術室の看護師へ申し送りをする．
- 家族に待機場所や連絡先・手段などの確認をしておく，不安を軽減するために声かけを行うことを忘れないようにする．

◆引用・参考文献
1) ナーシングスキル：PON-0001 手術前オリエンテーション，PON-0006 手術室への出棟．
   https://www.nursings.jp/Login より 2019 年 11 月 6 日検索
2) 渡辺将士：術前のケア．BRAIN NURSING 33 (5)：445-449，2017
3) 長谷川和子監：消化器科ナースポケットブック．p39，学研メディカル秀潤社，2018
4) 大井静雄編：エキスパートナース・ハンドブック 脳神経外科ケア．p142-154，照林社，2010

Memo

術前ケア
②全身状態の評価

目的

* 手術の必要性を医師から説明を受けて，患者が身体的，精神的，社会的に準備ができていることを確認する．

ケアの実際

● 通常，外来で行われてから入院となることが多いが，緊急入院で手術となる場合は，病棟で行う．
● 現病歴・既往歴の把握（全身麻酔や術中・術後の管理，薬剤の選択において重要）
・病状，治療状況．
・高血圧や心疾患，喘息，腎疾患，糖尿病．
・くも膜下出血や未破裂動脈瘤の場合：高血圧の既往の有無．
・脳梗塞，不整脈などの循環器系疾患の場合：抗凝固薬，抗血小板薬の内服の有無．
● バイタルサインの評価
・体温，血圧，脈拍，呼吸．
● 神経症状の評価
・術前の神経症状を正確に把握しておくことは，術後評価を行ううえで重要である．
・意識レベル（JCS，GCS），麻痺の有無や程度（MMT：徒手筋力テスト），瞳孔所見など．
● アレルギーの有無
● **表1**に示すような術前の一般検査の結果を確認する．
● 口腔内の状況
・術後の肺炎予防や全身麻酔時に歯が折れたり抜けたりしないように，口腔内の状況や嚥下状態を知ることが大切である．

表 1 ◆術前の一般検査

理学所見	血圧, 脈拍, 体温, 呼吸数, 心音, 体重, 身長, その他
検体検査	・血液：赤血球, 白血球, 血小板数, ヘモグロビン値, ヘマトクリット値 ・生化学的検査：総蛋白, クレアチニン, 肝機能, 血糖値, 血清電解質系, 脂質系, その他 ・血清学的検査：B, C 型肝炎, HIV, CRP ・その他：凝固系, 血液型, ホルモン系 ・尿：尿一般, 沈渣, 培養 ・髄液：細胞数, 糖, 蛋白, 培養 ・鼻腔, 喀痰培養：MRSA スクリーニング
X 線検査	胸部, 頭部単純 X 線検査, CT, MRI
生理学的検査	心電図, 脳波, 呼吸機能検査, その他

● 術後せん妄のアセスメント

・術後せん妄の予防は, 二次的な合併症の予防につながる.

・術前から発症リスクを予測した予防的アプローチが必要である.

・手術や術後の経過について患者がイメージできるよう十分に説明し, 患者の不安を取り除くことが術後せん妄の予防につながる.

◆引用・参考文献
1) ナーシングスキル：PON-0001 手術前オリエンテーション, PON-0006 手術室への出棟.
   https://www.nursings.jp/Login より 2019 年 11 月 6 日検索
2) 渡辺将士：術前のケア. BRAIN NURSING 33 (5)：445-449, 2017
3) 長谷川和子監：消化器科ナースポケットブック. p39, 学研メディカル秀潤社, 2018
4) 大井静雄編：エキスパートナース・ハンドブック 脳神経外科ケア. p142-154, 照林社, 2010

Memo

_____

_____

術後ケア
①開頭術後のケア

目 的

＊ 開頭術後に起こりうる合併症を早期に発見し，適切な対応に努める．

概要

● 開頭術後の主な合併症として以下のようなものがある．
・術後出血，脳浮腫，術後感染，深部静脈血栓症（DVT）．

観察のポイント

術後出血

● 術中に正常血圧状態で止血されていても，術後の麻酔からの覚醒により血圧が上昇し，再度出血するおそれがある．
● 以下の症状がみられた際は医師に報告し，CT撮影により出血の部位と程度を評価する．
・頭痛，嘔気・嘔吐，瞳孔不同，バイタルサインの変化．

脳浮腫

● 術後の脳浮腫は，脳に水分がたまり脳の容積が増大することをいい，術後2〜3日がピークとなる．
● 脳浮腫により頭蓋内圧亢進されると脳ヘルニアをきたすため，脳圧降下薬の投与が必要である．
● 以下の症状がみられた際は医師に報告する．
・頭痛，嘔気・嘔吐，意識障害，瞳孔不同や対光反射の消失，バイタルサインの変化．

術後感染

- 脳は通常無菌状態であるが，手術を行うことで外界と脳が交通し，感染のリスクとなる.
- 創部に感染が生じると髄膜炎を起こすおそれがある.
- 以下の症状がみられた際は医師に報告する.
- 発熱，頭痛，嘔気・嘔吐，意識障害，痙攣，ドレーンの性状の変化.
- 必要に応じて，採血，X線撮影，腰椎穿刺を行うことがある.

深部静脈血栓症（DVT）

- 患者は術後の安静が必要で，術中から長時間仰臥位を強いられる. DVT とは，こうした状態などによりできた静脈内の血栓により静脈還流に障害をきたすことである.
- DVT は主に下肢に起こりやすく，静脈内にできた血栓が血流に乗って塞栓症を起こす可能性があるため，注意が必要である.
- DVT の予防として，弾性ストッキングの着用や間欠的空気圧迫法がある.
- 以下の左右差の有無を観察することが重要である.
- 浮腫，疼痛，腫脹，皮膚の色調，足背動脈の触知.

◆参考文献
1) 森田明夫編：これだけは知っておきたい脳神経外科ナーシング Q&A，第 2 版. ナーシングケア Q&A（52）：1-226，2014
2) 道又元裕監：見てわかる脳神経ケア—看護手順と疾患ガイド. 照林社，2012
3) 片山容一編著：脳神経外科看護の知識と実際，改訂第 3 版. メディカ出版，2003

術後ケア
②頭蓋内圧亢進症状の観察

目的

* 術後，頭蓋内圧亢進症の急性症状，脳ヘルニアの徴候を早期に把握し，迅速に対処する．

概要

頭蓋内圧亢進症とは‥‥‥‥‥‥‥‥‥‥‥‥‥‥‥‥
- 頭蓋内圧亢進症とは，脳実質，脳血液量，髄液量の体積が増大し，頭蓋内圧が上昇した状態である．

〈原因〉
- 脳腫瘍，脳膿瘍，脳浮腫，脳出血，硬膜外出血，水頭症，脳血液量の増加（血圧の上昇，頭蓋内血管の拡張による容積の増加，脳静脈還流障害によるうっ血）（**図1**）．

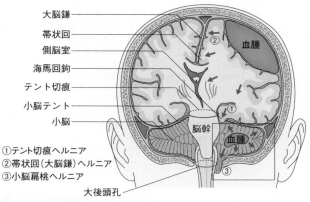

大脳鎌
帯状回
側脳室
海馬回鉤
テント切痕
小脳テント
小脳
血腫
血腫
脳幹
①テント切痕ヘルニア
②帯状回（大脳鎌）ヘルニア
③小脳扁桃ヘルニア
大後頭孔

図1 ◆ 頭蓋内圧亢進によるヘルニア

〈意識障害〉

● 意識レベルを，グラスゴー・コーマ・スケール（GCS）（**表1**），ジャパン・コーマ・スケール（JCS）（**表2**）などのスケールを用いて評価する．

〈眼症状〉

● 瞳孔の大きさ，対光反射（p29），瞳孔の左右差，眼球の位置，眼球の動き，視力障害の有無や程度を観察する（**図2**）．

〈麻痺〉

● 片麻痺，四肢麻痺などの有無や程度を，徒手筋力テスト（MMT）などのスケールを用い評価する（**表3**）．

〈異常姿勢〉

● 除脳硬直（**図3**），除皮質硬直（**図4**）の出現．

表1 ◆ グラスゴー・コーマ・スケール（GCS）

1. 開眼 （eye opening：E）	E4 3 2 1	自発的に可 呼びかけに応じて 痛み刺激に対して なし
2. 発語 （verbal response：V）	V5 4 3 2 1	見当識あり 混乱した会話 不適当な発語 発音のみ 発音なし
3. 最良の運動機能 （motor response：M）	M6 5 4 3 2 1	命令に応じて可 局所的にある 痛み刺激から逃避する 異常な屈曲運動 伸展反射 体動なし

注）反応の合計点を求め，重症度評価をする．最も重症が3点，最も軽症が15点．

表2◆ジャパン・コーマ・スケール（JCS，3-3-9度方式）

Ⅰ．刺激しないでも覚醒している状態 （せん妄，錯乱，気を失う：1桁で表現）	1	だいたい意識清明だが，いまひとつはっきりしない．
	2	見当識障害がある．
	3	自分の名前，生年月日がいえない．
Ⅱ．刺激すると覚醒する状態 （刺激をやめると眠り込む） （昏迷，嗜眠，傾眠：2桁で表現）	10	普通の呼びかけで容易に開眼する．
	20	大きな声または身体を揺さぶることにより開眼する．
	30	痛み刺激を加えつつ，呼びかけを繰り返すとかろうじて開眼する．
Ⅲ．刺激をしても覚醒しない状態 （昏睡，半昏睡：3桁で表現）	100	痛み刺激に対し，払いのけるような動作をする．
	200	痛み刺激で少し手足を動かしたり，顔をしかめる．
	300	痛み刺激に反応しない．

注）R：restlessness（不穏状態）
　　I：incontinence（失禁）
　　A：akinetic mutism（無動無言），apallic state（失外套状態：大脳の機能が失われた状態）
　　例：100-I，20-RI など

術後ケア

正常（3〜4mm）	
縮瞳（2mm 以下）	
散瞳（5mm 以上）	
瞳孔不同 （瞳孔の大きさに 0.5mm以上の左右差）	
共同偏視	

図2◆瞳孔異常と眼球偏位

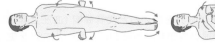

図3◆除脳硬直

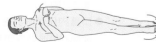

図4◆除皮質硬直（両側）

表3◆徒手筋力検査の6段階評価

5 (normal)	抗重力位で最大抵抗に対しROMの最終肢位を保つことができる.
4 (good：75%)	抗重力位で最大抵抗に抗することができず，ROMの最終肢位を保つことができない.
3 (fair：50%)	抗重力位で抵抗が加わらなければROMの全範囲にわたって動かすことができる.
2 (poor：25%)	除重力位でROMの全範囲にわたって動かすことができる（または除重力位でそのROMの一部を動かすことができる）.
1 (trace：10%)	関節運動はみられないが，筋の収縮を触知できるか視覚的に確認できる.
0 (zero)	触知または視覚的にも筋収縮を確認できない.

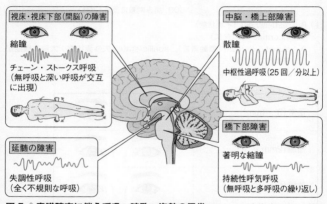

図5◆意識障害に伴う呼吸・瞳孔・姿勢の異常　　　　文献3) p13 より引用

〈呼吸〉

● 呼吸数，呼吸の深さ，呼吸パターンを観察する.

● 脳ヘルニアが進行すると，過呼吸，無呼吸，チェーン・ストークス呼吸などの異常呼吸が出現する（**図5**）.

● 頭蓋内圧が限界を超えると代償機能（血圧上昇や徐脈）が追いつかず，最終的には脳ヘルニアを生じ致死的となる（**図1**）.

〈血圧〉
● 頭蓋内圧亢進時, 収縮期血圧が上昇する.
● 経時的に観察する.

〈脈拍〉
● 頭蓋内圧亢進時, 徐脈で脈圧が高くなる.
● 経時的に観察する.
　→頭蓋内圧亢進時の血圧上昇, 徐脈, 脈圧上昇を
　　合わせてクッシング現象という.

〈体温〉
● 発熱の有無を観察する.

〈頭痛〉
● 頭痛の有無や程度を観察する.

〈悪心・嘔吐〉
● 悪心・嘔吐の有無や程度を観察する.

〈けいれん〉
● けいれんの有無や程度を観察する.

〈脳室ドレーンからの排液〉
● 髄液面の高さ, 拍動の有無, 排液量, 性状の観察
　をする.
● 正しく排液されないと頭蓋内圧が亢進し, 脳ヘル
　ニアを引き起こす原因となる.

〈ウォーターバランス〉
● 輸液量, 飲水量, 尿量, ドレーン排液量を確認す
　る.
● 脳の容積が増える, 脳脊髄液の量が増える, また
　は血管内を流れる血液の量が増えるなどした場合
　に, 圧が上昇して脳が圧迫される.

● **図6**に脳圧亢進による身体状況の変化をまとめる.

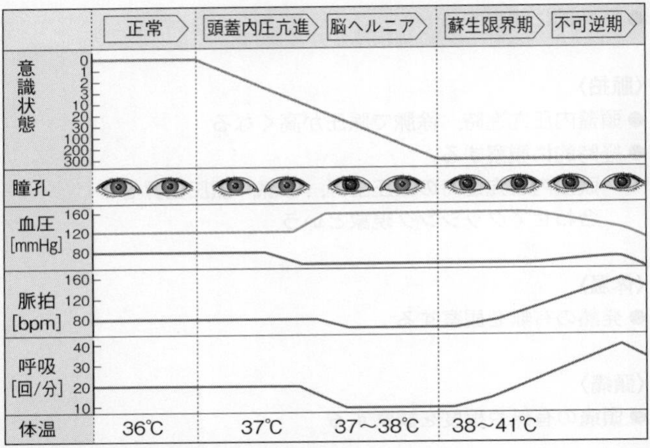

図6 ◆脳圧亢進による身体状況の変化

◆**引用・参考文献**
1) 落合慈之監：脳神経疾患ビジュアルブック．学研メディカル秀潤社，2009
2) 落合慈之監：リハビリテーションビジュアルブック，第2版．学研メディカル秀潤社，2016
3) 田口芳雄監：脳・神経ビジュアルナーシング—見てできる臨床ケア図鑑．学研メディカル秀潤社，2014

Memo

....

....

....

....

....

....

術後ケア

③圧調整式ドレナージの管理（脳室, 脳槽, スパイナル）

脳室ドレナージ

目 的

* 脳脊髄液の循環障害により引き起こされる頭蓋内圧亢進症状や急性水頭症に対する脳脊髄液の排出や頭蓋内圧のコントロール.
* 血腫を溶解する薬物や感染症を治療する薬物の投与.

必要物品

脳室ドレナージセット, 目盛り表付き点滴スタンド・ポインター, 局所麻酔薬, 局所麻酔薬用10mLシリンジ・23G針, 排液バッグ, 排液バッグ固定用ハンガー, 固定用テープ, 処置用シーツ, ガウン, 滅菌手袋, 滅菌穴あきシーツ, 消毒用綿球, イソジン®液, 無影灯, サージカルクリッパー（刺入部除毛用）

その他の必要物品など

0 点の設定

● 以下の手順に従って0点を設定する.

①目盛り表付きの点滴スタンドにドレナージセット を取り付ける. まず0点（基準点）を正しく合わ せ, 0点は外耳孔の高さに設定する（**図1**）.

②患者の外耳孔の高さに, 点滴スタンドについてい る目盛り表の0点を設定し, ポインターを合わ せる（**図2, 3**）.

設定圧の設定法

● 以下の手順に従って設定圧を設定する.

①クランプを閉じる.

②頭部30度挙上のうえ, 外耳孔と0点の高さが 合っているかポインターで確認する.

③チャンバー先端が設定圧になるよう調整する.

④クランプを開放する.

⑤サイフォンチューブが落下しないよう固定する.

　→落下すると, 急激に髄液が流出し脳ヘルニアを 起こす危険がある.

・脳室サイズや症状から医師に確認し, 設定圧を決 定する.

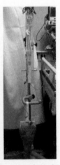 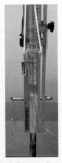

図1 ◆点滴スタンドにドレナージ セットの取り付け　　**図2 ◆目盛り表の0点にポインター を合わせる**

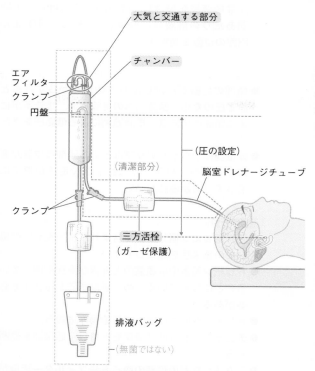

図3 ◆脳室ドレナージ経路と設定圧の基準点

・ドレナージチューブの円盤の位置を調整して医師が指示した設定圧に合わせる。この設定圧を超過した分の脳脊髄液が排出される。

・圧または量でコントロールする2種類の方法がある。

①圧でコントロールする方法：円盤を一定の高さに固定して持続的に脳脊髄液を排出する。成人における正常圧は8〜15cmH2Oであり、設定圧は10〜20cmH2Oとすることが多い。

②量でコントロールする方法：1日あたりのトータ

ルな排液量を設定し（約 100 〜 250mL），1 時間あたりの排液量に換算して（約 5 〜 10mL），円盤の位置を調整する.

設定圧の保持

- 頭部の位置が設定した 0 点の位置からずれると設定圧の変化，頭蓋内への排液逆流，排液不足による頭蓋内圧亢進，排液過剰による低髄圧をきたす.
- 体位変換やベッドアップなどでも頭部の位置が変化するため，頻回に 0 点および設定圧が指示に沿っているか確認が必要.

感染予防

- 脳脊髄液には糖分が多く含まれ，髄膜炎や脳膿瘍などの感染症を起こしやすい.
- ドレーン留置中は頭蓋内と外界が直接交通していることになっているため，感染予防を徹底する必要がある.
- ドレナージ回路はすべて無菌操作で扱う.
- チューブの刺入部は清潔を保持し，感染源を遮断する.
- 三方活栓などの接続のゆるみやフィルター汚染がないか確認する.

観察のポイント

- ドレーンの挿入の長さ，挿入部位のマーキング，外耳孔から指示された高さに設定されているか経時的に確認する.
- 髄液排液量，意識レベル，瞳孔所見や麻痺変化を確認する.
- ドレーンと排液バッグの接続を確認する.
- 髄液の拍動，排液の有無を確認する.
- ・排液過多：頭蓋内圧低下，頭痛，頭蓋内出血，脳

ヘルニア.

・排液過少：水頭症の悪化，頭蓋内圧亢進症状（頭痛，悪心，バイタルサインの変化に注意）.

・拍動消失：ドレーンの閉塞，屈曲や脳室縮小による排液減少.

● 排液の性状を確認する.

・くも膜下出血や脳室内出血では血性排液.

・くも膜下出血の術後から色調は血性→淡血性→淡々血性→キサントクロミー（黄色調）となる.

・約3週間で無色透明になる.

・通常排液：無色透明，空気混入・浮遊物なし.

● 排液バッグの交換は清潔動作で行う.

● 刺入部からのもれを認めたときは，感染の機会が増えるため医師に報告し，早めに消毒などの処置を行う.

● ベッドアップやベッドダウン，食事や吸引時，移送時は排液逆流防止や急激な髄液排出の危険があるため，必ずドレーン患者に近いほうからクランプする.

・ワンタッチ式のクランプが接続されていない回路の場合はプラスチック製鉗子を用いる. 鉗子の重みで引っ張られないよう注意が必要.

フィルター管理

● サイフォン部のエアフィルター（**図4**①）や排液バッグのエアフィルター（**図5**②）が濡れて閉塞するとサイフォン効果により過剰に脳脊髄液が排出されるオーバードレナージとなり，低髄圧症候群を引き起こす危険性があるため，ドレナージ回路の管理には細心の注意が必要である.

・体位変換や吸引等のときは，**図4**③の2か所クランプが必要.

・ベッド移動などの際に，ドレナージ回路を架台（シラスコン®回路用ラックⅢ等）から外す必要が

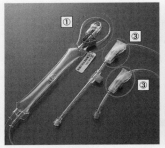

**図4◆サイフォン部のエアフィル
ター（シラスコン®脳室ドレ
ナージ回路［775N］）**
写真提供：株式会社カネカメディックス

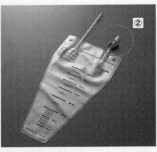

**図5◆排液バッグのエアフィルター
（シラスコン®排液バッグ）**
写真提供：株式会社カネカメディックス

　　　　あるときは，エアフィルター**図4**①と，**図5**②
　　　　を濡らさないよう排液後，クランプする必要が
　　　　ある．
　　・開放時には0点を設定したのちに，患者から遠
　　　　いほうからクランプを解除する．
　　●再度開放する際，ドレナージ回路のクランプ2
　　　　か所のみを開放し，エアフィルターのクランプ
　　　　を開放し忘れたために，オーバードレナージと
　　　　なり頭蓋内出血を誘引した症例が増加している．

◆参考文献
1) 末廣栄一：脳室ドレナージ．すぐに役立つ脳神経外科救
急ハンドブック，改訂2版（日本脳神経外科救急学会編）．
p67-69，メディカ出版，2015

Memo

脳槽ドレナージ

目的

* くも膜下出血後，くも膜下腔にたまった血腫を髄液とともに排出することにより，脳血管攣縮を予防・軽減する（図6）．
* 頭蓋内圧のコントロール．
* 排液性状の観察．

必要物品

脳槽ドレナージセット，目盛り表付き点滴スタンド・ポインター，局所麻酔薬，局所麻酔薬用 10mL シリンジ・23G 針，排液バッグ，排液バッグ固定用ハンガー，固定用テープ（透明ドレッシング材，絆創膏テープ），処置用シーツ，ガウン，滅菌手袋，滅菌穴あきシーツ，消毒用綿球，イソジン®液，無影灯，サージカルクリッパー（刺入部除毛用）

その他の必要物品など

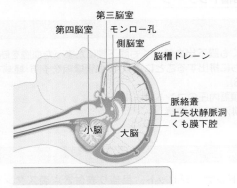

■ ：脳脊髄液貯留部位

図6 ◆脳槽ドレナージの留置

ケアの実際

● 脳室ドレーンと同様の管理を行う.
● 血腫を排出するために脳槽から髄液を流出させることが重要で, 通常, 脳槽ドレーンは脳室ドレーンより設定圧を低く管理する.

観察のポイント

● 脳室ドレーンと同様の観察を行う.

排液量の確認…………………………………

● くも膜下出血の分解産物を排出する目的で灌流が行われている場合は, 排液量は灌流量より多くなくてはならない.
● 灌流量より排液量が少ない場合は, 分解産物が頭蓋内に残り頭蓋内圧亢進症状が起こる.

排液性状の確認…………………………………

● くも膜下出血の術後に留置されることが多いため, 排液量や性状は通常, 淡血性, 以降徐々に淡々血性等に薄くなっていく.

スパイナル（脊椎）ドレナージ

目的

＊ 脳血管攣縮の予防.
＊ 頭蓋内圧の調整.

必要物品

スパイナルドレナージキット，局所麻酔薬，局所麻酔薬
用 10mL シリンジ・23G 針，髄液採取用シリンジ，排液
バッグ，排液バッグ固定用ハンガー，固定用テープ，処
置用シーツ，ガウン，滅菌手袋，滅菌穴あきシーツ，消
毒用綿球，イソジン®液，無影灯，検体提出用滅菌スピッ
ツ

その他の必要物品など

....

....

....

....

禁忌••
● 頭蓋内圧が上昇している場合（腰椎くも膜下腔ま
　で挿入するため，脳室〜腰椎くも膜下腔までの髄
　液の交通にブロックがないことが前提である）.
● 非交通性水頭症（脳腫瘍，小脳出血などで脳脊髄
　液の通過障害がある状態）.

ケアの実際

● 挿入部位（第 3 〜 4 または第 4 〜 5 腰椎間）を
　露出し，挿入部以外は保温する.

217

- ・挿入経路：第4〜5腰椎間→腰椎→腰椎くも膜下腔.
- ● 側臥位にし，介助者は下肢と肩をもち，患者自身に臍を見るように背中を丸めながら体位を保持してもらう.
- ・局所麻酔時や穿刺時等，患者が集中して最適体位がとれ，体動しないようにして協力を促す.
- ● ドレーンの固定方法，挿入の長さを確認し，ドレーンと排液バッグの接続部の汚染に注意する.
- ・ドレーンの固定方法：ドレーン抜去予防のため直径5cm程度のループをつくり，フィルムドレッシング材で固定する.
- ・残りのチューブは脊柱に沿って頸部でドレーンを肩まで沿わせる固定法と，側腹部まで沿わせて固定する方法がある（**図7**）.
  - →チューブは細く，かつ腰部に挿入されており，体動に影響しないように固定する.
- ● 0点（基準点）の設定を挿入部位または外耳孔とする.

ドレーンの圧設定法

- ● 脳室ドレーンに準じる.
- ● 設定圧（高さを何cmの高さに保持するか）を医師に確認し，設定する.

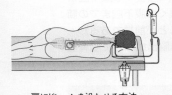
肩にドレーンを沿わせる方法

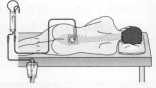
側腹部にドレーンを沿わせる方法

図7 ◆腰椎ドレナージの固定

● 脳室ドレーンと同様の観察が必要.

ドレーン管理

● くも膜下腔に挿入されているドレーンは細く, 閉塞しやすいため, 閉塞の有無を確認する.

排液管理

● 通常量：髄液総量 100mL/4 時間以下, 約 500mL/ 日.

● 性状：通常, 無色透明.

・くも膜下出血の場合, 血性やキサントクロミー（黄色調）を呈する.

・キサントクロミーの場合は, 高度の蛋白質増加を示している.

・白濁している場合, 多数の白血球が混入しており, 髄膜炎の可能性が高い.

・結核性髄膜炎の場合, フィブリンの混入は結核性.

　→脳圧, バイタルサイン, 意識レベル, 瞳孔所見を確認.

　→後頸部痛や項部硬直, 嘔吐などの有無を観察し, 医師に報告し, 髄液検体提出の必要性を確認する.

◆引用・参考文献

1) 佐藤憲明編：ドレーン・チューブ管理＆ケアガイド. p56-59, 中山書店, 2014
2) 窪田敬一編：ドレーン・カテーテル・チューブ管理完全ガイド. p49-51, 照林社, 2015

Memo

術後ケア
④自然流出式ドレナージの管理（硬膜下，硬膜外，皮下）

＊ 硬膜下，硬膜外，皮下など頭部の閉鎖空間に貯留した血液，浸出液，脳脊髄液などを排出することにより，脳の圧迫および感染などの合併症や硬膜外血腫形成を予防する．

概要

自然流出式ドレナージとは ･････････････････

● 硬膜下，硬膜外，皮下など頭部の閉鎖空間（**図1**）に貯留した血液，浸出液，脳脊髄液などを排出する方法である．

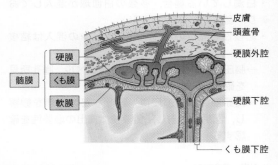

右側ラベル：
- 皮膚
- 頭蓋骨
- 硬膜外腔
- 硬膜下腔
- くも膜下腔

左側ラベル：
- 硬膜
- 髄膜 ｛ くも膜
- 軟膜

図1 ◆髄膜の構造

● 貯留液の排出により，脳の圧迫および感染などの合併症や硬膜外血腫形成を予防する．
● 大気圧に開放しない閉鎖式ドレーン回路を使用することから閉鎖式ドレナージともよばれる．
● 自然流出式ドレナージ（シラスコン®硬膜下ドレナージ）の構造を**図2**に示す．

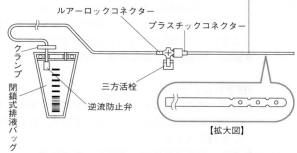

硬膜下ドレナージカテーテル

ルアーロックコネクター

プラスチックコネクター

クランプ

三方活栓

閉鎖式排液バッグ

逆流防止弁

【拡大図】

図2◆自然流出式ドレナージ（シラスコン®硬膜下ドレナージ）の構造
（シラスコン®硬膜下ドレナージ添付文書，株式会社カネカメディックスより引用）

● 脳室ドレナージなどと異なり，頭蓋内圧のコントロールを目的としないドレナージであるため，ドレーン回路には流出圧設定を行うパーツはない．

● 過剰な陰圧は脳脊髄液漏出（リーク）の誘因となるため，ベッド上の頭の高さに固定して自然に流出させる．

● 通常，血液，浸出液，脳脊髄液の排出は数日で終わるため，術翌日以降に，CT検査により血腫の形成がないことを確認した後，抜去することが多い．

種類 ・・・・・・・・・・・・・・・・・・・・・・・・・・・・・・・・・・・・・・・

〈硬膜下ドレナージ〉

● **目的**：硬膜とくも膜のあいだにドレーンを挿入し，術後，硬膜下に貯留した血液を排出し，血腫で圧迫された脳を元の状態に戻す．

● **適応**：急性・慢性硬膜下血腫．

〈硬膜外ドレナージ〉

● **目的**：頭蓋骨と硬膜のあいだに空間はないが，開頭術の際に隙間ができる．また，外減圧術では頭

蓋骨を一部はずしたままとするため，皮膚と硬膜
のあいだに隙間ができる．術後，これらの空間に
貯留した血液，浸出液，脳脊髄液などを排出する
ことにより硬膜外血腫の形成を予防する．
- **適応**：開頭術，外減圧術後，硬膜外血腫．

〈皮下ドレナージ〉
- **目的**：頭皮と頭蓋骨のあいだに留置し，術後，皮
下や硬膜外腔に貯留した血液，浸出液，脳脊髄液
などを排出する．
- **適応**：頭蓋骨形成術，開頭術，外減圧術．

- 各種のドレナージの挿入部位を**図3**に示す．

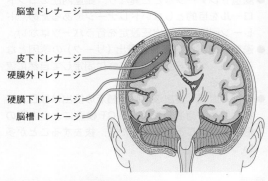

脳室ドレナージ
皮下ドレナージ
硬膜外ドレナージ
硬膜下ドレナージ
脳槽ドレナージ

図3◆ドレナージの挿入部位

ケアのポイント

ドレーンの管理 ……………………………
- 誤抜去が起こらないように，ドレーンチューブは
手術用糸（2-0絹糸など）で頭皮にしっかりと固
定する．
- 貯留液の過剰な排出を防ぐため，排液バッグは頭
の高さより低くならないようにベッド上に固定す
る．

- 排液バッグの落下により出血リスクが高まるため，コッヘルやクリップでシーツと排液バッグを挟んでしっかりと固定し，さらにテープなどで補強を行い，落下することがないよう十分に注意を払う.
- 固定が完了したら，チューブの屈曲や圧迫の有無，接続部の確認などを行った後，三方活栓を開放し，排液を開始する.
- 排液量の確認はバッグを水平にして行う．増加した量がわかるように油性ペンなどでバッグの目盛りに印をつけ，確認した時間も忘れずに記入しておく.
- 勤務交代の際には，必ず前勤務者と２人で，①創部汚染の有無，②ドレーンの固定（テープ固定部から引き抜かれていないか），③クランプの開放確認，④ドレーンルートの観察（接続，屈曲，破損，閉塞，エアフィルター付きの場合はフィルター汚染の有無），⑤排液バッグの固定状態などの確認を行う.

移送時および体位変換時

- 固定位置が頭の高さと同じであればクランプの必要はないが，エアフィルター付きドレーンを使用している場合は，フィルター汚染を防ぐためクランプをする.
- 体位変換を行う際は，必ずドレーンの固定具（コッヘル，クリップ，テープなど）をはずし，はずれていることを医師，看護師で相互に声をかけ合って確認する.
- 検査移動の際はドレーンをビニール袋などに入れ，患者の身体から離れないよう目視で確認しながら移動する.
- クランプ後は必ず開放していることを確認する.

異常時の対応 ‥‥‥‥‥‥‥‥‥‥‥‥‥

●以下に示す異常が発生したときは，患者の意識レベルの低下がないか，バイタルサインの異常がないかを必ず確認し，ただちに医師に報告する．

〈硬膜外・皮下ドレナージ〉

●はじめ血性である排液は，数時間後には淡血性（髄液様）となり徐々に排液量が減少していくが，血性が持続し排液量が増加した場合（毎時 20 ～ 30mL 以上）は，後出血の可能性がある．後出血が起こりやすいとされる術後 6 時間以内は細心の注意を払って観察する．

●排液量が急激に減少または排液が急に止まった場合は，ドレーン閉塞の可能性がある．医師の指示に従いミルキング（しごき）を行って排出を促すことがある．また，排液量の減少とともに患者に意識障害などの症状の悪化が認められたときは，閉塞に伴う血腫形成などの後出血の可能性があるため，ただちに医師に報告する．

〈硬膜下ドレナージ〉

●医師の観察指示より排液量が多くなった場合は，ドレーンをクランプする必要があるか医師に確認する．

〈ドレーンの破損，自己抜去〉

●患者の麻酔覚醒が不十分または原疾患による意識障害が持続している場合，ドレーンの自己抜去のリスクが高まるため十分に注意する．万が一，ドレーンの破損，自己抜去が起こったときは，ただちにガーゼで創部の清潔を保ち，ドレーンの保存を行うとともに先端部や長さを医師に確認し，その後の指示に従い患者の状態に変化がないか注意深く観察する．

ドレーンの抜去 ……………………………………

● 通常，術翌日以降に，CT 検査により血腫の形成がないことを確認し，十分な消毒を行った後，ドレーンを抜去する．

● 抜去後は，頭皮に開いた刺入孔をステープラー針または縫合糸にて結紮し閉鎖する．

● 抜去直後は頭皮の閉鎖が不完全であり髄液が漏出することがあるため，ガーゼ汚染による感染には十分に注意する．

● 閉鎖後に髄液の貯留が起こることがあるため，十分に注意して観察する．

◆**引用・参考文献**
1) 吉野肇一編：完全対応ドレーン・カテーテル管理．JNN スペシャル，No.77，医学書院，2005
2) 窪田敬一編著：ドレーン・カテーテル・チューブ管理完全ガイド，照林社，2015

Memo

術後ケア
⑤シャント管理

目的

* 術後の感染を防ぎ，シャント圧が正常に保たれ日常生活がスムーズに送れるようにする.

概要

- シャント手術が必要となる疾患は水頭症であり，水頭症には交通性水頭症と非交通性水頭症がある.
- ・交通性水頭症：髄液の吸収障害で，脳内の髄液が異常に多くなり，脳室とくも膜下腔が拡大した状態. 髄液圧は正常である.
   →代表的な疾患：頭部外傷やくも膜下出血など.
- ・非交通性水頭症：腫瘍や血腫により髄液の流れが遮断された状態で，脳室内は拡大し，頭蓋内圧が亢進した状態.
   →代表的な疾患：脳内血腫や腫瘍，先天性疾患など.
- 水頭症の治療は，脳室内や頭蓋内に多く貯留している髄液を体外に排出することが必要である. その1つがシャント術（**図1**）で，以下のようなものがある.
- ・脳室・腹腔シャント術（V-P シャント）
- ・脳室・心房シャント術（V-A シャント）
- ・腰椎・腹腔シャント術（L-P シャント）
- 通常は V-P シャント術が用いられる.
- ・腹腔内になんらかの異常や疾患がある場合は，V-A シャント選択されることがある.
- ・V-P シャント術において髄液の量，圧を調整するためのバルブは，用途により2種類ある.
   →①圧が固定されたバルブ，②体外から専用の磁

石を用いて調整できるバルブ.

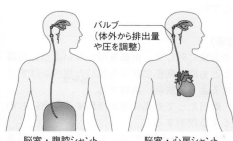

脳室・腹腔シャント　　　　脳室・心房シャント　　　　腰椎・腹腔シャント
（V-P シャント）　　　　　（V-A シャント）　　　　　（L-P シャント）

図1 ◆水頭症に対するシャント術　　　　　　　　　文献1) p169 より引用

ケアの実際と観察のポイント

● シャント術後の看護においては, ①術後感染, ②シャント不全 (閉塞や断裂など), ③髄液が多く流れる可能性 (シャントバルブの圧異常による) などの問題が考えられる.

術後感染‥‥‥‥‥‥‥‥‥‥‥‥‥‥‥‥‥‥‥‥‥

● 創部の観察を行い, 創部の清潔保持に努め感染を防止する.

〈観察点〉

● 創痛の有無, 創部の状態・発赤や熱感の有無・滲出液の有無, 滲出液の量, 性状, においの有無, 検査データ・バイタルサインに異常がないか, 項部硬直の有無など.

〈術後ケア〉

● 術後の創部処置時は無菌操作で処置の介助を行うとともに, 医師の指示のもと抗菌薬を確実に投与する.
● 術後, 一過性の体温上昇に伴う不快感の軽減に努

め, 医師の指示に基づいて解熱鎮痛薬投与を必要に応じて行う.

〈術後指導〉

● 患者や家族に対して, 創部を触らないように指導するとともに, 創部に異常を感じた場合にはすぐ知らせるように説明, 指導する.

● 術後, 数日たっても高体温が持続する場合にも知らせるよう説明する.

● 髄膜炎もシャント感染の要因となるため, 髄膜炎症状についても常に観察する.

・感染した場合は, シャントバルブを早期に除去する手術が必要で, 感染徴候が消失しなければ再挿入も長期的に困難となる. そのため腰椎からの髄液ドレナージが必要となる.

・シャント部位により, 腹膜炎や敗血症へと移行する危険性がある.

感染徴候についてのポイント

● V-P の場合はシャントチューブ先の腹部に硬結がみられる.

● チューブの位置に発赤がみられる.

これらは感染を示している可能性があるので, 創部だけではなく観察しよう!

シャント不全

● 意識レベルや自覚症状の有無, バイタルサインなどを観察し, シャント不全の早期発見に努める.

〈観察点〉

● 水頭症症状出現の有無 (認知機能低下, 歩行障害, 失禁, 複視, 血圧上昇など), 意識レベル, 瞳孔の左右差の有無・対光反射の有無, 嘔気, 嘔吐の

有無，麻痺出現の有無・麻痺悪化の有無．

・シャント機能不全により，頭蓋内圧亢進症状が出現する可能性が高く，生命にかかわる状態になりうることを理解しておく．

〈術後ケア〉

● 自覚症状出現時や通常と異なる行動がみられたとき，意識レベルやバイタルサインに異常を感じた場合にはすぐに医師へ報告し，CT検査などを受けられるように準備する．

〈術後指導〉

● 患者や家族に症状について説明し，異常を感じたらすぐに知らせるように指導する．

髄液が多く流れる可能性

〈観察点〉

● 低髄圧症状の観察（頭痛，めまい，耳鳴り，倦怠感など自覚症状の有無）．

・低髄圧が持続することで硬膜下出血の可能性が高いことを把握しておく．

〈術後ケア〉

● ベッドアップや離床時に低髄圧症状が出現しやすいため，症状の早期発見に努める．

● 異常を感じたら，医師にシャント圧計測を依頼する．

〈術後指導〉

● 患者や家族に低髄圧症状について説明し，症状出現時にはすぐに知らせるように指導する．

早期リハビリテーション

● 術後は離床が遅れがちになるため，創部の状態が問題なく，医師から許可が出たら早期にADL拡

大に向けた援助を行う.
- 臥床期間が長い場合には筋力の低下や関節の拘縮も考えられ，術後早期に自動運動や他動運動を行い予防に努める.
- 離床時には，低髄圧症状やバイタルサインの変動に注意するとともに，転倒しやすい状態であることを常に念頭において介助する.

シャント術後の退院指導

- 感染徴候には，高体温や創痛の出現，創部の発赤，膿性の滲出液などがあることを説明する.
- 創部の清潔保持に努め，創部に強い刺激を与えないようにし，異常を感じた場合には医療機関を受診するように指導する.
- 日々のかかわりのなかで常に患者の状態を把握し，自覚症状の有無や水頭症症状（歩行困難や尿失禁，認知機能低下，意識レベルの低下など）の出現に注意し，出現時には早期に医療機関を受診するように指導する.
- V-P シャント術後は，便秘によりシャントチューブから髄液の流れが悪くなる可能性があるため，排便コントロールを行うように指導する.
- 身の回りにある強い磁石によりシャントバルブ圧が変わることがあることを説明する（磁気を発する治療器や枕，ネックレス，ブレスレットなど）.
- 医療機関受診時には，シャントバルブが体内に挿入されていることを伝え，とくに MRI 検査後にはシャント圧の確認と調整を依頼するように説明する.

◆引用・参考文献
1) 落合慈之監：脳神経疾患ビジュアルブック. 学研メディカル秀潤社，2009
2) 道又元裕監：見てわかる脳神経ケア—看護手順と疾患ガイド. p164-167，照林社，2012
3) 竹内登美子編著：高齢者と成人の周手術期看護4 脳神経

疾患で手術を受ける患者の看護. p157-170, 医歯薬出版, 2003

4) 小林繁樹編：新看護観察のキーポイントシリーズ 脳神経外科. p191-197, 中央法規出版, 2011

5) 若林俊彦監：脳神経外科レジデントマニュアル, p307-311, 医学書院, 2016

6) 山田和雄ほか編：脳神経外科ナーシングプラクティス. p126-127, 文光堂, 2002

7) 関野宏明ほか監：Nursing Selection ⑥ 脳・神経疾患. p357-358, 508-509, 学研メディカル秀潤社, 2002

術後ケア

Memo

....

....

....

....

....

....

....

....

....

....

....

....

....

....

術後ケア
⑥体位管理

目的

* 脳灌流圧の維持.
* 呼吸器合併症の予防, 機能的残気量の低下防止.
* 褥瘡, 関節拘縮の予防.
* 安楽の確保.

ケアの実際

開頭術後の体位……………………………………
〈基本体位〉
● ベッドの挙上高さによって頭蓋内圧は変動する.
● 一定の脳灌流圧を維持するために基本体位は"頭部30度挙上"を常に維持する必要がある(**図1**).
● 頸部の屈曲は静脈還流を妨げるので, 注意することが大切なので, 上体を挙上させる.

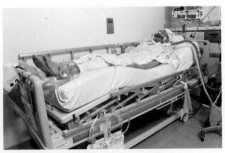

図1 ◆頭部の30度挙上　　　文献1) p230 より引用

〈体位変換〉
● 医師の安静度指示の確認をする.
● 全身状態の確認をして, 体位変換が可能かアセス

メントする（バイタルサイン，ドレーン排液，呼吸状態，意識レベルなど）．
- 患者に体位変換を行うことを説明する．
- 疼痛がある場合は，事前に鎮痛薬の使用を考慮する．
- 体位変換後は身体の下にライン，挿管チューブ，ドレーン類などがないことを確認，テンションがかからないように注意する．
- 体位変換は，2時間ごとを目安として実施する．
・脳室・脳槽ドレーンなどが挿入されている場合：頭部挙上の高さにより脳圧が変動するため，ベッド・身体を動かす前に必ずドレーンをクランプし，移動後はクランプを外したことを確認する．
- 良肢位を保持する．
- クッションを用いて安楽な体位を保持する．
- ライン，ドレーン類が下敷きにならないように注意する．
- ベッドアップ，ダウンすることで摩擦が生じ，皮膚トラブルの原因になるため，背抜きなどを行い圧迫・ずれを解除する．
- 体位変換を行ったことでの合併症の有無を確認する（循環・呼吸・意識レベルなど）．
・脳室・脳槽ドレーンなどが挿入されている場合：体位変換が終わったら，基準点を確認後調整し，ドレーンなどに問題がなければクランプを解除する．
　→脳室・脳槽ドレーンの基準点（0点）は基本的にモンロー孔の位置となる．施設によって異なることもあるが，外耳孔を位置基準点として調整する．
- クランプ解除後に拍動の確認をする．

〈合併症〉
- **表1**に体位変換によって起こりうる合併症を示す．

表1 ◆体位変換によって起こりうる合併症

循環	血圧・脈拍の変動，不整脈の出現，圧迫による血流障害
呼吸	呼吸状態の変化（パターン / リズム），酸素化の低下，分泌物による換気障害
ルート類	ルート類の閉塞 / 抜去 / 屈曲，挿管・気管チューブの屈曲 / 固定のずれ / 抜去
その他	意識レベルの低下，皮膚トラブルの形成，疼痛・苦痛の出現 / 増悪

基本良肢位

● **図2** に基本良肢位を示す．

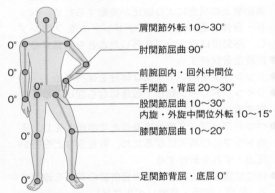

肩関節外転 10〜30°
肘関節屈曲 90°
前腕回内・回外中間位
手関節・背屈 20〜30°
股関節屈曲 10〜30°
内旋・外旋中間位外転 10〜15°
膝関節屈曲 10〜20°
足関節背屈・底屈 0°

図2 ◆基本良肢位

体位の種類

〈仰臥位〉

● 循環変動が少ない．
● 腹腔内臓器の横隔膜への圧迫により，機能的残気量の減少 / 無気肺に陥りやすい．

[ポイント]（図3）

● 枕を挿入して頸部の屈曲 / 伸展を防ぐ（静脈還流維持のため）．
● 肩〜肘関節部にクッションを置くことで，肩関節の内転予防 / 胸郭可動域の補助となる．
● 大腿 / 膝関節部にクッションを置くことで，腓骨

神経麻痺 / 膝関節の拘縮予防
につながる.

● 足底にクッションを入れて踵
部を浮かせることで, 尖足予
防 / 踵部の圧迫予防となる.

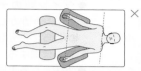

〈ファーラー位〉

● 頭部を挙上することで誤嚥 /
人工呼吸器関連肺炎の予防と
なる.

図 3 ◆仰臥位の確認ポイント

● 腹腔内臓器の圧迫を軽減す
ることで, 機能的残気量の
増加につながる.

● 頭部を挙上することで, 循
環変動のリスクがある.

● 60度以上挙上することで,
仙骨部に圧迫がかかるため
褥瘡が発生しやすい.

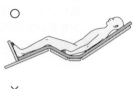

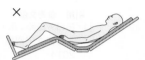

● ベッドの屈曲点と腰椎の位
置がずれないようにする.

図 4 ◆ファーラー位の確認ポイント

● 足底板に足底をつける.

[ポイント]

● 前腕の下, 膝関節部後面にクッションを入れる.

● 下肢挙上をしてから頭部を挙上させることで, 体
幹がずり落ちるのを予防する (**図 4**).

● 必要に応じて頸部, 肩関節部にクッションを入れ
て安定させる.

〈側臥位〉

● 無気肺の側を上にすることで無気肺の解除や酸素
化の改善が期待できる.

● 体位ドレナージを行うことで分泌物を取りやすく
できる.

● 下側は無気肺となりやすく, 胸水 / 肺塞栓症があ

る場合は酸素化増悪の可能性がある.

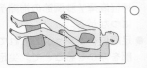

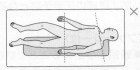

図5 ◆側臥位の確認ポイント

[ポイント]（図5）

● ライン類のテンションがかからないように十分な長さを確保する.

● 下側となる上肢は身体の下敷きにならないように前方に引き，上側の上肢はクッションを置いて肩関節の内旋/外旋を予防する.

● 下肢は膝関節で圧迫されないようにクッションを挟む.

◆引用・参考文献
1) 田口芳雄監：脳・神経ビジュアルナーシング―見てできる臨床ケア図鑑. p227-236, 学研メディカル秀潤社, 2014
2) 道又元裕監：見てわかる脳神経ケア―看護手順と疾患ガイド. p52-55, 照林社, 2012
3) 森田明夫編：これだけは知っておきたい 脳神経外科ナーシングQ&A, 第2版. ナーシングケアQ&A (52): 20, 2014
4) 露木菜緒監：ICU3年目ナースのノート―若手の視点でまとめたノートに認定ナースが実践的なアドバイス, 改訂増強版. p221-231, 日総研出版, 2017

Memo

....

....

....

....

術後ケア
⑦排泄管理

目的

* 脳神経外科領域では，術後，長期のベッド上安静に伴う床上排泄により便秘になることが多く，怒責をかけることで頭蓋内圧の亢進が起こらないよう排泄コントロールによって予防する．
* 尿道留置カテーテル挿入による尿路感染症を予防する．

ケアの実際

なぜ排泄管理が必要なのか？……………………
- 脳神経外科領域では，術後，患者は長期のベッド上安静のため床上排泄となることが多い．
- そのため，①尿意や便意を我慢する，②便秘となりやすく怒責をかけてしまう，③血圧コントロールを目的としたカルシウム拮抗薬（ニカルジピン®）の使用による腸蠕動運動の低下などを原因として，腹腔内圧の上昇→脳の静脈還流の低下→頭蓋内圧の亢進が起こることがある．これらを予防するために十分な排泄管理が必要となる．

排便コントロールの解決策…………………………
- メトクロプラミド（プリンペラン®）やパンテノール（パントール®）輸液．
- 緩下剤（マグミット®，大建中湯）や下剤（センナリド®，ラキソベロン®）内服．
- グリセリン浣腸は腹腔内圧を上げ，排便時の急な血圧低下きたしやすいため推奨はできない．したがって，ビサコジル（テレミンソフト®坐薬）などを用いるとよい．
- 患者に怒責をかけることによる危険性を説明し，

理解を得る.
- 羞恥心への配慮も必要.
- 脳神経外科領域では, 術後, 高浸透圧利尿薬によって頭蓋内圧亢進症状を治療するため厳密な水分管理が必要であり, 尿道カテーテルの留置が必須である.
- 院内感染症の約40%は尿路感染症といわれており[1], 30日間継続して尿道カテーテルを留置していると100%感染を起こすとされているため[1], 予防が重要である.

尿路感染予防のポイント

- 蓄尿バッグを床につけない.
- 尿を管の中で停留させない.
- 清潔操作で挿入し, 閉鎖システム管理を行う (採尿はポートから).
- 挿入部を石けん洗浄する.
- 尿を廃棄するときに排尿口にほかのものが触れないようにする.
- 厳密な水分管理が不要になった場合は早期に抜去する.

神経因性膀胱

- 脳血管疾患, 脳腫瘍, 脊髄損傷などに伴う中枢神経障害, 末梢神経障害により起こる下部尿路機能の障害 (蓄尿・排尿障害) を神経因性膀胱という.
- 尿がたまると, 膀胱壁の伸展刺激が脊髄を介して大脳皮質に伝わり尿意が生じる. すると, 脳幹にある橋排尿中枢 (PMC) の抑制が解除され, 排尿を促す刺激が脊髄を介して膀胱に伝わり尿が排出される. これを排尿反射という.
- 以下のように障害部位により症状が異なる (図1).
- ① PMCより上位の障害:過活動膀胱となり, 蓄尿

障害（頻尿，尿意切迫）を呈することが多い.

②PMC の障害：両側性に障害されると，排尿障害（排尿困難，残尿）を呈することが多い.

③PMC と仙髄のあいだの障害：完全な脊髄損傷では，急性期：尿閉，慢性期：反射性尿失禁（尿意を伴わない突然の失禁），排尿筋括約筋協調不全がみられる. 障害部位により症状に差が認められる.

④仙髄または末梢神経（骨盤神経）の障害：排尿反射が起こらないため，排尿障害を呈する.

・症状に応じて，失禁ケアや間欠的導尿などを必要とする患者がいる.

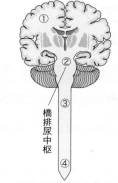

橋排尿中枢

図1 ◆障害部位による症状の違い

◆**引用・参考文献**
1) 満田年宏訳：カテーテル関連尿路感染予防のための CDC ガイドライン 2009. ヴァンメディカル，2010
2) 医療情報科学研究所編：病気がみえる vol.7 脳・神経. p210，メディックメディア，2011

Memo

239

術後ケア

⑧体液管理

目的

* 体液量と体液内容を正常に保つことで，生体の恒常性を維持する．
* 脳疾患の治療に合わせて，体液を変化させる．

- ヒトは，体重の約60％が水分から成り立っている．この水分は，細胞外に1/3（血管内に体重の5％，間質に体重の15％），細胞内に2/3（体重の40％）が分布する．
- 細胞，血管，両者のあいだを埋める間質を，体液区画という．
- 細胞内液とは，細胞内に存在する水のことである．
- 細胞外液とは，細胞外に存在する水のことである．
- 間質液とは，細胞と血管のあいだに存在する水のことである．
- 血管内液（血漿）とは，血管内に存在する水のことである．
- 循環血液量とは，血管内に存在する血液量のことで，血漿に赤血球や白血球などの細胞成分などを加えたもののことである．
- 輸液は，体液区画のどの部分に水を補給しようとしているのかを考え，輸液の種類を選択することが重要である（**図1**）．
- 一般的な輸液の種類と特徴を**表1**に示す．
- 水分出納は，以下の式によって求められる．
  水分出納＝（摂取した水の量＋代謝水）－（尿量＋不感蒸泄＋便中水分）
- 代謝水とは，食物から得られた栄養素が酸化されるときに生じる水で，約300mL/日とされる．

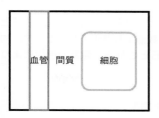
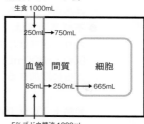

体液区画イメージ

輸液中イメージ例

生食 1000mL

250mL → 750mL

5%ブドウ糖液 1000mL

85mL → 250mL → 665mL

図1 ◆体液区画と輸液中のイメージ

表1 ◆薬剤の種類と特徴

種類	適応	作用機序	注意点
開始液 (ソルデム®1)	腎機能障害, 病態が不明なときなど	輸血の代用, 血液の希釈, 膠質浸透圧を保つときなど	心不全, 高血糖, アシドーシス
維持液 (ソルデム®3A)	日常の管理でもっとも基本となる. 成人で1日に必要な水分と電解質は2000mLで十分	投与量の約1/10が血管内に, 残りは間質と細胞内へ入る	高カリウム血症, 心不全, 高血糖
細胞外液 (ソリューゲン®F)	手術中や脱水時の補正	投与量の約1/4が血管内に, 残りは間質へ入る	心不全, 高カリウム血症, 浸透圧性脱髄症候群(ODS)
生理食塩液 (大塚生食注)	カリウムがフリーのため, 初期輸液の選択肢の1つ	投与量の約1/4が血管内に, 残りは間質へ入る	心不全, アシドーシス, 浸透圧性脱髄症候群(ODS)
5%ブドウ糖液 (大塚糖液5%)	水分とブドウ糖のみからなり, ナトリウムの負荷がかからない	投与量の1/12が血管内に, 残りは間質と細胞内に入る	細胞浮腫(脳浮腫など), 高血糖, 低カリウム血症
代用血漿製剤 (ボルベン®) 血漿分画製剤 (アルブミナー®)	輸血の代用, 血液の希釈, 膠質浸透圧を保つときなど	アルブミナー®5%・ボルベン®: ほとんどが血管内にとどまるアルブミナー®25%: 投与量の5倍の循環血液量増加	心不全, 感染症

食事をまったく摂らない状態でも約200mL/日はあるとされる.

● 不感蒸泄量は, **成人では最低0.5mL/kg/時**とされ, 通常はこの数値より若干多めにとって, 約800〜900mL/日とされる. 発熱や手術によりさらに増加する.

発熱＋1℃→15％増加

手術┬小手術　0〜　2mL/kg/h

　　├胸部　　2〜　5mL/kg/h

　　└腹部　　5〜10mL/kg/h

● 便中水分は通常便では約100〜200mL/日とされる（水分出納では省略される）. 下痢便・水様便・泥状便の場合は約500〜1700mL/日とされ, 1g＝1mLとする.

脳神経外科手術後における体液量異常⋯⋯⋯

● 手術浸襲による出血, 発熱, 高血糖, 腎不全, 心不全や輸液の過少・過多投与, および尿崩症やSIADHをもたらす視床下部や下垂体の機能障害によって体液量の変化が起こる.

● 脱水は, 脳灌流圧を低下させ脳循環障害を助長し, 脳損傷の増悪因子となる.

● 水中毒は脳浮腫を起こし, 致命的な頭蓋内圧亢進をきたす.

〈尿崩症〉

● 脳腫瘍やくも膜下出血などによって下垂体後葉系が障害されることで抗利尿ホルモン（バソプレシン, ADH）の合成・分泌の低下が起こり, 多尿, 口渇, 多飲などの症状を呈する疾患で, 飲水が十分でないと脱水状態となり高ナトリウム血症を引

き起こす.
- 対応：脱水症状を防ぐため水分出納を管理する（飲水量，輸液量，尿，尿比重を１時間ごとに測定）．口渇が生じたら十分に飲水するように促す．十分に飲水できない場合，バソプレシン（ピトレシン®）を投与して尿量をコントロールする．デスモプレシンは長時間持続する抗利尿作用を示すため，急性期の患者には投与しない.

〈抗利尿ホルモン分泌過剰症（SIADH）〉
- 下垂体後葉系の障害により抗利尿ホルモンの合成・分泌が過剰となり，体内に水分が貯まり，血液が希釈され低ナトリウム血症を引き起こす疾患である．ビンクリスチン（抗がん薬），カルバマゼピン（抗てんかん薬），イミプラミン塩酸塩（抗うつ薬）などの副作用として発症することがある.
- 対応：①原疾患の治療，②食塩を経口または非経口的に１日 200mEq 以上投与，③総水分摂取量を１日体重 kg あたり 15 〜 20mL に制限，④フロセミド（利尿薬）の投与，⑤原因薬剤の中止など.

〈中枢性塩類喪失症候群（CSWS）〉
- 脳外傷・脳外科手術・くも膜下出血で脳性ナトリウム利尿ペプチド（BNP）などの過剰分泌が起こり，ナトリウムの排泄が促進されて起こる低ナトリウム血症である．SIADH が水分貯留であるのに対し CSWS は脱水を呈するため治療法が異なる.
- 対応：ナトリウムの補充と脱水の補正を行う．フルドロコルチゾン酢酸エステル（合成鉱質コルチコイド）などを使用することもある．急激なナトリウムの補充により細胞外の浸透圧が高まることで細胞内に脱水が起こり，橋を中心に脱髄する橋

中心髄鞘崩壊症を起こすことがあるため注意する.
- 血清 Na の補正速度は,尿崩症,SIADH,いずれの場合も急性発症を除き,10mEq/L/ 日を超えないようにする(急性発症で中枢神経障害を有している場合は,12mEq/L/ 日まで許容).
- 橋中心髄鞘崩壊症(浸透圧性脱髄症候群):低 Na 血症の急速補正(浸透圧上昇)により,1 〜数日後に意識低下,嚥下障害,四肢運動障害,痙攣,呼吸障害をきたす.橋以外の部位に脱髄を生じる場合は橋外髄鞘崩壊症とよび,これらを総称して浸透圧性脱髄症候群とよぶ.

〈神経原性肺水腫〉
- 頭部外傷,くも膜下出血,脳梗塞,脳腫瘍,てんかん発作などの中枢神経疾患に伴い発症する肺水腫である.
- 中枢神経疾患が頭蓋内圧を亢進させ,交感神経系が興奮することで,左室機能不全や肺静脈収縮を起こしたり,血管透過性の亢進を起こすことが主な発症機序である.
- 脱水予防や循環血液量維持,3H 療法など重篤な病態の急性期には水分出納がプラスに傾くよう管理することが多く,呼吸状態に注意を要する.呼吸状態が保てない場合は NPPV や気管挿管による人工呼吸器管理が必要になることもある.

脳疾患・症状別の体液管理

〈脳梗塞〉
- 脱水状態になると血液の粘稠度が高くなり,これにより血流停滞が起こり血栓形成のリスクが増大するため,脳梗塞を誘発・増悪する危険性がある.
- 脳梗塞の急性期や術後は血小板凝集や凝固能が亢

進しており，病状の悪化・進行を防ぐために血液の循環をよくすることを目的として水分補正を十分に行う．

〈遅発性脳血管攣縮〉

● 遅発性脳血管攣縮による脳循環障害の改善には3H療法が有用とされているが，予防に効果があるというエビデンスは得られていない．

〈脳浮腫〉

● 種々の原因によりダメージを受けた脳は，浮腫を生じて脳圧が亢進する．
● 浸透圧利尿薬を用いて血管内の浸透圧を上昇させることで，組織間の水分を血管内に引き込むことにより頭蓋内圧を低下させる．マンニトールとグリセオールの違いを**表2**に示す．
● 反跳（リバウンド）現象：透過性が亢進した脳血管に投与後の薬液が貯留することで血管外区画（間質）の濃度勾配が高くなり，脳浮腫の悪化（間質液貯留），血管容量の減少，脳血流量の減少をきたす．

表2 ◆ マンニトールとグリセオールの違い

	効果発現までの時間	効果持続時間	反跳現象	副作用
マンニトール	投与中から	3時間	強い	急性腎不全，低ナトリウム血症，腹水，頭痛，悪心，口渇
グリセオール	1時間	6時間	弱い	乳酸アシドーシス，高ナトリウム・低カリウム血症，頭痛，悪心，口渇

◆引用・参考文献
1) 岡本和文編：輸液管理とケアQ&A −こんなとき，どうしたらよいの？−，総合医学社，2007
2) 鈴木玲子ほか編：最新輸液管理，p62-67，学研メディカル秀潤社，2007

3) 道又元裕総監修：ICU 3 年目ナースのノート，改訂増強版，p17，日総研出版，2017
4) 吉野篤緒監：パワーアップ∞脳神経外科看護のポイント282，メディカ出版，2013
5) 大井静雄編著：エキスパートナース・ハンドブック脳神経外科ケア，p199-203，照林社，2010
6) 大野博司ほか編著：看護師・研修医必携　ER・ICU の薬剤121，ver.2.0，メディカ出版，2018

Memo

....

....

....

....

....

....

....

....

....

....

....

....

....

....

術後ケア
⑨頭蓋内圧モニタリング

目的

* 頭蓋内圧（ICP）をモニタリングすることにより，頭蓋内容積の増大による頭蓋内圧亢進の状態を把握することができる．

概要

頭蓋内圧（ICP）とは······························
- 頭蓋内圧（ICP）は，脳実質＋脳血流量＋脳脊髄液（CSF）の3要素で構成されている．
- 脳実質はグリア細胞，神経細胞，細胞外液で構成される．この実質部分は大きく変化しない．容積変化のほとんどが血液と髄液である．正常ではこれらの要素が頭蓋骨に囲まれて，絶妙なバランスを保っており，通常，水銀柱圧では10mmHg，水柱圧では100〜150mmH$_2$Oとされる．ここに余分な容積として血腫や腫瘍などの占拠性病変が生じれば，頭蓋内圧は亢進する．
- 堅固で変形しない頭蓋腔という閉鎖空間においては，頭蓋内を構成する脳実質，血液，脳脊髄液の3要素を合わせた容積は常に一定に保たれている（モンロー・ケリーの法則）．ある程度までは3要素の相互作用により緩和されるが，この作用にも限界があり，これを超えるとICPは対数関数的に上昇する．

適応······························
- GCSが8点以下．
- 収縮期血圧＜90mmHg．
- CTで正中偏位，脳槽の消失などがみられる場合．

247

- バルビツレート療法や低体温療法を行う場合.
- CT 所見が正常であっても，40 歳以上や片側または両側の異常肢位（除皮質または除脳硬直）など危険因子のある例.
- 外傷性脳内出血や急性硬膜下血腫，高血圧性脳出血，脳動静脈奇形などの摘出後，くも膜下出血などでの脳浮腫，脳腫脹や再出血による ICP 亢進の続発が予測されるときは，ICP モニタリングを行う.
- 広範囲脳梗塞，低酸素脳症，Reye 症候群や脳炎，髄膜炎などで ICP 亢進が疑わしい場合は ICP モニタリングを行う.

種類
- ICP 測定には脳室カテーテル・脳室ドレナージシステムを使用する方法，脳室・脳実質あるいは硬膜下腔などに直接挿入して測定できる方法がある.

〈脳室内圧モニタリング〉
- カテーテルを側脳室に挿入する方法．頭蓋内圧を直接的に測定することができるが，感染症の危険も大きい．多量の脳脊髄液を排出できる唯一の手法である.

〈くも膜下内圧モニタリング〉
- 頭蓋前面から特殊なボルトをくも膜下腔に挿入する．ボルトが大脳に接触しないため，このモニタリング法では感染症および脳実質損傷の危険が比較的小さい.

〈硬膜外圧モニタリング〉
- 侵襲性がもっとも低く，感染症の危険ももっとも小さいモニタリング法．硬膜外腔に挿入する．他

の装置とは異なり，センサーは血液や脳組織のために閉塞するおそれがない．センサーには数種類あり，繰り返し再較正できるものもある．

〈脳実質圧モニタリング〉

● 小さなくも膜下ボルトを通じてカテーテルを挿入し，硬膜に孔を開け，カテーテルを数 cm 進めて脳の白質内に設置する．挿入後は，装置の較正を行う必要はない．実質内モニタリングは，脳室が圧縮または偏位している患者の頭蓋内圧測定に用いられることが多い．

ケアの実際

ICP 基準値

● ICP 正常値は，一般に成人：8 〜 12mmHg，小児：5 〜 10mmHg，乳児：3 〜 6mmHg とされる（横臥位安静時での腰椎穿刺による髄液圧の測定値）．

● ICP が 15mmHg を超えた場合は頭蓋内圧亢進の出現がみられ，25mmHg を超えると傾眠，40 〜 60mmHg では意識障害や呼吸・脈拍の異常，60mmHg 以上では昏睡から脳ヘルニアをきたす．

ICP モニターのゼロ設定

● 頭蓋内に留置する ICP センサーは，接続するとき大気圧下でゼロ設定を行う．ICP モニターを患者モニターに接続するときは，患者モニターのゼロ設定と較正を行う．

● また，護送などで一時的に ICP モニタリングを中断する場合は，接続時に再度ゼロ設定を行う．脳室内カテーテルによるモニタリングでは外耳孔をゼロとして液面の高さを読む（単位は cmH$_2$O であり，ICP モニターの単位 mmHg と異なるので注意が必要である）．

ICP と脳血流量（CBF）

- 脳灌流圧（CPP）＝平均動脈圧（MAP）－頭蓋内圧（ICP）である.
- 正常脳血流を維持するために必要な CPP は 50 〜 150mmHg といわれており，健常者では CPP に対する自動調節能が働いており，脳血管の拡張・収縮で CBF を一定に維持している.
- 自動調節能が障害された病態ではこの自動調節能が働かず，CBF が CPP に依存するため，CPP が CBF のパラメーターとなる. CPP は 60 〜 70mmHg を維持すれば CBF が改善するといわれ，40mmHg 以下では死亡率が上昇する.
- また，ICP が安定していても CPP が下降している場合もあり，ICP/CPP 双方およびその他のモニター値を含めてアセスメントを行う必要がある.

挿入に伴う合併症

- 感染：ICP モニタリングが長期にわたるにつれ感染の危険性が高まる. 刺入部の清潔保持に努める.
- 出血：諸文献ではその確率は数％といわれているが，挿入後より観察していく. とくに脳室ドレナージ例による大型脳内血腫の合併や，抗血小板薬投与中の症例には慎重な管理が必要.
- ドレーンタイプのセンサーでは閉塞により，モニタリング圧の変動をきたすおそれがあるため，排液量と併せて観察していく.
- 安全面：ICP モニタリングを行っている患者は，鎮静剤などの薬剤影響下や意識障害など自身で安全管理を行えない場合がある. そのため ICP モニタリングの自己抜去のおそれがあり，安全管理の査定を行っていく.

◆引用・参考文献

1) 森田明夫ほか：脳血管障害－脳動脈瘤によるくも膜下出血．脳神経外科－周術期管理のすべて，第4版（森田明夫ほか編），p43-44，メジカルビュー社，2014

2) 原岡襄：頭蓋内圧モニター．すぐに役立つ脳神経外科救急ハンドブック，改訂第2版（日本脳神経外科救急学会編），p119-124，メディカ出版，2015

3) 大澤道彦：基本的なモニタリングとケア．全科に必要な重症患者ケアQ＆A，第2版（岡本和文編），p118-119，総合医学社，2011

4) 横山欣也ほか：第4章 基本的術前術後の管理．脳神経外科レジデントマニュアル（夏目敦至ほか），p179-181，医学書院，2016

5) 荒木尚：頭蓋内圧亢進症状のメカニズムとその原因．看護技術 55（9）：10-14，2009

術後ケア

Memo

....

....

....

....

....

....

....

....

....

....

....

....

術後ケア
⑩経鼻手術後の管理

目的

* 下垂体の基礎を理解し，経鼻術後の合併症に早期に気づき術後管理が安全にできる．

ケアの実際

● 下垂体は前葉と後葉からなる（**表1**）．

表1 ◆下垂体ホルモンの種類と作用

下垂体前葉ホルモン	作用
成長ホルモン	骨や筋肉の成長
プロラクチン	乳汁の生成
甲状腺刺激ホルモン	甲状腺ホルモンの生成
副腎皮質刺激ホルモン	抗炎症作用，免疫抑制作用
性腺刺激ホルモン（卵胞刺激ホルモン・黄体形成ホルモン）	精巣や卵巣を刺激

下垂体後葉ホルモン	作用
抗利尿ホルモン（antidiuretic hormone：ADH）	水の再吸収促進
オキシトシン	乳汁分泌，子宮収縮作用

経鼻手術とは

● 鼻腔から直接内視鏡を入れ，蝶形骨洞を経由して行う手術（**図1**）．外見に手術痕は残らない．
● 腫瘍を切除したあとは，腹部（または大腿など）の皮下脂肪を腫瘍切除部に詰めて髄液鼻漏を起こさないようにする．

観察のポイント

● 経鼻術後は尿崩症と髄液鼻漏などの合併症に注意する．
● 経鼻術後の合併症には，①尿崩症，②髄液鼻漏，

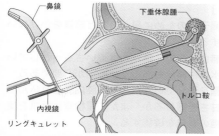

鼻鏡

下垂体腺腫

内視鏡

リングキュレット

トルコ鞍

図1 ◆経鼻的下垂体手術

③視力低下，④感染（髄膜炎）などがある.

〈尿崩症〉

● 視床下部で産生され下垂体後葉から ADH が分泌されるが，手術によって分泌が低下すると尿崩症を引き起こす.

［ポイント］

・尿量の確認.

・飲水量の確認.

・口渇.

・in-out バランス，術中を含めたバランス管理.

・尿崩症となった場合，術後はバソプレシン（ピトレシン®）を使用し，その後長期的になる際は経口薬であるデスモプレシン酢酸塩水和物口腔内崩壊錠（ミニリンメルト®）に移行する.

・尿崩症を発症することにより高ナトリウム血症となることがある.　重症化すると意識障害やけいれん発作を引き起こすことがある.

〈髄液鼻漏〉

● 鼻腔から頭蓋内が交通することにより髄液鼻漏が起こる.　また，これにより髄膜炎を起こす危険性がある.

［ポイント］

・髄液鼻漏予防のために鼻かみなど怒責をかけない
ようにする.

・髄液は無色透明で，鼻汁とは違いさらっとしてい
るが，水様性鼻汁もあるため鑑別が必要である.

・髄液は糖を含んでいるため，口腔内へ垂れ込んだ
ものに甘さを感じるか，また，尿検査試験紙を使
用して糖の有無を確認する.

〈視力低下〉

● 術中の操作により視神経を障害し，術後に視野障
害が出現することがある.

［ポイント］

・視野障害の有無の確認.

〈感染（髄膜炎）〉

● 髄液鼻漏でも述べたとおり，鼻腔と頭蓋内が交通
することにより，鼻腔の細菌が脳に入り起こる危
険性がある.

［ポイント］

・頭痛の有無.

・発熱や嘔吐の有無.

● その他の看護のポイントとして，脳神経外科術後
の患者は意識レベル，神経学的所見，麻痺の有無
（徒手筋力テスト：MMT）の確認が必要である.

◆引用・参考文献
1) 道又元裕監：見てわかる脳神経ケア―看護手順と疾患ガ
イド. p176-179，照林社，2012
2) 垣田清ほか編：新・脳神経外科エキスパートナーシング,
p106-111，南江堂，2005
3) 森田明夫編：これだけは知っておきたい 脳神経外科ナー
シング Q&A，第 2 版. p118-122，総合医学社，2014

術後ケア
⑪脊髄手術後の管理

目的

* 損傷部位・程度によって異なるその後の運動・神経機能の回復過程を理解し，残存機能の強化，リハビリテーションの促進，自立支援などを行う．

概要

脊髄
- 脊髄は脊柱管の中に納められた神経細胞の集まりで，脳とともに中枢神経を形成するものである．
- 脊髄は頸髄（C1 ～ C8），胸髄（T1 ～ T12），腰髄（L1 ～ L5），仙髄（S1 ～ S5），尾髄の５つに分かれ脊髄を保護している．上部は頭蓋を支え，下部では骨盤につながり下肢が支えている（**図1**）．

損傷部位による診断基準
- 損傷部位・程度によってその後の運動・神経機能の回復が大きく異なってくる．
- 第３頸髄以上の損傷では，四肢麻痺また呼吸に障害が生じる．自発呼吸が困難で人工呼吸器装着の可能性がある．
- 第４～８頸髄の損傷では，両上肢および両下肢麻痺を生じる．
- 第１胸髄～第３腰髄の損傷では，両下肢麻痺（対麻痺）を生じる．
- 仙髄の損傷では，膀胱，直腸，性機能に障害を生じる．

治療
- 脊髄損傷に伴う加重の増大による損傷の拡大を防

ぐため脊柱の機能再建が必要.
- 手術には,椎弓切除術,脊髄除圧術,脊椎固定術などがある.
- 頸髄損傷の場合,牽引法(保存療法)や頸椎カラー装着がある(**図2,3**).
- 腰髄損傷の場合,軟性・硬性コルセット装着がある(**図4,5**).

ケアの実際

呼吸訓練

- 残存呼吸筋の強化をし,換気能力の増大を図る.
- 深呼吸の促し,腹式呼吸訓練,体位ドレナージ,吸引介助などを行う.

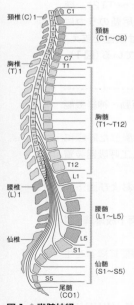

頸椎(C)1
頸髄
(C1~C8)

胸椎
(T)1

胸髄
(T1~T12)

腰椎
(L)1

腰髄
(L1~L5)

仙椎

仙髄
(S1~S5)

尾髄
(CO1)

図1 ◆脊髄神経

文献1)p241 を引用

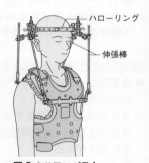

ハローリング

伸張棒

図2 ◆ハローベスト

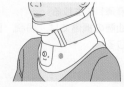

図3 ◆ソフトカラー

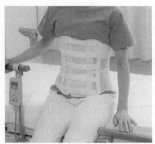

図4◆軟性コルセット

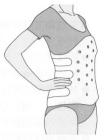

図5◆硬性コルセット

褥瘡予防

- 損傷部位固定のずれを防ぐために，頸部と体幹をひねらないように支えながら体位変換を行う．
- 褥瘡好発部位の下にクッションなどを入れて除圧を図る．
- 自力での除圧や体位変換が困難な場合は，マットレスの種類を検討する．

リハビリテーション

- 四肢の麻痺に対して，良肢位を保持，関節可動域を維持し，変形や拘縮予防をする．
- 医師，理学療法士，作業療法士と情報交換をし，患者とともに長期目標・短期目標を設定してリハビリテーションを進めていく．

排便コントロール

- イレウス予防のため，マッサージや温罨法，緩下剤を用いて排便を習慣づける．

心理面へのアプローチ

- 身体機能のみならず，社会的役割などに変化をきたす可能性も出てくるため，見守り，励まし，患者自身でより良い適応ができるよう支援する．

ケアのポイント

- 急性期では救命と全身管理に重点をおいてケアを行う.
- 慢性期では，皮膚のトラブル予防や，残存機能を維持できるようなケアを行う.
- 社会復帰に向けて患者，家族，理学療法士らの他職種と一緒にリハビリテーションの方針を考え，ケア内容調整や専門施設への転院調整を行う.
- 治療やリハビリテーションが長期にわたる可能性が高いため，患者本人や家族の心理面へのケアを行い，治療を継続していけるようなかかわりが必要である.
- 自立支援として身体障害者の申請手続きが必要な場合もあり，社会資源の活用についての情報を収集して伝える.

観察のポイント

- 自発呼吸の有無，呼吸苦の有無.
- 体温や血圧の変動の有無（自律神経障害を確認）.
- 麻痺の程度，部位，関節可動域の確認.
- 感覚.
- 感覚，しびれの有無.
- 疼痛の有無，部位.
- 頸髄や腰髄の固定状況（装具の装着状況）.
- 皮膚トラブルの有無.
- 排尿や排便状況.
- 心理面.

◆引用・参考文献
1) 落合慈之監：リハビリテーションビジュアルブック，第2版. 学研メディカル秀潤社，2016

術後出血

目的

* 術後出血は，頭蓋内圧亢進症状をきたして脳ヘルニアを起こすと生命の危機となるため，術後の出血に伴う頭蓋内圧上昇などの異常所見を早期に発見し，合併症を予防する．

観察のポイント（表1）

● 意識レベルの評価．
● バイタルサイン．
● 瞳孔所見の観察．
● 麻痺の有無・増悪．
● 頭痛，嘔気・嘔吐の有無．
● 創部の出血や腫脹．
● 痙攣の有無．
● 出血の危険因子：脳血管障害の既往，高血圧，人工透析中，抗凝固薬内服中，動脈硬化性変化など[2]．
● ドレーンや脳室ドレナージからの出血の有無．
● 脳動脈バイパス術後や血管再建術後の過灌流症候群による脳出血．

ケアの実際

● 異常が疑われた場合はただちに医師に報告する．
● 緊急時はすぐに医師に報告し，CT検査に備える．
● 頭蓋内圧を上昇させないために，静脈圧上昇を小さくする．
・頭部を心臓より高い位置にすると静脈圧が低下するので，ベッドの15～30度挙上を行う．
● 術後24時間は，特に再出血リスクが高い．意識レベルの評価やバイタルサインの観察（特に血圧管理）が重要となる．
● 術後出血の初期には頭痛・嘔吐などの症状が現

表 1 ◆後出血の観察・対応

手術	手術の適応と特徴	後出血の観察ポイント・注意
開頭血腫除去術	●主な適応は，高血圧性脳出血・急性硬膜下血腫・急性硬膜外血腫など ●術後，頭蓋内に出血して血腫をつくることがある ●出血源が完全に処理できていない場合，術後出血の頻度は高まる ●出血量が少量であれば，止血薬投与や血圧管理を行い保存的に経過観察する ●出血量が多い場合，緊急開頭による再手術が行われる	●多量の術後出血を起こした場合，頭蓋内圧亢進症状が出現する ●初期には頭痛・嘔吐などが生じ，その後意識障害が進行する ●頭蓋内圧亢進が進行する経過において，瞳孔不同や呼吸症状，バイタルサインの変化が現れる ●急性の頭蓋内圧亢進を示す症状に，徐脈・脈圧増大・緩徐深呼吸があり，これをクッシング現象という
穿頭術	●適応は多岐にわたるが，慢性硬膜下血腫の穿頭血腫ドレナージ・水頭症の脳室ドレナージが一般的 ●穿頭術後，通常では後出血を認めることは少ない，ただし，ドレーンの事故抜去や出血傾向がある場合注意が必要 ●脳室ドレナージ術後，オーバードレナージを原因とした脳室内出血をきたす危険性がある ●低侵襲な手術だが，出血傾向のある基礎疾患がある場合原則手術は行われない	●後出血の確率は高くないが，手術により頭蓋内環境が変化していることも含め，一般的な頭蓋内圧亢進症状の観察は必要 ●手術数日内に CT を撮影し，血腫の排出程度と後出血の評価もされる ●術後はドレナージ挿入部，穿頭部の出血の有無を観察する (注意!) ◆シャント術の場合，穿頭部に加え術創が頭部・腹部にある，術創の観察が必要 ◎事故抜去時の対応 ◆脳室ドレナージ術でのドレーンの事故抜去は，感染に加え脳損傷や出血をきたす危険性がある ◆事故抜去時，ドレナージチューブが頭蓋内に残ることがある ◆事故抜去時は，消毒後清潔ガーゼで保護しすぐにドクターコールをする 緊急 CT 撮影と処置に備える

文献 1）p60-61 より引用

Memo

_____

_____

_____

表1 ◆つづき

CEA（血行再建術）	●虚血性脳血管障害の予防的治療として行われる ●脳梗塞を元に戻すための治療ではない ●症候性では狭窄度（直径比率）70％以上，無症候性では狭窄度80％以上が適応となるが，症例ごとに適応が検討される	●過灌流症候群による脳出血に注意が必要 ●過灌流症候群の症状は頭痛・けいれん・不穏行動などがある ●予防には確実な血圧管理が重要である ●抗血小板薬を内服中の場合が多く，術中にヘパリンを使用するため創部の後出血に注意する ●確実に止血がされていても，術後管理中の血圧上昇で後出血が起こることがある ●後出血で血腫が形成されると，気道圧迫により呼吸障害をきたす可能性がある．すみやかな気道確保・気管内挿管の準備を行う ●後出血が起こった場合，再開創による再縫合が必要となる
経蝶形骨洞手術	●下垂体腺腫が最もよい適応となる ●最も重要な合併症が，後出血である．下垂体腺腫は出血しやすく，残存腫瘍から出血することがある ●出血の程度が軽ければ経過観察だが，出血が多いと視神経を圧迫し視力障害をきたす危険性がある ●出血が高度であれば，緊急再手術が必要	●術後，視力・視野に異常がないかを観察する．自覚症状に加え，他覚症状も重要 ●ものが見えにくくなった，見える範囲が狭くなった，見え方が変わったなどの訴えは要注意 ●他覚症状では，視力低下・視野狭窄・対光反射の鈍化などを観察する ●異常時はすぐにドクターコールし，CT検査に備える (注意!) ◆術後しばらくして，鼻腔内のタンポンガーゼを抜く．その際まれに鼻出血がみられる．軽度であれば問題ないが，鼻腔内の小動脈から多量に出血することがあり止血処理が必要

文献1）p60-61 より引用

れ，その後，意識障害が進行する．

● 血圧上昇を回避する．

・血圧上昇因子：疼痛，体動，刺激，循環血液量の過剰など[2]．

・降圧薬の投与に加えて，血圧上昇因子の除去．

● 脳出血などの出血性疾患に対しては低め（発症前の値80％）にコントロールする．

● くも膜下出血の術前血圧管理では，再出血を予防するため血圧を低めに維持するが，脳血管攣縮の

時期には，脳梗塞予防のため高めに維持する（医師の指示に従う）.

● 術後出血により，頭蓋内圧亢進症状が出現する.

・クッシング現象：徐脈，脈圧増大，緩徐深呼吸に注意する.

● すみやかに頭蓋内圧亢進症状の有無および程度の確認を行い，CT検査を実施する.

● 症状の程度や出血量を考慮したうえで，保存的治療か再手術による血腫除去かを判断する.

● 出血量が少量であれば，止血薬投与や血圧管理を行い保存的に観察する.

● 再開頭の適応となるのは，脳実質への圧迫が強く生命の危険がある場合である.

◆引用・参考文献
1) 小林雄一：はじめての脳神経外科看護―カラービジュアルで見てわかる！（近藤靖子編著）p60-63，メディカ出版，2014
2) 小泉博靖ほか：術式別決定版 脳神経外科手術とケアパーフェクトガイド：術前→術中→術後ケアまでの流れとケアポイントをみっちり凝縮！ BRAIN NURSING 31（春季増刊）：32，2015
3) 竹内登美子編著：〈講義から実習へ〉周手術期看護4 脳神経疾患で手術を受ける患者の看護．p109，141，医歯薬出版，2003
4) 田口芳雄監：脳・神経ビジュアルナーシング―見てできる臨床ケア図鑑．p222，学研メディカル秀潤社，2014
5) 伊東清志ほか：術後の管理（イラストでわかる脳神経外科手術と術式別ケア）．BRAIN NURSING 24（夏季増刊）：71-86，2008.

Memo

....

....

....

....

創部のケア

目的

* 創部の状態を観察し，感染徴候の早期発見に努める．

観察のポイント

● 発熱，創痛：術後3〜4日目の発熱や創痛は創感染が疑われる．
● 滲出液の有無と性状．
● 創部の発赤，腫脹，熱感．
● 出血の有無．
● 創部離開の有無．
● 創部のドレッシング材やガーゼの固定がずれていないか．
● ドレーンの排液や挿入部の状態の異常の有無．

ケアの実際

● 縫合創（閉鎖創）は基本的に消毒しない．
・再生しはじめた細胞を消毒によって傷害してしまうため，創傷治癒が遅延する．
● 湿潤環境を約48時間維持する．
・組織を再生する表皮細胞や線維芽細胞の増殖・遊離が創部の乾燥により抑制されるため，創傷治癒が遅延する．
・創部は，術後約48時間で上皮化するため，それまでは密閉性の被覆材を貼付し湿潤環境を維持する．
● 出血の染み出しや感染徴候がないか毎日観察する．
● 手術侵襲に伴う高血糖状態の持続により易感染となり創部感染のリスクが高まるため，血糖コントロールを行う．
● 創部に付着した血餅や異物が感染源となりうるた

め除去する.
- 医師に処置日を確認し, 事前に洗髪を行う.
- 処置を行うことを患者に説明する.
- 処置前には, プライバシーに配慮した環境調整と物品の準備を行う.
- 患者が創部や除毛により自身の見た目を気にしている場合は, 一緒に考えて対処する.

主な術式別創部処置

〈開頭クリッピング術〉
- 手術翌日に硬膜外出血, 皮下出血などの出血性の合併症がないことが頭部 CT で確認されたら, 硬膜外ドレーン, 皮下ドレーンを抜去する.
- 3 日間ガーゼで保護したのち, 4 日目に出血および感染のないことを確認できたら創部の洗髪をやさしく行い, 感染源となる血餅や異物などを洗い落とす.
- 約 7 日後に, 抜糸・抜鉤する.

〈開頭血腫除去術〉
- 開頭クリッピング術と同様.

〈頭蓋外 – 頭蓋内バイパス術〉
- 創部近くの皮弁の色調が局所的に黒色に変化した場合, 虚血が疑われるため注意深く観察する.
- 大きな痂皮形成は, 皮膚が虚血壊死していることを示す.
- 抜鉤・抜糸後に創部離開や患者自らの痂皮掻破により表皮が欠損することがあるため, 退院まで毎日創部を観察する.
- 術後 7 日目から段階的に抜鉤 (抜糸) する.
- 術後 10 日前後で抜鉤する.

〈開頭腫瘍摘出術〉

- 手術翌日に皮下ドレーンを抜去する.
- 抜鈎・半抜鈎は術後 6 日目,全抜鈎は術後 7 日目に行う.

〈経蝶形骨洞手術〉

- 鼻腔内に創部があり,術後 5 日目をめどに抜去する.
- 脂肪を採取した場合には腹部にも創部があり,出血・感染がないか確認する.

◆引用・参考文献

1) 竹末芳生ほか編:術後ケアとドレーン管理のすべて. p93-98, 111, 照林社, 2016
2) 小泉博靖ほか:術式別決定版 脳神経外科手術とケア パーフェクトガイド:術前→術中→術後ケアまでの流れ とケアポイントをみっちり凝縮! ブレインナーシング 31(春季増刊):33-34, 47-48, 55, 72, 80, 102, 2015
3) 近藤靖子編著:はじめての脳神経外科看護―カラービジュアルで見てわかる! p55, メディカ出版, 2014
4) 竹内登美子編著:〈講義から実習へ〉周手術期看護4 脳神経疾患で手術を受ける患者の看護. p143, 医歯薬出版, 2003
5) 伊東清志ほか:手術の手順と流れ(イラストでわかる脳神経外科手術と術式別ケア). ブレインナーシング 24(夏季増刊):57-70, 2008

Memo

....

....

....

....

....

▌発熱

目的

＊ 発熱の徴候を観察し，合併症の早期発見・予防に対応する.

観察のポイント

● 体温は，**表1**に示すさまざまな原因により上昇する.

● 手術後の発熱は，経過時間に応じて原因が異なることが多いため，48時間以内・48時間以降・5日目以降の発熱に分けて考える.

● 術後48時間以内の早期の発熱は，手術侵襲の影響によることが多いため経過観察とする．ただし，肺塞栓症などの重篤な疾患を合併している可能性もあり十分に注意する.

● 術後5日目以降の発熱は，感染症を第一に疑い抗菌薬を投与し，同時に原因菌の探索に必要な検査を行う.

・創感染，尿路感染，肺炎などが多い.

● ダメージを受けた脳の局所は炎症を起こし，その結果，発熱し二次性の脳損傷を呈する恐れがある.

● 発熱により脳の代謝が促進され，頭蓋内圧を亢進させる.

・そのため，術後は体温測定を頻回に行い，シバリ

表1 ◆体温が上昇する主な原因

体温調節中枢の障害	脳卒中や脳腫瘍などによる障害
頭蓋内感染	手術創からの感染や髄膜炎，脳炎など
呼吸器感染	誤嚥，人工呼吸器関連肺炎
尿路感染症	排尿障害や尿道留置カテーテルからの感染
カテーテル熱	長期にわたる中心静脈カテーテル留置
悪性症候群	向精神薬やパーキンソン病治療薬の中断

文献3) p35 より転載

ングや発汗に注意し，体温のコントロールを図ることが大切である．

● 発熱に伴い脳による酸素および栄養素の消費量が増大するため，脳浮腫を発症する．

● 体温の上昇に伴う発汗により脱水症状を引き起こす．

● 脱水により脳血流量が減少し，脳梗塞のリスクが高まる．

● 抗菌薬の投与，血液培養などの培養検査やX線検査などを実施し，感染症の評価を行う．

ケアの実際

● 体温管理の看護の実際を**表2**に示す．

表2 ◆ 体温管理の看護

呼吸器感染症の予防	・誤嚥予防：体位変換や吸引，口腔ケアを行い，予防する ・食事への援助：嚥下機能評価を行い，食事開始時期や食事形態の選択などを行う ・食事が開始されても，つねに摂食状況の観察を行う
感染源の除去	・感染部位の特定と原因の除去（創部や中心動脈カテーテル刺入部の観察，不要な尿道留置カテーテルなど）を行う
安静の保持と身体の清潔	・余分なエネルギーの消費を避ける ・脱水予防のための水分管理を行う ・身体の清潔を保持する（陰部の清潔や不快感の除去など）
冷罨法	・太い血管が通っている頸部や腋窩，鼠径部に氷枕や氷嚢をあてる ・側臥位の際に背部にあてることも有効
薬剤の投与	・抗菌薬の適切な投与を行う ・解熱薬の投与を行う（血圧低下を招くことがあるため，使用前後の血圧測定を行う）

文献3）p35 より転載

◆ 引用・参考文献
1) 竹末芳生ほか編：術後ケアとドレーン管理のすべて．
   p35-37，照林社，2016
2) 田口芳雄監：脳・神経ビジュアルナーシング—見てできる
   臨床ケア図鑑．p222-223，学研メディカル秀潤社，2014
3) 池田亮：はじめての脳神経外科看護—カラービジュアル
   で見てわかる！（近藤靖子編著）p35，メディカ出版，
   2014

脳浮腫

目的

* 頭蓋内圧亢進症状をきたし, 脳ヘルニアを起こすと生命の危機となることがある脳浮腫の症状を理解し, 十分な観察を行って, 異常の早期発見や予防を行う.

概要

- 脳浮腫とは, さまざまな原因で脳実質内の水分量が増加し, その結果, 脳自体の容積が増大した状態である.
- 脳浮腫は, 表1に示す3つの種類に大別される.
- 手術の影響により脳浮腫をきたすことがある.
- ・手術で静脈を閉塞すると, 心臓への循環を障害された血液は停滞し脳浮腫をきたす.
- ・手術中に使用する脳ベラによる圧迫で脳浮腫をきたすことがある. 手術時間も考慮して観察する.
- 脳卒中発症後は, 2～3日目がピークで脳浮腫が起こる.

検査・診断

- 脳浮腫は, 頭部CTでびまん性の低吸収域として描出される.
- 脳溝の狭小化を認め, 皮質と髄質の境界が不明瞭になる.

表1 ◆脳浮腫の種類

血管原性脳浮腫	血液脳関門とよばれるバリアの破綻により血管壁の浸透性が高まり, 血漿成分が細胞外の間質にもれ出すことによって起こる浮腫
細胞毒性浮腫	神経細胞やその支持組織であるグリア細胞の細胞膜が障害され, ナトリウム, カリウムなどのイオンの流れに異常が生じることにより細胞が膨隆をきたして起こる浮腫
間質性浮腫	髄液循環障害などに起因する髄液圧の上昇に伴い髄液が脳室周辺に漏出することによって起こる浮腫

観察のポイント

● 意識レベル，瞳孔所見，麻痺の有無，変動がないか注意深く観察する．
● バイタルサインをチェックする．
● 頭蓋内圧亢進症状の観察
  →「②頭蓋内圧亢進」の項参照（p204）．
・自覚症状と他覚症状がある．
・急性症状と慢性症状を分けて考える．
① 急性症状（頭蓋内圧が急激に進んでいることを示す）：頭痛（起床時に起こりやすい），嘔気・嘔吐，意識障害，瞳孔症状，呼吸症状．
② 慢性症状：頭痛，嘔吐，うっ血乳頭（頭蓋内圧亢進の3徴）．
● クッシング現象：徐脈，脈圧増大（収縮期血圧上昇，拡張期血圧下降），緩徐深呼吸（徐呼吸，チェーン・ストークス呼吸）．
● 術後における脳浮腫は，術後24～72時間に出現し，2週間くらい持続する．

ケアの実際

● 発熱により脳代謝があがり，脳浮腫が増大するため，体温をコントロールする．
● 静脈還流を促し頭蓋内圧を下げることを目的として，特段の問題がなければ，頭部を15～30度挙上する．
● 体位変換を行う際，腹部の圧迫による静脈還流障害を防ぐために，腹部にひねりが加わらないように骨盤と上半身を同時に回旋する．
● 頸部を屈曲させたり頭部を横向きにすると内頸静脈が圧迫され静脈還流障害が起こるため，十分に注意して体位変換を行う．
● $PaCO_2$ の上昇に伴い血管床が増大して頭蓋内圧亢進をきたすため，$PaCO_2$ を30～40mmHgに管理する必要がある．

● 過度の血圧降下は脳灌流圧の低下をまねき，頭蓋内圧亢進症状を増悪させることがあるため，十分に管理する．

● 患者には頭蓋内圧亢進症状についての知識を提供し，症状があればすぐに知らせるように指導する．

保存的治療

● 使用される薬剤として，①浸透圧利尿剤，②副腎皮質ホルモン剤，③利尿剤がある．

・D-マンニトール（マンニットール®など）や濃グリセリン（グリセオール®など）などを点滴し，脳細胞から水分を除く．

● 薬剤の利尿作用に伴い，脱水や電解質異常をきたすことがあるので，IN-OUTバランスに注意する．

● 利尿薬を使用することで排泄の間隔が短くなるため，事前に患者へ説明する．

● 脳浮腫による頭蓋内圧亢進に対してステロイドなどの薬物を使用する方法がある．
→使用薬剤の詳細については，「薬物療法⑦脳浮腫治療薬」の項参照（p371）．

● 呼吸管理：呼吸中枢に影響がみられる場合は，気管内挿管，人工呼吸器管理でコントロールする．

外科的治療

● 原因となっている病変（血腫・腫瘍など）を除去する．

● 髄液ドレナージ・シャント術：髄液を排出することによって，頭蓋内圧を低下させる．

● 外減圧術：頭蓋骨を一部切除し，内圧の出口を作ることによって頭蓋内圧を低下させる．

● 外減圧術後の場合，頭蓋骨切除部位が圧迫されると頭蓋内圧が上昇するため，頭位に注意を払い，圧迫されない体位を保持する．

・頭蓋骨除去部位の膨隆は頭蓋内圧上昇の徴候であ

るため，注意深く観察する．

吸引操作

- 吸引操作とそれに伴う咳嗽により動脈血二酸化炭素分圧（$PaCO_2$）が上昇するため，頭蓋内圧が亢進する．短時間で効果的な吸引を行うよう心がける．痰の粘稠性が高いときは，去痰薬や気道粘膜修復薬の使用を考慮する．

ストレス・不穏状態

- 疼痛や嘔気・嘔吐，不穏などによる身体的苦痛やそれに伴うストレスは頭蓋内圧を上昇させる原因となる．
- 医師と相談し，症状を緩和する薬剤の投与など，対応を検討する．
- 患者の訴えを傾聴する．

排便管理

- 排便時の努責は頭蓋内圧を上昇させるため，避けるように指導する．
- 緩下剤などを使用してスムーズに排便できるようにする．
- 浣腸は，腹圧がかかり頭蓋内圧を上昇させることがあるため慎重に行う（ときに禁忌）．
- 水分摂取を促す．

◆引用・参考文献
1) 近藤靖子編著：はじめての脳神経外科看護─カラービジュアルで見てわかる！ p62-67，メディカ出版，2014
2) 竹内登美子編著：〈講義から実習へ〉周手術期看護4 脳神経疾患で手術を受ける患者の看護．p51-56，66，109，117，142，医歯薬出版，2003

脳浮腫

術後けいれんの観察・対応

目的

＊ けいれん発作の有無に注意をはらい，出現した際には迅速に対応して脳へのダメージを最小限にする．

概要

● 「脳神経系の症状と見方⑨けいれん」の項参照 (p50)．
● けいれんとは，全身あるいは一部の筋肉に生じる発作性の不随意な筋収縮である．
● けいれんは症状名であり，てんかん発作の1つである．
● 発作焦点が運動野にあるもののほかに，意識障害や失語，視覚・聴覚・嗅覚・味覚などの障害から始まるものもある．
● けいれんが起こる原因として，大脳皮質への手術操作，術後出血（脳皮質への局所的刺激），頭蓋内圧亢進状態，脳浮腫，脳虚血，電解質バランス異常，発熱・低血糖などがあげられる．
● けいれんは術後3〜4日がピークで，10日目まで起こる可能性がある．
● けいれん発作が持続すると約20分で脳に不可逆的変化が起こり，1時間では細胞死となる．重積発作になる前に早めに発作を止めることが大切である．
● 迅速な治療が必要である．

観察のポイント

● 前駆症状の有無．
● 呼吸状態．
● 意識レベル（けいれん発作前後の意識状態の変化）．

- けいれんの持続時間.
- けいれん部位：大発作（全身性）と部分発作（局所性）がある.
- 大発作は強直性，間代性，強直間代性にわかれる.
- 強直性：持続的な手足を突っ張るような動き.
- 間代性：反復的に手足を屈伸されるような動き.
- 強直間代性：強直性に続いて間代性けいれんが起こる.
- けいれんの広がり方：どこから始まり，どのように広がったのか.
- けいれん後の麻痺の有無.
- 眼球，頭位の異常の有無：病変の反対側を向くことが多い.
- 瞳孔の位置，大きさ，対光反射.
- バイタルサイン.
- 咬舌，外傷や尿失禁の有無.
- けいれん発作後の運動麻痺の有無.
- 筋肉痛の有無.

ケアのポイント

- けいれんを発見したら看護師はその場を離れず，ナースコールを押し，医師，看護師の応援を要請する.
- 応援を要請する際はけいれんしていること，意識レベル，呼吸状態を簡潔に伝える.
- 救急カートを準備する.
- バイタルサインを測定する．血圧測定が難しい場合は，数値にこだわらずに呼吸をしているか，チアノーゼはないか，脈が触れるかどうかを確認する.
- けいれんでベッドからの転落がないように安全を確保する.
- 呼吸がない場合は気道を確保し，酸素投与，バッグバルブマスクで補助換気を行う.

- 口腔内，気管内の吸引を行い，異物があれば除去する．
- 心電図，パルスオキシメーターなどモニターを装着する
- 静脈確保を行う．
- 抗けいれん薬の投与：発作時の第一選択薬は，ジアゼパムである（**表1**）．
- ジアゼパムを投与する際は副作用として呼吸抑制が現れることがあるので，十分に注意する．
- 患者の意識がある場合は，不安の除去に努める．

表1 ◆代表的な抗けいれん薬

- ・ジアゼパム（セルシン®，ホリゾン®）
- ・フェニトイン（アレビアチン®）
- ・フェノバルビタールナトリウム（ノーベルバール®） など

◆**引用・参考文献**

1) 近藤靖子編著：はじめての脳神経外科看護―カラービジュアルで見てわかる！ p79，メディカ出版，2014
2) 医療情報科学研究所編：病気がみえる vol.7 脳・神経，第2版．p559，メディックメディア，2017
3) 甲田英一ほか監：Super Select Nursing 脳・神経疾患―疾患の理解と看護計画．学研メディカル秀潤社，2011

Memo

....

....

....

....

....

....

....

電解質異常

目的

＊ 電解質の異常を早期発見し，適切に治療する．

概要

- 脳神経外科領域では，手術の侵襲に伴う生体反応により電解質やホルモンのバランスが崩れ，合併症を引き起こすことがある．
- 下垂体後葉から抗利尿ホルモン（ADH，バゾプレシン）の分泌が低下すると尿崩症（DI），過剰になると抗利尿ホルモン不適合分泌症候群（SIADH）を発症することがある．
- 頭部外傷やくも膜下出血では，心房性ナトリウム利尿ペプチド（h-ANP）と脳性ナトリウム利尿ペプチドの過剰分泌によって，低ナトリウム血症や細胞外液減少などをきたす中枢性塩類喪失症候群（CSWS）を発症することがある．
- 頭蓋内圧亢進や頭蓋内浮腫の治療に用いられる濃グリセリン・果糖製剤（グリセオール），D-マンニトール（マンニットール）により電解質異常が起こることがある．

観察のポイント

- 尿量．
- 1日の飲水量．
- IN-OUT バランス．
- 患者の口渇感．
- 心電図の波形．
- 倦怠感の有無．

275

ケアのポイント

● 術後の Na や K 値の異常には注意が必要である（**表1**）.

● 意識障害により口渇, 尿意などを訴えられない場合, 水分出納, 脱水症状に注意が必要である.

● 感染や中枢性障害がある患者は特に注意する.

◆**引用・参考文献**

1) 森木良：はじめての脳神経外科看護―カラービジュアルで見てわかる！（近藤靖子編著）p76-77, メディカ出版, 2014

2) 医療情報科学研究所編：病気がみえる vol.7 脳・神経, 第2版. メディックメディア, 2017

3) 甲田英一ほか監：Super Select Nursing 脳・神経疾患―疾患の理解と看護計画. 学研メディカル秀潤社, 2011

表1 ◆ナトリウムとカリウムの異常に対する観察と対応

	血液検査値	原因	症状	治療	看護
高ナトリウム血症	145mEq/L 以上	①水分摂取不足 ②水分喪失過多 ・浸透圧利尿薬の過剰投与 ・尿崩症 ・発熱, 嘔吐, 下痢, 過呼吸 ③ステロイド薬過剰投与	・口渇 ・不安 ・悪心, 嘔吐 ・幻覚 ・意識障害 ・全身筋力低下 ・筋硬直など	①水分欠乏性 ・水分欠乏量の補正 ・輸液による Na の補正 ・ADH 製剤の投与 ②Na 過剰性 ・Na 含有量の多い薬の中止 ・利尿薬（フロセミドなど）による Na の排出 ・輸液による補正	・尿崩症の判断を行う 〈判断の目安〉 尿量 250mL/ 時以上 比重 1.005 以下 ・継続的な水分出納・体重測定を行い記録する ・指示に応じた水分補給・制限 ・水分摂取か制限かどちらが必要なのかを理解しておく必要がある

表1 ◆つづき

	血液検査値	原因	症状	治療	看護
低ナトリウム血症	135mEq/L以下	①抗利尿ホルモン不適合分泌症候群（SIADH）②中枢性塩類喪失症候群（CSWS）③腎機能低下（レニン-アンジオテンシン系）	・食欲不振・頭痛・易刺激性・筋力低下・悪心, 嘔吐・けいれん・脳浮腫	①水分制限②緩徐なNaの補正③SIADHの治療・水分制限, Na補正・ADH作用阻害薬（デメチルクロルテトラサイクリン塩酸塩）の投与・ADH放出抑制薬（フェニトイン）の投与④CSWSの治療・水分とNaの補充 〈注意!〉・Naの急激な補正は避けること!	・SIADHとCSWSは分けて対応することが大切・SIADHは水分過多が原因なので水分を制限する必要がある・CSWSは水分とNaの喪失が原因なので, それらを補う必要がある
高カリウム血症	5.5mEq/L以上	①腎不全②輸液, 輸血③脱水④利尿薬（K保持薬）の過剰投与	・四肢のしびれ・脱力・不整脈・心電図変化	K 6.0mEq/L以上①カルシウム製剤の投与②重炭酸水素ナトリウムの投与③GI（グルコース・インスリン）療法④イオン交換樹脂の投与 K 6.0mEq/L未満①脱水の場合は補正②K含有薬の中止③利尿薬（フロセミド）の投与	・継続的な心電図モニター監視（とくに心室性不整脈, テントT波, QRS延長, P波消失）を行う・K含有量の多い果物や魚, 肉, 納豆の摂取は控えるようにする
低カリウム血症	3.5mEq/L以下	①利尿薬の過剰投与②嘔吐, 下痢③インスリン投与④ステロイド薬過剰投与	・筋力低下・全身倦怠感・麻痺性イレウス・不整脈・心電図変化	・K製剤の投与 〈注意!〉・急速投与は避けること!	・継続的な心電図モニター監視（とくにU波, T波平坦化, ST低下に注意）を行う・K含有量の多い果物や魚, 肉, 納豆を摂取するよう促す・K製剤の急速静脈投与は致死的不整脈を引き起こすため禁忌

文献 1) p77 より引用

▌術後感染

目的

* 手術部位感染を予防する.
* 感染徴候を早期に発見する.

ケアの実際

要因 (患者側)・・・・・・・・・・・・・・・・・・・・・・・・・・・・・・・・
● 年齢.
● 栄養状態.
● 免疫抑制状態の有無.
● 糖尿病の有無.
● 喫煙歴.
● 微生物の定着の有無.
● 遠隔感染 (術創部以外からの感染).

対策・・・
● 手術前日・当日の朝に, 入浴・シャワー浴を行い, 微生物を除去する.
● 必要に応じて剃髪する.
● 髪が創部にかかる髪型の患者には, 髪を留めるピンやゴムの用意をしてもらう.
● 緊急手術の場合でも, 手術部やその周囲を清拭する.
● 口腔内ケアを行い, 清潔を保つ.
● 除毛を必要とする場合は, サージカルクリッパーで剃毛し, 皮膚を傷つけないようにする.
● サージカルクリッパーの刃は, 患者ごとの単回使用にする.

観察のポイント

● バイタルサインの変化 (とくに体温の上昇は, 感染の徴候であることがある).

- 患者自覚症状：痛み・熱感・かゆみ・倦怠感・「いつもとは違う」という患者の訴え.
- 血液データ：白血球の増加・CRP値の上昇・血糖値.
- 創部の状態：発赤・腫脹・疼痛・熱感・膿性滲出液.
- ドレーンの状態：排液の性状（混濁・浮遊物・悪臭）・挿入部の皮膚変化.
- 肺合併症：呼吸音の左右差・肺雑音の有無.
- CV，静脈ライン感染徴候の有無.
- 尿路感染症：尿の混濁・浮遊物の有無・潜血反応・悪臭.
- 髄膜炎症状：頭痛・吐気・精神症状の出現・髄膜刺激症状（項部硬直，ケルニッヒ徴候）.
- 褥瘡好発部位の皮膚変化の有無.

ケアのポイント

創部のケア

- 標準予防策と手指衛生の徹底.
- 創部の消毒時には，マスク，エプロン，手袋など個人防護具を装着する.
- 創部は，上皮化する術後48時間は滅菌ドレッシング材で密閉し，外部からの微生物の侵入を防ぐ.
- 滲出液で汚染された場合は，滅菌ガーゼを使用し毎日交換する.
- 浸出液が膿性や悪臭があるときは，培養検査に出す.
- ドレッシング材を外したあと，創部が寝具ですれて痛い場合は，創部を覆ってもよい.
- 術後は，発汗や滲出液汚染がある場合は，医師に確認後，シャワー浴で清潔を保つ.
- 観察状態を医師に報告して記録に残す.

ドレーン管理

- 頭蓋内に入っているドレーンは，基本的にクローズドシステムドレナージとする．
- ドレーンに三方活栓をつけなくてはならないときには，フィルムなどで覆う．
- 排液バッグは，挿入部より高い位置で絶対に保持しない．
- 排液バッグは，圧が内部にかからないようにするとともに，逆流を予防するためにいっぱいになる前に交換する．
- 排液の廃棄時は，バッグごと交換する．
- ドレーンが引っ張られることがないように余裕をもたせる．
- ドレーン挿入部の固定をしっかり行い，動かないようにする．
- ドレーンの固定がゆるまないように工夫する．

清潔ケア

- 脳神経外科系の疾患は，患者自身が清潔を維持するのは難しいことが多いので，看護師の介助が必要となる．
- 全身の清潔：清拭，シャワー浴，入浴．
- 医師の許可が出たら，シャンプーは頭皮をしっかり洗うように指導する．その際，創部を傷つけないよう指の腹で洗うようにする．
- 口腔ケアを食事ごとに行う．
- 入れ歯のケア：よく洗浄後，外している場合は乾燥しないように専用の容器で保管する．

呼吸器感染予防

- 嚥下障害がある場合は，嚥下訓練を行う．
- 口腔内の清潔を保つ：口腔ケア・入れ歯の洗浄．
- 排痰を促す：喀出が困難な場合は，飲水やネブライザーで保湿する．

● 嘔吐の危険性がある場合は，仰臥位はとらずに側臥位にする．

CV・静脈ラインからの感染･･･････････････････････

● カテーテルの挿入時は，マキシマルバリアプリコーション（キャップ・ガウン・マスク・滅菌ドレープなどの装着）で行う．
● カテーテル刺入部は透明なフィルムで覆い，常に観察できるようにする．
● カテーテル刺入部や刺入血管の炎症や点滴もれがないか確認する．
● 点滴ラインは定期的に交換する．
● 刺入部の消毒時は，1％クロルヘキシジンアルコール（アルコールが禁忌な患者には，ポビドンヨードを使用）で中心から円を描くように消毒する．
● 点滴のボトル交換や側管注時は清潔操作で行う．
● CVラインは長期に使用する場合は，入れ替えを行う．
● 静脈炎を発見したら，ただちにカテーテルを抜去して，使用薬剤に対する対処を行う．

尿路感染予防･･････････････････････････････････････

● 膀胱留置カテーテルは早めに抜去する．
● 膀胱留置カテーテルのバッグは，挿入部より高い位置で保持しない．
● バッグ内の尿を廃棄するときは，廃棄口を汚染しないようにする．
● 膀胱留置カテーテルを挿入している場合は，毎日陰部洗浄を行う．
● 水分を多めに摂取するように指導する．

髄膜炎予防･･････････････････････････････････････

● 創部やドレーンからの感染予防に努める．

- 髄液漏を認めた場合は，医師に報告する．逆流を防止できる体勢をとるように指導する．
- 創部から髄液が出てくる場合は，ガーゼ交換をこまめに行う．

褥瘡予防
- 2時間以内の体位変換を行う．
- 麻痺側の皮膚の持続的圧迫を避ける．
- 耐圧分散マットやエアーマットなどを使用する．
- 栄養状態を良好に保つ．
- 皮膚を清潔に保つ．
- 皮膚を湿潤させない．
- 寝具のシワを伸ばしておく．
- ドレーンやチューブ類が身体の下に入らないようにする．

◆引用・参考文献
1) 長谷川和子監：消化器科ナースポケットブック．p256-258，学研メディカル秀潤社，2018
2) 近藤靖子編著：はじめての脳神経外科看護―カラービジュアルで見てわかる！p35，メディカ出版，2014

Memo

髄液漏

目的

* 髄液漏をきたすと，頭蓋内と外部が交通していることとなり，髄膜炎（頭蓋内の感染）が起こりやすい．また，髄液が漏出することで頭蓋内圧が低下し，外気が頭蓋内に流入することで気脳症（図1）や低髄圧症候群をきたすこともあるため，早期発見とケアを行う．

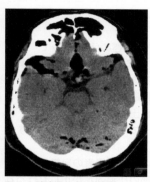

図1 ◆髄液漏による気脳症

概要

● 髄液は通常では頭蓋内からもれ出ることはないが，なんらかの原因によって髄液が頭蓋内よりもれ出た状態を髄液漏という．

● 髄液漏をきたす主な原因としては，頭蓋底骨折や開頭術・経鼻手術に伴う硬膜やくも膜の損傷などがあげられる．

● 髄液漏には，鼻腔を流れ出る髄液鼻漏や，外傷により鼓膜を損傷している場合にみられる髄液耳漏などがある．

● 開頭術後の場合，硬膜切開により髄液漏が起こり

やすく，もれ出た髄液が皮下に貯留し，創部感染
や創治癒の遅延の原因となる．

観察のポイント

● 髄液鼻漏の場合，透明でサラサラとして，ポタポ
タと垂れるといった特徴がある．また，喉に同様
のものが垂れるような感覚がないかも確認する．
● 患者に，実際にティッシュ・ペーパーなどについ
たものを見せてもらう．ガーゼなどについた場
合，ダブルリングサイン（髄液と血液などの成分
が分かれて二重に見える）が確認できることもあ
る．
● 鼻汁と髄液を区別する指標の1つとして，髄液
には糖分が含まれていることから，尿検査薬を
使って糖反応を調べる方法がある．
　→この方法は，本来は尿検査に用いられるもので
　　あり，正確な結果が出ないこともあるため，検
　　査結果が陰性であっても，疑わしい場合はすぐ
　　に医師へ報告する．
● 創部の皮下への貯留の場合，患者の自覚症状はほ
とんどないため，創部の圧迫固定が正しく行われ
ているか，感染徴候はないか，貯留による創部の
膨らみが増悪していないかを観察する．
● 髄膜炎症状の有無（頭痛，吐気，嘔吐，発熱，頸
部硬直など）を観察する．
● 気脳症や低髄圧の場合は，起き上がりで増強する
頭痛に注意する．

ケアの実際

● 原因や損傷の程度にもよるが，髄液漏の多くは自
然治癒する．
● 第一の治療は安静であり，患者は基本的にベッド
上安静（ベッドアップ20度程度）となる．
● 安静を強いられることに対する苦痛の緩和や，セ

ルフケアの支援を行う.

- ●鼻をかむ, 咳やくしゃみ, 怒責をかけるなどはできるだけ避けるように説明する.
- ●排便コントロールを行い, 怒責をかけることを予防する.
- ●鼻漏の場合, 医師の指示により洗顔や下向きでの洗髪が禁止となることがあるため, 清潔ケアの援助(洗面タオルや上向きでの洗髪)を行う.
- ●髄膜炎の予防のために抗菌薬の投与を行うこともある.
- ●安静を経ても髄液漏や気脳症が改善しない場合は, スパイナルドレナージや髄液漏閉鎖術が行われる.
- ●開頭術後, 創部の皮下に貯留がある場合, 医師によって処置を行う際に圧迫固定をし, また貯留が多い場合は穿刺して排液を行う.

◆引用・参考文献
1) MEDICINE HACK:CSF rhinorrhea — Double-ring sign/ring sign/halo sign.
http://www.medicinehack.com/2011/12/csf-rhinorrhea-double-ring-sign-ring.html より 2019 年 1 月 21 日検索
2) 病気がみえる vol.7 脳・神経, 第 2 版, p535, メディックメディア, 2017

Memo

髄液漏

脳血管攣縮

* 脳血管攣縮を起こした部分は血流低下をまねき，重症化すると脳梗塞を起こすため，早期発見・早期治療を行う．

概要と観察のポイント

● 脳血管攣縮（vasospasm）とは，くも膜下出血発症後にくも膜下腔に出血した血液成分が動脈に作用して起こる持続的な血管攣縮である．脳動脈瘤破裂によるくも膜下出血後に好発するが，外傷性のくも膜下出血後にも発症することがある．

● 脳血管攣縮の発症により脳が虚血が状態になり，ときに脳梗塞を発症し，患者の予後に重大な影響を与える．

● 脳血管造影時の合併症としてもあげられる．

● くも膜下出血後の脳血管攣縮の場合，中等度までの攣縮であれば症状は一過性であり，2週間〜1か月ほどで回復することも多い．

● 頭部MRAや脳血管造影の所見にて診断する．

● 症状は，見当識障害や意識レベルの低下により始まり，攣縮を起こした血管により片麻痺，失語などの局所症状が出現する．

● くも膜下出血の場合，好発時期は発症72時間〜2週間であり，その間に上記の症状が出現・増悪した場合は脳血管攣縮を疑う．

ケアのポイント

● 症状の早期発見がもっとも重要であるため，患者との会話や言動から見当識障害や意識レベルの変調を見逃さないよう，注意を払いながらコミュニケーションを行う．

● 血管攣縮の予防として，以下の治療がある．

① triple H 療法 (3H)

- hypervolemia →循環血液量を増加させる.
- hypertension →血圧を高めに維持して脳血流量を増加させる.
- hemodilution →血液を希釈して流れやすくする.

②脳槽または腰椎ドレナージ：攣縮物質である血液成分を排出させる.

③薬物治療：血管拡張作用のあるファスジル塩酸塩水和物点滴静注液（エリル®）や，血液をサラサラにする抗血小板薬であるオザグレルナトリウム（キサンボン®）の静脈投与.

④ウロキナーゼ灌流療法：くも膜下腔の血腫を溶かして排出するために，脳槽または腰椎ドレーンより投与する.

⑤血管内治療：血管造影にてエリル®の動注やバルーンつきカテーテルを用いた経皮的血管形成術（PTA）を行うことで，脳血管を拡張させる.

● 治療にはさまざまな薬剤を要するため，輸液の管理が必要である.

● 頻回な血圧測定を行い，高血圧・低血圧に注意.

● ドレナージが行われている場合は，ドレナージ管理（排液量や性状の観察，感染予防など）を行う.

● 脳血流の維持やドレナージ管理などに伴い，患者はベッド上安静を強いられるため，安静度に応じてセルフケアの支援を行う.

● 脳梗塞を発症した場合は，抗脳浮腫薬：果糖・濃グリセリン（グリセオール®注）や D- マンニトール（20%マンニットール®注射液）が投与される.

◆引用・参考文献

1) 甲田英一ほか監：Super Select Nursing 脳・神経疾患 —疾患の理解と看護計画. p187, 学研メディカル秀潤社, 2011

2) 医療情報科学研究所編：病気がみえる vol.7 脳・神経, 第2版. p135, メディックメディア, 2017

脳血管攣縮

肺合併症

目的

* 脳神経疾患では，脳の障害による意識障害の残存や直接的な呼吸中枢への影響が生じる．脳血管障害において生命や機能予後を悪化させる要因となる肺合併症を予防する．

概要

● 体内に取り込まれた酸素のうち，約 20 〜 25% を脳が消費している．

● 取り込まれる酸素の量が減少し低酸素状態になると，脳は大きな影響を受ける．

● 呼吸中枢は延髄にあるので，脳幹の障害は呼吸機能に影響する（p19 参照）．

● 手術後においては，気管挿管や全身麻酔などに伴う気道内分泌物の増加や創痛などにより呼吸運動が抑制され，無気肺，沈下性肺炎や誤嚥性肺炎を引き起こすことがある．

● 早期離床を図ることで横隔膜が下がり，肺胞でのガス交換が促進されて，無気肺を予防できる．

● 早期離床は呼吸運動を促し，気道内分泌物の排出を促し，呼吸筋を鍛える．

● とくに高齢者は肺合併症の予防が重要である．

観察のポイント

● 呼吸状態．
・呼吸回数．
・呼吸パターン．
・呼吸音，肺音．
・SpO₂ 値．
・動脈血ガスデータ．
・胸部 X 線．

- 胸部 CT, MRI.
- ●動脈血ガス分析.

ケアのポイント

- ●術前の禁煙指導：禁煙によって呼吸器系の合併症は減少するので，喫煙者には術前 4 週間以上前からの禁煙をすすめる.
- ●呼吸訓練：口すぼめ呼吸，横隔膜呼吸をすすめる.
- ●酸素療法：PaO_2 が低い場合は，酸素を投与する.
- ●口腔ケア：口腔ケアを実施し，口腔内の清潔を保持する.
- ●ポジショニング：ベッドを 30 度頭側挙上する. 体位の崩れに注意し，常に正しいポジショニングをとるようにする.
- ●排痰：痰は飲み込まず喀出するように指導する. 患者が自分で喀出できない気管内分泌物，唾液は吸引して除去する.
- ●肺理学療法：排痰が困難な患者には，肺理学療法を行う.
- ●早期離床：坐位体勢保持（足底を床につけて，背もたれを使わない坐位を保つ）を行う.
- ●食事の援助：嚥下機能を評価する（「脳神経系のフィジカルアセスメント⑩嚥下機能の評価」p137 参照）.
- ・誤嚥の危険性がある場合は，食物の形態やとろみをつけるなどの工夫をする.
- ・食事時のポジショニングが大切である.

◆引用・参考文献
1) 近藤靖子編著：はじめての脳神経外科看護—カラービジュアルで見てわかる! p34-35, メディカ出版, 2014
2) 大井静雄編著：脳神経外科ケア（エキスパートナース・ハンドブック）. p241-245, 照林社, 2010

DVT 予防

* 手術を受けた患者の深部静脈血栓症（DVT）および肺血栓塞栓症（PTE）を予防する.

概要

- 深部静脈血栓症（DVT）とは, 手術後の安静などにより血液循環が低下することで, 深部静脈に血栓ができ静脈還流が障害される病態である（**表1, 2**）.
- 血栓源の約90％は下肢あるいは骨盤内の静脈で形成された血栓である. この血栓が剥がれて血管内を移動し, 心臓を経て肺静脈を塞栓することで肺血栓塞栓症（PTE）を引き起こす.
- 肺血栓塞栓症は, 呼吸不全をきたし, 生命の危機をもたらすおそれがある.

観察のポイント

- DVTは無症状であることが多く, PTEを発症して初めて発見される場合もある.

深部静脈血栓症（DVT）……………………………
- 片側性の急激な浮腫の出現.
- 下肢運動時の疼痛.
- ホーマンズ徴候：下肢を伸展した状態で足首を背屈させると腓腹筋部に疼痛が出現する所見.
- ローウェンベルク徴候：腓腹筋部にマンシェットで加圧していくと, 100〜150mmHgで疼痛が出現する所見.
- 腫脹：周囲径に左右差がある.
- 皮膚の色調不良.
- 下肢の緊張感や倦怠感.
- 表在静脈の怒張.

表1 ◆脳神経外科術後のDVTリスクレベル

リスクレベル	手術
低リスク	開頭術以外の脳神経外科手術（穿頭血腫除去術，脳室ドレナージ術，シャント術など）
中リスク	脳腫瘍以外の開頭術（脳動脈瘤クリッピング術，開頭血腫除去術など）
高リスク	脳腫瘍の開頭術（脳腫瘍摘出術など）
最高リスク	（静脈血栓塞栓症の既往や血栓性素因のある）脳腫瘍の開頭術

DVTのリスクは，患者が受ける侵襲に，患者固有の危険因子を加えて総合的に評価する．

文献1）p72 を参考に作成

表2 ◆患者特有の危険因子

血流の停滞	長期臥床，全身麻酔，術中の同一体位，下肢麻痺，心疾患，肥満など
血管壁の障害	中心静脈カテーテル，カテーテル治療，感染
血液凝固能の亢進	脱水，悪性腫瘍，発熱，手術，感染症など

文献5）p230 を抜粋して作成

肺血栓塞栓症（PTE）

● 呼吸困難，胸痛，発熱，失神，咳嗽，冷汗，SpO_2低下，血圧低下．

検査

● 血液検査：Dダイマー1.0μg/mL以上はDVTを疑う．
● 下肢静脈エコー，造影CT，MRI，心エコー，肺動脈造影．

診断

● 症状，検査，診察所見により診断する．

治療

● 薬剤療法（抗凝固療法，血栓溶解療法），カテーテル治療，手術の3つがある．
● 下肢に血栓が残存している場合は，下大静脈フィルターを入れて血栓が肺に流れていかないように予防する必要がある．

● DVT が発症しやすいタイミングは，安静状態から身体を動かしたときとされている．そのことを念頭におき，初回歩行時は必ず付き添う．清拭や体位変換，排泄，リハビリテーション，処置，検査，食事などを行う際には，DVT の前兆的な症状や徴候を見逃さないことが大切である．

早期離床および積極的な運動

● 安静臥床時や自動運動には足関節の背屈運動などを積極的に行うよう指導し，自分でできない場合は他動的に行う．

● 可能なかぎり頻回に行うことが望ましい．

十分な水分摂取

● 脱水により血液が濃縮し血栓ができやすくなるため，十分な水分補給が必要である．

● 水分補給は次の量を目安とする．

・補液の場合：2,000mL/ 日（心不全や腎不全などがない場合），経口摂取の場合：1,500mL/ 日
　→ただし，身体症状により補液量は調整が必要．

● 身体拘束などにより患者が自由に水分を摂ることができない患者や水分を摂りたがらない患者は水分出納のチェックをこまめに行う必要がある．

・脱水をまねくカフェインの多飲を避けるよう指導する．

弾性ストッキングの着用

● 患者ごとに適切なサイズを選択し，しわやたるみができないように着用する．折り返しての使用は避ける．

● 使用の際に弾性ストッキングの端が丸まったり，途中にしわができるなどしてその部位を圧迫することで，静脈還流の阻害や動脈血行障害を引き起

こす危険がある.

● 皮膚の発赤や水疱,びらんなどの皮膚損傷の可能性もあるため,適宜弾性ストッキングを外して足の色調や疼痛など,下肢全体の皮膚状態を観察する.

間欠的空気圧迫法

● 下肢にカフを巻き,機器を用いて空気を間欠的に送入してマッサージすることで静脈のうっ滞を減少させる.

● 下腿の圧迫による腓骨神経麻痺や区画症候群(コンパートメント症候群)にも注意して使用する.

● DVTが存在・既往症の疑いがある場合は,PTEを誘発する危険性があるため禁忌である.

● 加圧時間,加圧間隔の設定は機種によって異なるため,医師の指示を確認する.

抗凝固療法

● 抗凝固薬を用いて血液凝固を阻害することにより,血栓形成を予防する.

● 抗凝固薬には出血の副作用がある.出血の合併症の危険性を十分にアセスメントし,使用する.

◆引用・参考文献

1) 肺血栓塞栓症 / 深部静脈血栓症(静脈血栓塞栓症)予防ガイドライン作成委員会:肺血栓塞栓症 / 深部静脈血栓症(静脈血栓塞栓症)予防ガイドライン, Medical Front International Limited, 2004

2) 落合慈之監修:整形外科疾患ビジュアルブック, 第2版. 学研メディカル秀潤社, 2018

3) 近藤靖子編著:はじめての脳神経外科看護―カラービジュアルで見てわかる! p72-75, メディカ出版, 2014

4) 日本循環器学会ほか編:肺血栓塞栓症および深部静脈血栓症の診断,治療,予防に関するガイドライン(2017年改訂版). 2018
http://www.j-circ.or.jp/guideline/pdf/JCS2017_ito_h.pdf より2019年1月21日検索

5) 長谷川和子監:消化器科ナースポケットブック. p230-235, 学研メディカル秀潤社, 2018

拘縮予防

* 拘縮はその後の日常生活に大きな影響をもたらし，重度の場合には二次的な褥瘡の併発や運動器の低下につながり，介護に伴う負担を増大させてしまうため，予防する．

概要

● 拘縮とは，不動の持続や運動性の低下により，皮膚，皮下組織，骨格筋，腱，靱帯，関節包などの関節周囲に存在する軟部組織に弾性・柔軟性の低下などの器質的変化が起こったために関節可動域に制限が生じた状態である．

● 治療が長期に及んだり困難なこともあるため，拘縮は予防することが重要である．

● 拘縮は，関節可動域（ROM）テストによって評価するため，各関節の可動域を把握しておく必要がある．

● 可動域の左右差を評価することによって拘縮の有無がわかる．

● 関節周辺の皮膚や筋肉が伸縮性を失っているため，無理に動かそうとすると痛みを感じることもある．

● とくに股関節・膝関節の屈曲拘縮が発生すると体動を困難にさせ，殿部局所に体圧を高めることとなり，褥瘡発生の要因となる．

● 拘縮を予防するためには，最大の原因である不動に対して，良肢位の保持と他動運動が重要である．

ケアのポイント

良肢位の保持

● できるだけ腰がそらないように，肩甲骨は少し外

側へ，頸部は軽く前にする．

- 首や体・股関節などがねじれ，傾きがないようにする．
- 体とマットの間に隙間をつくらない（下から支える）．
- マット・クッションは，やわらかすぎるものを使用しない．
  →関節拘縮予防のほかにも，同一体位による苦痛の緩和，褥瘡予防，感覚刺激入力，姿勢の安定や転倒・転落防止があげられる．

関節拘縮予防（表 1）

- 各関節の可動域（ROM）と比較し，拘縮の程度を把握する．
- 関節拘縮をきたしやすい方向は，肩関節は屈曲・内旋，肘関節・手指関節・股関節は屈曲，足関節は底屈である．
- 関節や筋肉は，不動の状態が続くことによって機能が損なわれる（廃用症候群）．
- 長期臥床や安静が必要な場合は，早めに ROM 訓練を開始する．

表 1 ◆関節拘縮予防の良肢位

関節	良肢位	備考
肩関節	外転 60 〜 80° 屈曲 30°　外旋 20°	手が顔や頭に届く角度
肘関節	屈曲 90° 前腕回内外中間位（0°）	手が顔や頭に届く角度
手関節	背屈 10 〜 20°	少し尺屈位が便利
指関節	軽く筒を持ったような形で 母指は対立位	指関節の伸展位 母指の内転が起こりやすい
股関節	屈曲 15 〜 30° 外転 0 〜 10°　外旋 0 〜 10°	歩行と座位が可能
膝関節	屈曲 10°	完全伸展位は生活に不便
足関節	背屈底屈中間位（0°）	歩く，靴を履くことが可能

文献 2）p281 より引用

295

● 運動による痛みの軽減を図りながら，最低限の可動域を維持する（p100-104 参照）．

筋緊張（痙縮）・・・・・・・・・・・・・・・・・・・・・・・・・・・・・・
● 中枢性運動麻痺による一次的障害として，またその急性期に関節拘縮予防が実施されなかった場合に起こる（**表 2**）．

表 2 ◆痙縮の評価スコア（modified Ashworth Scale）

Grade 0	筋緊張に増加なし
Grade 1	軽度の筋緊張の増加あり 屈曲したときに可動域の終わりに引っかかりと消失や若干の抵抗感あり
Grade 1 +	軽度の筋緊張の増加あり 可動域の 1/2 以下の範囲で引っかかりがあり，若干の抵抗感あり
Grade 2	中等度の筋緊張の増加が全可動域のほとんどで緊張を認めるが，容易に動かすことはできる
Grade 3	強度の筋緊張の増加あり 他動的な運動は困難
Grade 4	固くて屈曲や伸展などができない状態（拘縮）

◆**引用・参考文献**
1) 甲田英一ほか監：Super Select Nursing 脳・神経疾患—疾患の理解と看護計画．学研メディカル秀潤社，2011
2) 落合慈之監：リハビリテーションビジュアルブック，第2 版．学研メディカル秀潤社，2016
3) 近藤靖子編著：はじめての脳神経外科看護—カラービジュアルで見てわかる！ p128-133，メディカ出版，2014

Memo

....

....

....

....

▌口腔ケア

目的

* 術後肺炎や歯周病などの予防.
* 口腔内刺激による脳の活性化に伴う口腔機能や認知機能の向上.

概要

● 脳神経疾患では, 不顕性誤嚥によって肺炎を引き起こすリスクが高い. とくに高齢者にとって肺炎は生命を脅かす重篤な症状を引き起こすことがあるため, 口腔ケアが重要である.

● 意識障害のある患者や人工呼吸器を装着した患者では, 経口摂取ができず, 唾液分泌が低下して自浄作用が減弱するため口腔内の細菌が繁殖し, これを誤嚥することで肺炎や感染症の危険性が高まる. そのため口腔ケアによって歯垢や舌苔を除去し細菌を減少させることが重要である.

● 口腔は身体の中でもっとも敏感な器官であり, 大脳皮質の運動野の3分の1を占めている. 口腔ケアは, 意識レベルの向上につながる.

必要物品

● 歯ブラシ (ヘッド部が小さいもの, 毛の硬さはふつう〜軟らかめ, 出血傾向や歯肉に疼痛がある患者には超軟毛をすすめる).

● 吸引チューブと一体型タイプの歯ブラシ.

● 舌ブラシ.

● スポンジブラシ (歯があっても乾燥および出血傾向の患者に使用する).

● 保湿剤・歯磨き剤・洗口剤 (乾燥予防のためにノンアルコール, 低刺激性のものを選ぶ).

● 開口器具 (アングルワイダー, 指ガード).

口腔の状態

● 歯肉の出血や腫脹などの炎症の有無.
● 歯の欠損や動揺の有無, 義歯の装着状況.
● 口蓋の乾燥や痰の付着, 損傷の有無.
● 舌：乾燥や痰の付着, 出血の有無, 偏位や動き.
● 唾液の貯留や頬粘膜損傷の有無.

全身状態

● バイタルサイン, 意識状態の観察, 体位保持の状況, カーテン徴候の有無.
● 抗血小板薬や抗凝固薬の服用中や, 化学療法による白血球減少の有無など, ケア前に十分にアセスメントすることが大切.

手順

①患者本人であることを確認する.
②患者の全身状態および口腔内を観察し, アセスメントをして, 患者に適したケア方法を決定する.
③必要物品を準備する.
④体位を整える.
⑤手指衛生を行い, ディスポ手袋を装着する. 飛沫が予測される場合は, マスク, ビニールエプロン, ゴーグルまたはフェイスシールドも装着する.
⑥含嗽をして, 口腔内の食物残渣を除去する.
⑦歯ブラシをぬらし, 歯磨き剤を塗布する. 含嗽ができない場合は含嗽液をつける.
⑧歯と歯肉をブラッシングする.
⑨磨き終わったら, 口腔内を十分にすすぐ. 臥位で行う場合は顔を横に向けて行う.
⑩含嗽ができない場合は吸引を実施し, 水で絞ったガーゼやスポンジブラシなどで口腔内を清拭.
⑪タオルで患者の口をふく.
⑫口唇が乾燥している場合は, リップクリームやワ

セリンなどを塗布する.

⑬ディスポ手袋を外し，手指衛生を行う.

⑭終了したことを告げ，体位を整える.

ケアのポイント

● 歯磨きが可能な患者には，リハビリテーションを兼ねて自立できるようにかかわる.

● 安全を確保する（場合により看護師 2 人で実施）.

● 視野の確保をする．開口をお願いしても理解できない，または開口することへの拒否がある場合は，アングルワイダーを使い視野を十分に確保したうえで，歯間や歯肉をていねいにブラッシングする.

● 汚染しやすい部分を把握しておく.

● 患者の抵抗があるときも，適切なケアを徹底する.

● 坐位の保持が困難なときは，側臥位またはファウラー位とする．さらに，誤嚥を防ぐため頸部前屈位にすることが重要である．側臥位でケアを行う場合，頭部が下がって垂れ込みが起こらないよう枕などを使って高さを調節する.

● 麻痺がある場合，健側を下に，麻痺側を上にして横向きに寝てケアを行う.

● 坐位が可能ならば，洗面所にてケアを行う.

● 麻痺のため歯ブラシをうまく握れないときは，グリップや電動歯ブラシの使用を検討する.

● 歯のみではなく，歯茎や舌もケアする.

● 嚥下訓練中の患者は，日中，義歯を装着する.

気管挿管中の場合……………………………

● 経口挿管中の口腔内は乾燥により自浄作用が低下し，細菌が繁殖しやすい状態であるため，十分に洗浄し細菌を除去する.

● カフ圧を確認する.

- 口腔内およびカフ上部ラインから分泌物を吸引.
- 吸引しながらブラッシングする.
- 洗浄時も必ず吸引する.
- 舌や挿管チューブの汚染物も除去する.

乾燥・汚染が強い場合

- 口腔ケアの 15 分前に保湿剤を塗布する.
- 汚れが浮き上がっているのを確認して, スポンジブラシでブラッシングする.
- 汚れが強いところは指にガーゼを巻いてふきとる.
- 最後に保湿剤を塗布する. 口の中全体にまんべんなく塗布する. とくに上顎は忘れずに塗布する. 舌を動かせる患者には, 自分の舌を使って保湿剤を伸ばしてもらう.

出血傾向の場合

- 出血したら, 圧迫止血する.
- 10 倍希釈のオキシドール (過酸化水素水) には, 汚れを軟化させるほか止血効果もある.
- 口腔潰瘍には, 軟膏 (アズノールなど) で治癒を促進させる.

開口困難な場合

- K-point を刺激する (図 1). ただし, 人によって左右差や, 効果の程度に差がある場合がある. 効果がみられなくても強く圧迫しないようにする. どうしても開口困難な場合には, 開口器やバイトブロックを使用する.

麻痺のある患者

- 麻痺側の食物残渣の有無を観察する.
- 歯ブラシを把持しやすいようグリップやゴムバンドを使用するなどの工夫をする.

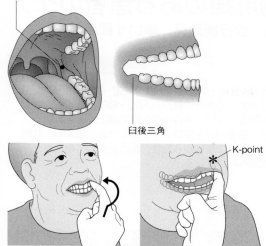

K-point（臼後三角後縁やや後方）

臼後三角

K-point

図1 ◆ K-point 刺激による開口　　文献4）p428 より引用

マッサージ

- 頬，口唇の運動（頬を外中から押す）．口唇は上から下に引っ張りマッサージ．
- 舌の運動（左右，上下，前後に動かす）．

◆引用・参考文献
1）8020 推進財団：はじめよう口腔ケア．
https://www.8020zaidan.or.jp/pdf/kenko/start_care.pdf より 2019 年 1 月 22 日検索
2）ナーシング・スキル日本版：口腔ケア．
http://www.nursingskills.jp/ より 2019 年 11 月 1 日検索
3）近藤靖子編著：はじめての脳神経外科看護―カラービジュアルで見てわかる！ p134-138，メディカ出版，2014
4）落合慈之監：リハビリテーションビジュアルブック，第2版．p421-428，学研メディカル秀潤社，2016

運動麻痺のある患者のケア
①装具・歩行補助具，車いす使用

目的

* 下肢装具：立位・歩行時の下肢の安定（内反尖足の矯正），および安定した歩行の獲得，ADL・QOL の向上.
* 歩行補助具：立位・歩行の安定性の向上.
* 車いす：患者の床上安静をできるだけ最小限にし，状態に応じて早期に座位から立位，歩行を促して離床させ，日常生活へとつなげる.

1. 下肢装具

概要

● 下肢装具には対象となる機能や症状によってさまざまな種類があるが，**表 1** に主な下肢装具の特徴を示す.

ケアのポイント

● 適切な位置に装具を装着するために，足関節部のバンドを最初に固定する.
● 自助具の導入は，障害の固定状況や精神・心理面の受け入れなどを十分に見極めて行う.

2. 歩行補助具

概要

● 歩行を補助する器具には，歩行器，クラッチ，杖がある.
● 歩行器は，筋力低下のため立位・歩行バランスが悪く，歩行が困難な場合に使われる.
● いずれも，①免荷，②バランスの調整，③歩行パ

表1 ◆主な下肢装具の種類と適応

	プラスチック製短下肢装具	金属支柱付き短下肢装具	軟性装具
利点	・軽量で外見が良い. ・経費が比較的安い. ・錆びない. ・清潔で汚れにくく,汚れても洗浄が楽. ・使用時の雑音がない. ・装具の上から靴が履きやすい.	・強度が強く破損しにくい. ・ストラップやパッドによる内・外反変形の矯正が行いやすい. ・仮合わせや完成時の修正,部分交換が比較的容易. ・通気性が良好.	・軽量,ゴムバンド性. ・外見がよい. ・選択が可能であり清潔が保てる. ・装具の上から靴が履きやすい. ・経費が安い.
問題点	・継手部の耐久性に問題あり. ・痙性・変形が高度の場合は矯正困難. ・破損した場合の修理が困難. ・汗を通さず,多くは通気性が悪い. ・褥瘡や擦り傷を作ることがある.	・重い. ・金属が錆びたり,皮革が不潔になりやすい. ・使用中に足継手およびあぶみが摩耗して底・背屈角度が変化することがある. ・使用時に雑音を生じることがある.	・矯正力が弱い.
適応	・中等度の麻痺残存ケース ・膝折れ ・下垂足 ・内反尖足	・重度の麻痺残存ケース ・早期立位歩行訓練 ・痙性麻痺 ・反張膝 ・膝折れ ・内反尖足	・軽度の麻痺残存ケース ・下垂足 ・内反尖足

ターンの改善, ④歩行効率の改善, ⑤心理的効果などを目的に使用される.

● **表2** に主な歩行補助具の特徴を示す.

ケアの実際

杖の長さの調整

● 以下の手順に従って杖の長さを調整する.

①背筋を伸ばして立った姿勢で, 杖の先端を, 杖をつく側の足の小指から前へ 15cm, 外へ 15cm のところへつく.

②健側大転子の高さに合わせる.

③杖を持ち, 肘が軽く(約30度)曲がるくらいに

表2 ◆主な歩行補助具の種類と使用方法

種類	特徴	使用方法
四輪型歩行器（キャスターウォーカー）	・前腕を歩行器の上に置き，体重を支持して歩行する． ・ブレーキがないタイプが多いため，スピードのコントロールが必要になる． ・両上肢が使えることが原則． ・歩行能力の程度としては，平行棒内歩行と杖歩行の中間に位置する患者が主な対象となる．	・手を下ろして肘を90°に曲げた高さになるようフレームの高さを合わせる． ・前に寄りかかって上体が前傾しないように注意する． ・高すぎる場合：肩が上がって肘が開いてしまう． ・低すぎる場合：背中が丸くなり，目線が下がり，スピードが速くなる．
固定式歩行器	・立位バランスがよく，上肢筋力が保たれている必要がある． ・両上肢が使えることが原則．	・両手で歩行器を持ち上げて前に出し，歩行器に体重をあずけながら足を出して進む．
多脚杖	・1つの握り手と支柱の下部が3～5点に分岐した脚がある． ・脚が多いことで支持基底面が広く安定性に優れている． ・平面でないところでは使用しにくい．	・杖歩行開始ケースや重度麻痺ケースに用いる．
ロフストランドクラッチ	・握りの部分と1脚の支柱に前腕部を支えるカフがある． ・前腕部と手部の2点で上肢が固定されるため安定感がある．	・立位バランスが安定しているが，健側上肢の筋力に問題があって，T字杖が使用できないケースに用いる．
T字杖	・握りの部分と1脚の支柱からなり，前腕部の支持はない・ ・握り手の部分はT字またはC型をしたものが多い． ・軽量（400～500g）で操作性に優れる．	・支持機能は他の歩行補助具より弱いため，軽い歩行障害などに適応がある． ・立位バランスが安定していて，健側上肢の筋力に問題ないケースに用いる． ・上肢に失調があるケースは困難であることが多い．

調整する.

平地での杖歩行の手順……………………………

〈三動作歩行〉

● ①杖→②麻痺側→③健側の順に動かす.
・杖は麻痺側足と反対の手で持つ.
・杖を 1 歩手前に出す.
・杖に体重を掛けながら麻痺側を出す.
・両足をそろえる.

〈二動作歩行〉

● ①杖と麻痺側同時→②健側の順に動かす.
・杖歩行に慣れてきた患者に適用される.
・杖と杖の反対側の足を同時に出す.
・杖側の足を出す.

〈階段〉

● 階段昇り：昇りは健側下肢を先に出す.
● 階段降り：降りは麻痺側下肢を先に出す.

ケアのポイント

● 一度決定した補助具をいつまでも使用するのではなく, 回復段階に応じて適切な歩行補助具を選択する.
● 使い始めは手もとに目線が下がってしまうことが多いため, 目線を下に向けないよう適宜声かけをする.
● 歩行速度はゆっくり, 歩幅は狭い段階から行っているか確認する.

Memo

3. 車いす

移乗（トランスファー）

● 移乗動作は，起居動作や立位，立位保持，ターンなどで構成されている.

● 脳神経外科疾患では術後の安静による筋力低下や上下肢麻痺，感覚障害などにより立ち上がりや座位保持に介助を要する場合も多いため，まずは移動手段として車いすを使用し，早期離床を図る.

車いすの選び方

● 患者の座位能力，姿勢（頸部後屈位になっていないか），移動能力，安静度，覚醒状況などに合わせて選択する.

〈普通型車いす（図1）〉

● 座位保持能力が高い患者に使用する.

● アームレストが可動式または着脱式のものはトランスファーの介助量を軽減できる.

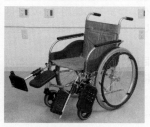

図1 ◆普通型車いす
文献2）p294 より引用

〈ティルト・リクライニング車いす（図2）〉

● 座位保持能力が低い患者，耐久性が低い患者，起立性低血圧がある患者に使用する.

●ティルト・リクライニングでの姿勢調整は次のように行う.
①軽度にティルトさせる.
②深く腰かける.
③リクライニングで必要な角度にする.
④ティルトを適切な角度にする.

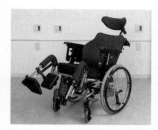

図2◆ティルト・リクライニング車いす
文献2) p294 より引用

移乗介助の基本方法‥‥‥‥‥‥‥‥‥‥‥‥‥‥‥

●以下の手順に従って介助を行う.
①車いすのサイドガード,足台は外しておくことが望ましい.
②足をつけた腰かけ座位から開始する.
③両腋窩または腰を支える.
④頭部の軌跡は「L」を描くように,斜め前に引き出す(介助者が少しかがむ).
⑤しっかりと立ちきる.
⑥方向転換
⑦介助者が腰を下げて,座っていく.

〈片麻痺患者の立ち上がり動作時の留意点〉

●片麻痺患者は立ち上がりで支持の低下,麻痺側半身への荷重となるのに抗して動作を行うため,非対称動作になる.

- 立ち上がりに必要な骨盤前傾位の保持および立ち上がり始めのとき，骨盤の上方を介助者の前腕で前方へ押し出すように介助する.
- 膝折れを防止しつつ，麻痺側への荷重を意識して介助する.
- 介助者は麻痺側から介助する.

〈足の支持力がなく，立ち上がり・立位保持が不安定な患者の移乗介助〉

- 以下の手順に従って介助を行う.
① 患者の両足を床に着けておく.
② 膝折れのある患者に対する膝の屈曲防止のために，両膝を介助者が自分の膝で挟む.
③ 患者の腋窩に頭をくぐらせる.
④ 担ぐようにして立ち上がる.

〈座り直しとトランスのポイント〉

- 持ち上げずに重心を移動.
・前傾姿勢をとれるように，患者の視線を誘導する（具体的に指示を伝える，手を添えて誘導）.
- わかりやすく患者に伝え，動作の協力を得る.
・患者の力を引き出す.
- トランスファーボードの活用.
・アームレストが外れる車いすであれば，トランスファーボードを使用することで介助量が軽減でき，患者も楽に移乗できる.
・移動先の高さが少し低くなるようベッドの高さを調整する.
・移動する側の殿部に体重を預けてもらい，滑らせるように移動する.
- 車いすの選択（アームレスト跳ね上げ式，フットレストが開くタイプ）.
- トランスする場所の素材（トイレ，ベッド，車いす）や，位置を患者に手で触れてもらい，恐怖心

を軽減する.

ケアのポイント

- 殿部が前方に滑っていないか,背部をバックレストに押しつけていないか(伸展共同運動パターンの抑制),麻痺側に体幹が傾いていないか確認する.
- 腰の位置や背部はタオルやスポンジで隙間を埋め安定させる.
- 股関節が内旋・外旋しないように,太ももの間にタオルを入れて調整する.
- 車いす座位で過ごす場合は,足底感覚を立位に活かすために,フットレストをたたみ,じかに足裏を床に接地させる.
- 患者が安心感を得て信頼関係を構築していることも,移乗動作がうまくいくポイントになる.
- 待つ,見守る,考える,ともに喜ぶ視点でかかわる.
- 乗車時間を延ばすときには「目的」をもつ.
- 覚醒につながる,耐久性の向上,関節拘縮の予防,活動範囲の拡大.
① 「何時まで」と乗車時間を決める.
② 車いすとクッションを選択し,シーティングを行う.
③ 座ってできる自主トレーニングや清潔ケアを実施する.

◆引用・参考文献
1) 落合慈之ほか:リハビリテーションビジュアルブック,第2版,p.361,学研メディカル秀潤社,2015.
2) 畑田みゆき編:整形外科ナースポケットブック.学研メディカル秀潤社,2018
3) 田村綾子ほか:脳神経ナース必携 新版 脳卒中看護実践マニュアル,p.323-331,メディカ出版,2015

運動麻痺のある患者のケア
②転倒予防策

目的 1)

＊寝たきりの原因となる転倒の危険因子を明らかにし，動作の安定性を評価することで，転倒を予防する．

概要 1)

● 運動麻痺があると転倒リスクは増大し，また術後の安静臥床に伴う筋力低下や点滴ライン類の存在で，さらにそのリスクが増大することが予測される（**表 1**）．

運動麻痺・・・

● 運動麻痺とは，大脳皮質運動野から末梢の筋線維までの運動神経の遮断により生じる随意運動の消失であり，中枢性麻痺と末梢性麻痺に分けられる．

● 上位ニューロンの障害や皮質脊髄路の軸索が損傷されることで，下位運動ニューロンを意識的にコントロールできなくなるものを中枢性麻痺という．

● 中枢性麻痺は，脳血管障害，脊髄血管障害，脳・脊髄腫瘍，頭部・脊髄外傷，炎症性疾患（脳炎，髄膜炎，脊髄炎など）などにより生じる．

● 症状の出現部位により，単麻痺，対麻痺，片麻痺，

表 1 ◆転倒の危険因子

内的因子	年齢，転倒歴，基礎疾患，起立性低血圧，視覚，認知・心理機能，下肢筋力，関節可動域，歩行能力，疼痛，意識レベル，薬剤など
外的因子	点滴ライン，モニターコード，ドレーン，段差，床の性状，傾斜，障害物，履物，衣服，補助具，手すりなど

文献 1）p506 より引用

四肢麻痺に分けられ，程度により完全麻痺と不全
麻痺に分けられる．

転倒リスク [1]

● 片麻痺患者では，運動障害の生じている側への転
倒リスクがとくに高くなる．
● 麻痺に加え，失語症（コミュニケーションが図れ
ないことにより指示動作が不十分）や注意障害
（生活環境へ適切な注意を向けることができなく
なる）があると転倒リスクは増大する．
● 術後は，点滴ラインやモニター，ドレーン挿入中
であるため，ライン類による転倒リスクもある．

ケアのポイント

人的対策
● スタッフの確保．
・転倒リスクのある患者のもとを離れる場合はス
　タッフどうし声をかけ合うようにする．
● 転倒に対する教育の実施．
・認定看護師や理学療法士を交えた教育．
● 情報共有の徹底．
・夜間の様子や不穏・せん妄を合併していないか，
　麻痺の部位，程度，排尿間隔の把握（排泄欲求時
　に起き上がりを認めることが多い），入院前や術
　前の生活パターンなど．
● 家族や付き添いの人にも転倒リスクについて説明
　し，リスクの高い患者の場合，離れるときや欲求
　のある場合はナースコールを押してもらうように
　する．
● 早期よりリハビリテーションを実施し，筋力強化
　やバランス能力の改善を目指す．
● 必要時，障害された身体機能を補うために，杖や
　歩行器などの歩行補助具，下肢装具の使用を実施
　する（装具に関しては，p302を参照）．

311

環境調整

- 危険因子の排除.
  - 床が水で濡れていないか, 段差はないか, 手すりは設置されているかなど.
- ナースコールが患者の手の届く位置にあるか.
- 車いす使用時は, 患者が必要とする物品(水など)が手の届く位置にあるか.
- 患者に合ったベッド柵の挙上(4点挙上もしくは3点挙上).
  - 4点では柵を乗り越えようとする場合もあり, 目的をもって3点とする場合もある.
- 不必要なドレーンやライン類は早期に抜去し, 必要なライン類の査定を実施する.
- 福祉機器の活用.
  - 必要時の離床センサー使用や, 車いす使用時のシートベルト着用など.
- 移乗時などの介助しやすい環境の整備.
  - 周囲の不要な物品の除去や移乗時のベッド周囲の環境を整える.
  - ドレーンやモニターコード類の配置場所は考慮する.
- 術後, せん妄などをきたす可能性があり, 麻痺がある場合は転倒リスクが高くなるため, 入院前に使用していた, カレンダーや時計など見慣れたものをベッドサイドへ置くなどの工夫をする.

◆引用・参考文献
1) 落合慈之監:リハビリテーションビジュアルブック, 第2版. p310-311, 506-508, 学研メディカル秀潤社, 2016

Memo

開頭術

目的

* 脳腫瘍，脳動脈瘤，脳動静脈奇形，脳出血，頭部外傷による頭蓋内出血の治療，頭蓋骨・骨形成術などのために頭蓋の一部を開く．

概要

● 手術顕微鏡を用いない場合：全身麻酔後，体位をとり，頭部をテープなどで固定する．

● 手術顕微鏡を用いる場合（脳血管障害や脳腫瘍など）：手術中に動かないように頭部を専用のピンを用いて固定器に固定する．

● 皮膚切開後，頭蓋骨に手術用ドリルでいくつか穴を開け，これらの穴を線でつなぐように頭蓋骨を切開する（**図1**）．

● 骨弁をはがすと硬膜が現れるため，この硬膜を切開し，病変部の治療をする．

● 治療終了後，止血を確認し，硬膜縫合したあと閉頭，閉創する．

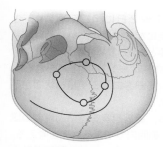

図1 ◆前頭側頭開頭術

術後合併症

〈術後出血〉

● 術後出血は術直後から 48 時間以内に発症しやすいため，血圧のコントロールが必要である．

〈脳浮腫〉

● 手術によって微小血管壁が損傷されると血液脳関門の破綻が起こり，血管浸透圧が上昇，脳細胞内に水分が貯留するため脳浮腫が起こる．

● 術後 2 〜 3 日がピークとなるため，頭部挙上を行い，脳からの静脈還流を促すことで予防できる．

〈感染管理〉

● 感染徴候は，髄液検査，血液検査のほか，発熱などで判断できる．

● ドレーン挿入中は，挿入部の観察も必要である．

● 創部の清潔を保つために洗髪を行う際は，創部が離開しないようにやさしく洗うことが大事である．

● 気管挿管や嘔吐による呼吸器感染症や尿道カテーテル挿入による尿路感染にも注意が必要である．

〈せん妄〉

● 術後せん妄は術後 1 〜 2 日に起こりやすく，とくに高齢者はせん妄になる確率が高いため，観察やかかわり方が重要となる．

● 環境の変化（点滴やドレーン類の挿入を含む），術後の安静により，高齢者に限らず精神状態が不安定になることがある．

● せん妄がみられたら，状態観察を行い，患者の訴えを傾聴し，指示の範囲内でできるケアを考える．

● せん妄が悪化した場合，治療の継続や転倒予防を目的に，必要であれば医師と相談して薬剤の投与や身体拘束を行う．

〈深部静脈血栓症〉

● 手術時間が長く，また帰室後も安静時間が長い場合，下肢血流のうっ滞により血栓形成のリスクが高くなるため，弾性ストッキングの着用やフットポンプの装着をする．

● 早期離床を行い，予防に努める．

〈イレウス〉

● 全身麻酔の影響で消化管の動きが低下するため，術後は腸蠕動音の聴取や，腹部膨満，嘔気の有無を観察する．

● 嘔気が強い場合は，制吐剤の使用を検討する．

安全管理

● 手術後はせん妄だけでなく意識レベルの変化が起こることがある．

● 安静の保持や点滴ドレーンの必要性が理解できない場合もあるため，手術前から患者や家族に手術後の治療や看護についてあらかじめ説明しておいたほうがよい．

● 高齢者は手術により体力が低下しており，また麻痺がある場合は転倒リスクが高い．

● 患者の状態に合わせた安全対策を考え，転倒予防に努めることが重要である．

ドレーン管理

〈術後ドレーン〉

● 開頭術後は皮下ドレーンが挿入される．

● 皮下ドレーンは，手術終了時に吸引しきれなかった血液や洗浄液を外に排出する目的がある．

● 手術後２日ほどでドレーンは抜去される．

● そのほかのドレーンとして，脳槽ドレーン，脳室ドレーンなどもある．いずれもドレナージの目的と排液の性状を理解し，管理する必要がある．

〈誤抜去予防〉
- ドレーンの抜去予防に努め，ドレーンの閉塞の有無も観察が必要である．
- 術後，意識レベルの変化や麻酔の影響により，自己抜去してしまうことがあるため，覚醒状態を確認し，患者や家族にドレーンが挿入されていることやその目的を十分に説明し，必要であれば抑制具を使用してドレーンの抜去を予防する．
- 移動時や創部付近のテープ固定がゆるんで不用意にドレーンが抜けてしまわないように注意する．

〈圧のコントロール〉
- 脳室ドレーンや脳槽ドレーンは，設定圧を管理しなければならない．
- モンロー孔の高さが基準点（0点）のため，体位変換や検査などで移動した後は基準点を合わせて，排液がされているか確認する（p210参照）．

創部の疼痛コントロール

- 創部が前額部〜側頭部にある場合，食事開始後に創痛を訴えることがある．これは，咀嚼するときの下顎の上下動によって，皮膚切開の際に同時に切開された側頭筋が動いて痛みが引き起こされるためである．
- 患者と相談して食事内容を工夫する．
- 後頭部に創部がある場合は，仰臥位時に創部が圧迫されてしまうため，やわらかい素材の枕に変えるか，側臥位をとるように患者に説明する．
- 疼痛が増強する場合，医師の指示のもと鎮痛薬を使用する．

観察のポイント

バイタルサイン

- 全身麻酔下での手術のため，呼吸・循環などの全

身管理が必要である.

術後合併症

● 開頭術全般の合併症として，①術中・術後の脳梗塞・脳出血，②縫合不全，術後感染，けいれん発作，③髄液漏，④創部痛，頭痛，咀嚼時の疼痛・咀嚼障害，⑤褥瘡，深部静脈血栓症，⑥脳・脳神経の圧排による脳神経麻痺，⑦術後せん妄，精神不安定，容姿の変化による不安などがあり，それらの症状が出現していないか観察する.

転倒・転落予防

● 全身麻酔後，安静臥床時間が長いため，高齢者はとくに初回の移乗時や歩行時にふらつきやすい.

● 外減圧術後の患者では創部に頭蓋骨がないため，頭部打撲に気をつける.

褥瘡発生予防

● 手術時間が長く，ベッド上安静の期間が長い，またもともと褥瘡発生リスクが高い患者は皮膚の観察が必要である.

● 自力で体位変換ができない場合，看護師が体位変換を実施し，皮膚の観察や褥瘡予防ケアを行う.

ドレーンからの排液の性状

● ドレーンからの排液を肉眼的に観察して，漿液性や血性，膿性などを示していないか確認する.

◆引用・参考文献
1) 日本脳神経外科学会ほか：脳の手術とは.
   https://square.umin.ac.jp/neuroinf/brain/010.html
   より 2019 年 1 月 7 日検索
2) 藤井清孝監：イラストでわかる脳神経外科手術と術式別
   ケア．ブレインナーシング 夏季増刊：22-25，88-173，
   2008

脳動脈瘤頸部クリッピング術

目的

* くも膜下出血の原因としてもっとも多い脳動脈瘤の破裂を予防する．あるいは，破裂例では再出血を予防する．
* 拡大した脳動脈瘤が神経を圧迫することによる意識レベルの低下や共同偏視，麻痺・失語，運動障害などの神経症状の発現を抑制する．

概要

脳動脈瘤とくも膜下出血

● 手術の適応となるくも膜下出血では，脳動脈本幹部分がくも膜下腔を走行しており，分岐を繰り返して細い枝が脳実質内に入る．

●「くも膜下出血」は脳動脈本幹部分が破裂した場合に生じ，脳実質内にある血管（脳動脈瘤）が破裂した場合は「脳内出血」となる．

● 好発年齢である 40 〜 60 歳代は，定期健診や人間ドックで発見されることがあるが，これらを受けていない好発年齢層では，症状が出現して発覚することが多い（男女比 1：5）．

● 好発部位：脳動脈瘤の 9 割はウィリス動脈輪の前側，すなわち内頸動脈の灌流域に形成されやすいとされている．なかでも，内頸動脈 - 後交通動脈（IC-PC）分岐部，前交通動脈（Acom），中大脳動脈（MCA）分岐部が多い（p448 参照）．

● 脳動脈瘤の大きさ：径 10 〜 24mm を大型動脈瘤，25mm 以上を巨大動脈瘤とよぶ．

クリッピング術

● 脳動脈瘤頸部クリッピング術では，開頭し直接下で専用のクリップで病変部を挟み止血する（**図1**）．
● クリッピング術は，病変部に対してのアプローチ

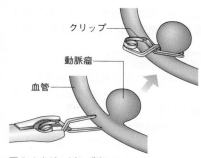

クリップ

動脈瘤

血管

図1 ◆クリッピング術

が確実で、血腫除去も同時に行えることで脳血管
攣縮予防にもつながる.

● 脳動脈瘤頸部クリッピング術の適応となった場合
は、原則的に 72 時間以内に施行する.

● 開頭による侵襲が高いために、高齢者や重症患者
に対する手術は難しい.

ケアの実際と観察のポイント（表1）

● 開頭による脳動脈瘤頸部クリッピング術は根治を
目指すもので、手術までの期間に再出血を起こさ
ないよう管理することが必要不可欠となる.

● 再出血を起こさせないためには血圧コントロール
が重要となる. 血圧が上昇すればするほど動脈瘤
にかかるフローが高くなり、再破裂、再出血のリ
スクが高くなってしまうからである.

● 血圧上昇につながるさまざまな要因があるが、看

表1 ◆基本の観察項目と管理

血圧コントロール	①降圧薬投与、②鎮痛，鎮静薬の投与、③抗痙攣薬投与、④痛み刺激を与えない
環境調整	①モニター音の調整、②寒冷刺激を避ける、③空調設定の確認、④プライバシーの確保、⑤生活音による苦痛を除去、⑥家族面会の調整
看護管理	①不必要な吸引をしない、②安静体位を提供、③体位変換時の疼痛予防、④挿管チューブの違和感、抑制による苦痛

護師は異なる患者・場面であっても統一した基本管理，患者観察・看護管理をしなければならない．

ケアのポイント

- 看護師として日常生活における援助は必要不可欠であるが，そのうえで手術前・手術後における看護管理も重要となる．
- 日常生活の支援を看護師が行う際，注意すべき場面が多く潜んでいることを忘れてはならない．
- 誤った看護行為ひとつで再出血につながる可能性もあるため，新人にかぎらずベテラン看護師においても自分の行為を見直す必要がある（**表2**）．
- 手術までの間に，手術出棟準備，患者への身体的・精神的サポート，患者家族への対応を実践する．
- 術後は，患者家族への対応に加え，術後合併症の早期発見と早期対応に努める．
- 合併症としては，術中動脈瘤剥離時の血管損傷による脳梗塞や出血，神経損傷による脳神経麻痺を起こす可能性が高い．
- 術後はドレーンが挿入されて帰室することがあるため，看護師はドレーン管理を行う必要がある．
- ドレナージは種類や目的，適応などがさまざまであるため，基本的な理解が必要である（**表3**）（p209-225参照）．

表2 ◆ クリッピング術における看護師の注意点

注意すべき場面	看護師が注意すべきこと
体位変換と清潔ケア	体位変換時，口腔ケア，更衣など，声かけを行いながら実施 ポジショニングによる苦痛
吸引，創処置	吸引時間・手技内容により苦痛が発生，興奮してしまう 創部の処置による疼痛 例：消毒液の温度や鎮痛薬・麻酔薬の使用
瞳孔観察（対光反射）	羞明による交感神経刺激
環境	湿度や温度，明るさの調整，プライバシーの確保
ストレス（身体的・精神的）	患者自身の生活環境・生活スタイルを把握し対応 抑制帯の必要性，羞恥心の有無，患者の役割を理解する

表3 ◆さまざまなドレナージ

種類	挿入部位	目的	疾患	開放・閉鎖式
脳室ドレナージ	脳室	髄液排出 脳室内血腫排出	くも膜下出血 脳内出血	開放式
脳槽ドレナージ	脳槽	髄液排出 脳槽内血腫排出	くも膜下出血	開放式
スパイナルドレナージ	脊髄内腔	髄液排出	髄膜炎 くも膜下出血	開放式
硬膜下ドレナージ	硬膜下腔	慢性硬膜下血腫排出	慢性硬膜下血腫	開放式
硬膜外ドレナージ	硬膜外腔 頭蓋骨下	硬膜外血腫排出	開頭術後	閉鎖式
皮下ドレナージ	皮下 頭蓋骨上	皮下貯留液排出	開頭術後	閉鎖式

● 効果的なドレナージを行うため，圧設定，回路トラブルの有無，クランプ開閉を確認し，感染予防，自己抜去予防に努める．

◆引用・参考文献
1) 落合慈之監：脳神経疾患ビジュアルブック．学研メディカル秀潤社，2009
2) 大岡良枝ほか編：看護観察のキーポイントシリーズ 脳神経外科，改訂版．p248-251，中央法規出版，1996
3) 日本脳卒中学会脳卒中ガイドライン委員会編：脳卒中治療ガイドライン 2015〈追補 2017 対応〉．p140-141，143-144，155-159，協和企画，2017
4) 医療情報科学研究所編：病気がみえる Vol.7 脳・神経．p92-121，メディックメディア，2011

Memo

穿頭術

* 皮膚を2〜3cmほど切開し，穿頭器を使って頭蓋骨に小さな穴を開ける．
* 頭蓋内の血腫腔洗浄，ドレナージ，生検を目的として行う．
* 神経内視鏡手術時，内視鏡挿入のために行う．

概要

● 開頭術とは違い，局所麻酔下で行い，手術時間は短い．

● 主に慢性硬膜下血腫（穿頭血腫ドレナージ術）（図1）や水頭症（脳室ドレナージ術）の治療で行われている．

● 穿頭術の代表的な適応疾患は，慢性硬膜下血腫，急性硬膜外（下）血腫，（急性）水頭症，脳内血腫，パーキンソン病などがある．

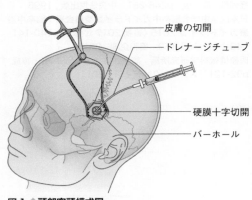

皮膚の切開
ドレナージチューブ
硬膜十字切開
バーホール

図1 ◆頭部穿頭模式図

ケアの実際

感染管理

- 術後に危険性が高い合併症として「感染」がある.
- 感染徴候の判断は, 髄液検査, 血液検査, 発熱などで行う.
- ドレーン挿入中では, 挿入部だけでなくドレーンからの排液の性状で感染を疑うこともできる.

ドレーン管理

- 穿頭術後, 血腫腔ドレーンや脳室ドレーンなどによるドレナージを管理する (p209 参照).
- 術後, 意識レベルの変化や麻酔の影響により, 自身でドレーンを抜去してしまうことがあるため, 覚醒状態を確認し, 患者や家族にドレーンを挿入していることとその目的を十分に説明し, 必要であれば抑制具を使用してドレーンの抜去を予防する.
- 移動時や創部付近のテープ固定がゆるむことで不用意にドレーンが抜けてしまわないように注意する.
- ・ドレーンが抜去すると, 髄液漏から髄膜炎などの感染症の原因になったり, 頭蓋内に空気が迷入する気脳症の原因となる.
- ・ドレーン抜去を予防するためには, ①挿入したドレーンの長さが変わっていないか, ②固定テープの汚れやはがれがないか, などを観察する.
- ・とくに発汗が著明で, 皮脂の分泌が多い患者はテープがはがれやすいため, こまめに観察する.

排液量の管理

- 血腫腔ドレーンや脳室ドレーンからの排液の量や性状の観察も重要である.
- ドレーン挿入の目的を理解し, 排液量や性状に異常がある場合には医師に報告しなければならない.

● バイタルサイン.
● 神経学的症状.
・意識レベル, 瞳孔・対光反射の所見, 麻痺の出現
　の有無を確認する.
● ドレーンの固定, 排液量と性状.
● 創部の観察.
・目視や検査データなどにより感染徴候の有無を観
　察する.
・創部の圧痛, 出血, 熱感などがないか確認する.

◆引用・参考文献
1) 北海道脳神経外科記念病院:慢性硬膜下血腫.
　 http://www.hnsmhp.or.jp/cat/story/ 慢性硬膜下血腫 /
　 より 2019 年 1 月 7 日検索
2) 藤井清孝監:イラストでわかる脳神経外科手術と術式別
　 ケア. BRAIN NURSING 夏季増刊:22-25, 88-173,
　 2008

Memo

....

....

....

....

....

....

....

....

....

経鼻手術

目的

※ 開頭手術に比べ患者の負担が少なく，傷が残らないというメリットがあり，脳神経外科領域では下垂体腺腫や頭蓋咽頭腫などで行う.

ケアの実際と観察のポイント

● 経蝶形骨手術（TSS）は鼻粘膜下の蝶形骨洞およびトルコ鞍底を開放し，腫瘍をかき出す方法である.

● 内視鏡を使用する方法と顕微鏡を使用する方法があるが，現在は内視鏡を用いるほうが多く，鼻の穴から内視鏡を挿入し，副鼻腔を通って蝶形骨洞へ到達させる.

● 副鼻腔炎や鼻腔内の急性炎症がある患者は，術前に耳鼻科の診察を受ける.

● 手術は全身麻酔下，仰臥位で行われる.

● 術後は鼻腔内にガーゼが挿入され帰室する. ガーゼ抜去までの日数は症状や施設により異なる.

● 身体的侵襲が少ないため，患者は手術翌日より食事や歩行などができるようになる.

代表的な術後合併症·····························
〈髄液鼻漏〉

● 手術操作によりくも膜下腔が損傷され，髄液がもれ出ることで起こる.

● 手術中にもれた部分をしっかり塞ぐことで予防できる.

● 患者自身の腹部や大腿部より脂肪を採取し閉鎖することもあり，その際は脂肪採取部位の観察も行う.

● 髄液鼻漏の自覚症状はサラサラとした水のような

物が垂れてくるという特徴がある.
- 髄液鼻漏は, 感染（髄膜炎）や気脳症をきたす可能性がある.

〈鼻出血〉
- 少量の鼻出血であればすぐに止まるが, 出血点が深部であることもあり, 多量の出血時は医師による止血処置が必要となる.

〈尿崩症〉
- 下垂体後葉の損傷によって起こる. 術後一過性であることが多いが, 永続性となることもある.
- 術後急性期は尿量を1時間ごとに観察する.
- 尿崩症により電解質異常（高 Na 血症）をまねくこともあるため, 尿量や IN-OUT バランス, 採血データにも注意して観察する.
- 治療には抗利尿ホルモン剤（バソプレシン注射液〔ピトレシン®注射液〕, デスモプレシン酢酸塩水和物〔ミニリンメルト®錠, デスモプレシン・スプレー〕）の投与が行われる.

〈下垂体機能低下〉
- 下垂体前葉の機能低下によって起こる.
- 倦怠感などの自覚症状, 採血データなどを確認する.
- 点滴や内服によりホルモン（とくに副腎皮質刺激ホルモン）の補充を行うことで予防・治療を行う.

〈視神経損傷〉
- 腫瘍が視神経に触れている場合があり, 術中に視神経の損傷があると術後に視野障害が出る.

〈内頸動脈損傷〉

● 頻度はごくまれであるが, もっとも重大な合併症
  であり, くも膜下出血をきたし死亡する例もあ
  る.

〈嗅覚異常〉

● 嗅覚に関する神経を損傷した場合に起こる.
● 異常は一時的なもの, また永久的に残るものがあ
  る.

その他の観察項目

● 上記合併症以外に, 瞳孔所見や頭痛・吐気など,
  脳神経外科患者の一般的な術後の観察も行う.
● 術後は頭部 CT にて頭蓋内合併症 (術後出血や気
  脳症の有無) を確認する.
● 脂肪採取を行った場合は創部の観察 (感染徴候,
  皮下出血, 腫脹など) も行う.

ケアのポイント

術前

● 術前オリエンテーションで, 患者が術後のイメー
  ジをもてるようにする.
・術後合併症について, 医師の説明後, どの程度理
  解できているか, 起こりうる症状について再度説
  明し, 症状出現時は看護師へ伝えるよう指導す
  る.
・術後, 鼻腔内にガーゼが挿入されるために患者は
  口呼吸となる. そのイメージをつかみ, 口呼吸に
  慣れるために, 必要に応じて術前から綿球を鼻に
  入れて口呼吸や飲水を行ってイメージをつけても
  らう.

術後合併症の観察とケア

● 尿崩症の観察のため, 術後は 1 時間おきに尿量

の観察を行う．また，点滴や水分摂取量などを含めた IN-OUT バランスもこまめに観察する．

● 髄液漏や鼻出血がある場合，患者は安静となるため，安静度に応じた日常生活動作（ADL）の介助を行う．

● 鼻ガーゼ挿入中は口呼吸となるため，口渇を訴えることが多い．口渇はがまんしないで水分摂取を行ってよいこと，マスクの着用や，マスク内にぬれたガーゼを当てることなどの改善策を指導する．

● 鼻ガーゼを無理に抜いてしまうと，髄液漏や鼻出血の原因となるため，患者に自身で引っ張ったりしないこと，脱落を感じたらすぐに看護師へ伝えることを指導する．

● 視野障害や嗅覚の異常は術前の状態をしっかり把握し，変化を観察する．

● 鼻を強くかんだり，怒責をかけることが鼻出血や髄液漏に影響を及ぼすため，患者にそのような動作を避けるよう指導したり，排便コントロールを行う．

◆引用・参考文献
1) 寺本明監：脳下垂体腫瘍の患者さんへ―安心して治療を受けるために．p16，ノバルティスファーマ，2009
2) 医療情報科学研究所編：病気がみえる vol.7 脳・神経，第2版．メディックメディア，2017
3) 甲田英一ほか監：Super Select Nursing 脳・神経疾患―疾患の理解と看護計画．p216-222，学研メディカル秀潤社，2011

Memo

脳室 - 腹腔シャント術

目的

* 水頭症を治療する.
* 拡大された脳室にたまり続ける脳脊髄液を体内の他の場所へ排出する.

概要

水頭症とは……………………………………

● 脳脊髄液の通過障害や吸収障害によって脳室が拡大された状態である.

● 大量にたまった脳脊髄液が脳を圧迫することにより, 頭蓋内圧亢進症状などの症状が出現する.

● 原因としては, くも膜下出血, 脳出血などの脳血管障害, 脳腫瘍, 細菌性髄膜炎, 頭部外傷, 先天性の脳奇形などがある.

脳室 - 腹腔シャント術…………………………

● 一般的に行われているシャント手術は脳室 - 腹腔シャント (V-P シャント) で, ほかに脳室 - 心房シャント (V-A シャント), 腰椎 - 腹腔シャント (L-P シャント) の 3 種類がある (p227 参照).

● 脳室の中にチューブを差し込み, 皮下に埋め込んだ圧設定バルブやシャントチューブを通して吸収できない余分な脳脊髄液を排出する.

● 腹水などの水分の吸収機構が存在する腹腔内へ流すことで頭蓋内圧を下げ, 脳血流を改善させる.

● ドレナージと異なり, 感染リスクが少なく, 恒久的な効果が期待できる手術法である.

〈シャントシステム〉

● シャント術で重要なのは, 過剰にたまった脳脊髄液を流すシャントシステムである.

- 髄液採取が可能なシャントバルブと近位管, 遠位管からなり, 脳脊髄液圧を調整する.
- バルブの圧設定以上の髄液が生じたときはバルブが開放され, 脳脊髄液がシャントカテーテル内に流れる.
- 高圧バルブは作動圧が高いため流れにくく, 低圧バルブは作動圧が低いため流れやすい.
- シャントバルブは主に「圧可変式バルブ」が使用される (**表 1**).

表 1 ◆ 圧可変式バルブ

	圧可変式バルブ
圧設定	身長や体重などを考慮して細かく設定できる.
圧設定の変更	いくつかの圧設定ができ, 手術前・後に限らず患者の症状に合わせて設定圧を変更することができる.

ケアの実際

術後合併症···
〈シャント感染〉

- シャント感染により髄膜炎まで発症すると治療が困難になることもあるため, 早期発見・早期治療が必要である.
- 起因菌としては, 表皮ブドウ球菌や黄色ブドウ球菌, 大腸菌などがある.
- シャントシステムの経路に沿って発赤・腫脹を認める.
- 治療は, シャント感染と診断されたらただちにシャントを抜去, 外ドレナージを開始して, 抗菌薬を使用するのが一般的である.
- その後感染の消退を確認して, 新しいシャントを設置し, 外ドレナージを中止する.

〈シャント機能不全・シャント閉塞〉

- シャントチューブの中に異物や蛋白凝固物がたまり, またチューブ先端部に腹膜 (体網) が癒着す

ると，脳脊髄液が流れなくなる．
● シャントチューブの連結部が外れ，またチューブ
が屈曲すると，脳脊髄液が流れなくなる．
● こうした場合，たまっている脳脊髄液が排出され
ず水頭症症状は改善されないため，シャント再建
術を行う．

〈脳室内出血〉

● 脳室穿刺をするため脳室内に少量の出血がみられ
ることがある．

〈脳脊髄液過剰排出〉

● 脳脊髄液の過剰排液の症状として，低髄液圧症状
としての起立性頭痛や眩暈（めまい）などがある．
● 仰臥位では無症状だが，起坐位や立位時に頭痛な
どの症状が現れる．

〈硬膜下血腫〉

● シャント術後，過剰に脳脊髄液が排出された場
合，脳表の血管が引っ張られて出血して血腫を形
成することがある．
● 発症した場合には，たまった血腫を除去する手術
を行う．
● シャント圧調整を高圧に設定しておくとよい．

観察のポイント

● バイタルサイン：全身麻酔下での手術のため呼
吸・循環などの全身管理が必要である．
● 神経学的症状：意識レベル，瞳孔・対光反射の所
見，麻痺の出現の有無を確認する．
● 頭蓋内圧亢進：頭蓋内圧亢進症状（頭痛，悪心・
嘔吐，うっ血乳頭など）の有無を確認する．
● 創部の観察：①目視や検査データなどにより感染
徴候の有無を観察する，②創部の圧痛，出血，熱

感などがないか確認する.

● シャント機能の観察：①シャントチューブに沿った皮膚の発赤，腫脹，疼痛，膨隆，熱感の有無を観察する，②頭部挙上時に頭痛や嘔気を訴える場合，シャント機能過剰が疑われる，③シャント術後に頭痛，失見当識，失禁，歩行障害が改善されない場合は，シャント機能不全が疑われる.

● MRIの検査後は，シャントバルブの設定が変化するため，必ず設定を確認することが必要である.

◆引用・参考文献
1) 日本水頭症協会：水頭症ってなに？
   http://www.suitoushou.net より 2019 年 1 月 7 日検索
2) ジョンソン・エンド・ジョンソンほか：髄液シャント術.
   http://www.inph.jp/sp/chiryou_001.html より 2019 年 1 月 7 日検索
3) 日本正常圧水頭症学会特発性正常圧水頭症診療ガイドライン作成委員会編：特発性正常圧水頭症診療ガイドライン— iNPH，第 2 版．メディカルレビュー社，2011 / Miyake H et al：Development of a quick reference table for setting programmable pressure valves in patients with idiopathic normal pressure hydrocephalus. Neurol Med Chir (Tokyo) 48：427-432, 2008 (level. 4)
4) 日本脳神経外科学会ほか：水頭症.
   https://square.umin.ac.jp/neuroinf/medical/601.html より 2019 年 1 月 7 日検索
5) 石川正恒監：脳外ナースのためのたかがシャントされどシャント管理—正常圧水頭症の診断，髄液シャント術．看護のすべて．メディカ出版，2014

Memo

....

....

....

頸動脈内膜剥離術, 頸動脈ステント留置術

目的

* 内頸動脈狭窄症による脳血流量の改善と脳梗塞の予防.

頸動脈内膜剥離術の実際

頸動脈内膜剥離術

● 頸動脈内膜剥離術（CEA）は, 全身麻酔下で頸動脈を切開し, アテローム変化で肥厚した内膜を剥離し, 切除する手術である.

● 症候性の中等度〜高度の頸動脈狭窄（＞50％, NASCET法）, 無症候性頸動脈高度狭窄（＞70％, NASCET法）では（p478参照）, 抗血小板療法を含む最良の内科的治療に加えて, 手術および周術期管理に熟達した術者と施設において頸動脈内膜剥離術を行うことが推奨されている[1].

ケアのポイント

〈血圧管理（過灌流症候群予防）〉

● 過灌流症候群は術後合併症として重要である. これは血流が低下していた脳血管に, 術後大量の血流が流れ込むことで起こる.

● 症状は頭痛や痙攣などであるが, もっとも重篤な症状は脳内出血であり, 発生した場合の致死率は50％と極めて高い.

● 過灌流症候群の発症時期は術後3〜5日目を中心に1週間程度である.

● 過灌流症候群の予防は厳重な血圧管理である.

● 患者の状態にもよるが, 収縮期血圧は140mmHg以下を目標にコントロールする.

● 血圧が上昇している場合は, 降圧を図り, また咳嗽, 嘔吐, 疼痛, 便秘などの苦痛で血圧の上昇を

きたすため，ニーズの把握に努め，誘因を除去するよう努める．

〈頸部の安静（術後出血予防）〉

● 狭窄部位の血栓予防と術後の急性閉塞予防のために，手術前日まで抗血小板薬を継続し，術中にヘパリンを使用するため出血しやすい状態である．

● 術後出血，とくに血管縫合部からの出血は，気管が圧迫され，窒息の危険がある．

● ドレーンからの出血や頸部の腫脹に注意する．

● 術後は，頸部の過度な伸展・屈曲・回旋運動は避け，頸部の安静が保持できるようにナースコールなど患者に必要なものが無理なくとれるように環境整備を行い，また患者へも指導する．

● 安静が守れない場合には頸部の両側に砂嚢を置き，運動を制限する．

観察のポイント

〈バイタルサイン〉

● 血圧の上昇は過灌流症候群のリスクを高めるため，動脈圧モニターなどで持続モニタリングを行うなど継続的な観察が必要である．

● 呼吸も脳血流においては重要である．脳血流は血中二酸化炭素（$PaCO_2$）濃度が上昇すると増加し，低下すると減少する．

● $PaCO_2$ の低下により脳血流が低下しないよう，発熱や疼痛など呼吸数が増加する要因の有無を観察する．

〈神経徴候〉

● 手術操作に伴い血栓や動脈硬化巣の塞栓が飛ぶ，もしくは血流遮断による大脳半球の虚血によって脳梗塞が起こる可能性がある．

● 術直後から意識レベル，瞳孔の異常，麻痺の有無，構音障害や失語の有無など神経徴候の異常がない

か観察する.

● 手術操作や出血による頸部組織の圧排によって，下位脳神経麻痺が生じる危険性もある.

● 上喉頭神経・迷走（反回）神経を損傷すると嗄声や嚥下障害が生じ，舌下神経を損傷すると舌の偏位を生じるため，声質や舌の位置，嚥下障害の有無を観察する.

● 症状が片側のみに生じている場合は，術後数か月で改善する場合がある.

〈過灌流症候群および脳内出血の徴候〉

● 頭痛，顔面紅潮，不穏，気分高揚，意識障害，片麻痺，痙攣などの症状の有無を観察し，過灌流症候群および脳内出血の早期発見に努める.

〈水分出納バランス〉

● 脱水により血液粘稠度の上昇や循環血液量の減少が起こり，脳虚血の危険性が高まる.

● 過剰な水分は循環血液量の増加をまねく. そのため過灌流症候群や脳出血，心不全などの合併症の危険性が高まるので，輸液量，尿量，出血量などから水分出納バランスを観察する.

頸動脈ステント留置術の実際

頸動脈ステント留置術 ·····················

● 頸動脈ステント留置術（CAS）は大腿動脈や上腕動脈からカテーテルを挿入し，狭窄血管を拡張し，ステントを留置する血管内治療である. 局所麻酔で行われる.

● 内頸動脈狭窄症において，頸動脈内膜剥離術の危険因子（①心疾患，②重篤な呼吸器疾患，③対側頸動脈閉塞，④対側喉頭神経麻痺，⑤頸部直達手術または頸部放射線治療の既往，⑥ CEA 再狭窄例，⑦80 歳以上，のうち少なくとも 1 つが該当）[2]

をもつ症例に対して，経皮的血管形成術と頸動脈ステント留置術を行うことがすすめられる．

ケアのポイント

〈血圧管理〉

● 術前に脳血流障害が顕著であると，ステント留置が急激な脳血流増加を導き，過灌流症候群を起こすことがある．

● CAS後の脳内出血は12時間以内に起こりやすく，予防には血圧の管理が重要である．

● 医師の指示より血圧が上昇している場合は，降圧を図り，また咳嗽，嘔吐，疼痛，便秘などの苦痛で血圧の上昇をきたすため，ニーズの把握に努め，誘因を除去するよう努める．

● 頭痛，嘔吐，急激な血圧上昇は脳出血の可能性があるため，ただちに医師へ報告する．

〈安静の保持と苦痛の軽減〉

● 安静解除の時間までは穿刺側の下肢伸展位を保つように指導する．

● 意識障害や認知機能障害があり安静が理解できない場合は，見守りを行い，患者・家族の同意を得て穿刺側の下肢を安全帯で固定する場合もある．

● 安静臥床に伴う腰背部痛などの苦痛も生じやすいため，可能な範囲での体位変換や腰背部のマッサージを行うなどの苦痛の軽減に努める．

観察のポイント

〈バイタルサイン〉

● 血圧の上昇は過灌流症候群のリスクを高める．

● CASでは，狭窄部位の拡張やステント留置時に頸動脈分岐部にある頸動脈洞が圧迫されることにより頸動脈洞反射が起こり，徐脈や低血圧をきたす可能性がある．

● 術後は，動脈圧モニターや心電図モニターなどで
継続的な観察が重要である．

〈神経徴候〉

● 狭窄部位の遠位側にフィルターやバルーンを留置
して治療が行われるが，狭窄部位を拡張したとき
にプラークの一部が末梢に飛んで脳梗塞になる可
能性がある．

● 神経徴候の変化がないか注意して観察する．

〈穿刺部の出血・血腫〉

● CAS では動脈を穿刺し，8 ～ 9Fr の太いシース
を挿入する．

● 術前から強力な抗血小板療法（通常は 2 剤併用）
が行われ，術中もヘパリンが投与され，さらに術
後に抗凝固療法が継続されることもある．

● 容易に大量出血をきたし出血性ショックとなる可
能性があるため，穿刺部の出血や血腫を観察す
る．

〈末梢循環不全〉

● 穿刺部の止血処置として圧迫固定が行われるが，
圧迫が強すぎると血流障害を起こす危険性がある
ため注意する．

● しびれ，末梢冷感，疼痛，浮腫，足背動脈の左右
差がないか観察する．

〈造影剤アレルギー〉

● 造影剤投与直後に発症する即時型アレルギーおよ
び投与 1 ～ 2 時間から数日以内に発症する遅延
型アレルギーがあり，細心の注意をはらう．既往
を有する場合は造影の要否を慎重に検討する．

● 造影剤の種類や使用量を正確に把握しておく．

● 痒み，じんま疹，嘔吐，のどの違和感，くしゃみ

などのアレルギー症状がないか観察する.

● 重篤化すると, 呼吸困難や血圧低下などの症状が現れるアナフィラキシーショックを引き起こし, 死にいたることもあるため細心の注意が必要である.

◆引用・参考文献

1) 小川彰他：頸動脈内膜剥離術. 経皮的血管形成術と頸動脈ステント留置術. 脳卒中治療ガイドライン 2015 (日本脳卒中学会脳卒中ガイドライン委員会編), p127-132, 協和企画, 2015

2) Yadav JS et al：Protected carotid-artery stenting versus endarterectomy in high-risk patients. N Engl J Med 351：1493-1501, 2004

3) 落合慈之監：脳神経疾患ビジュアルブック. p109. 学研メディカル秀潤社, 2009

4) 宮園正之：頸動脈内膜剥離術 (CEA). BRAIN NURSING 30 (8)：780-783, 2014

5) 津本智幸：頸動脈ステント留置術. BRAIN NURSING 29 (5)：464-466, 2013

6) 和田孝次郎ほか：頸動脈内膜剥離術. BRAIN NURSING 30 (4)：347-377, 2014

7) 西秀久ほか：頸動脈ステント留置術 (CAS). BRAIN NURSING 33 (6)：594-598, 2017

8) 林田明美ほか：血行再建術の周術期ケア. BRAIN NURSING 27 (11)：1094-1100, 2011

9) 竹田知江ほか：頸動脈ステント留置術 (CAS). 脳卒中看護ケアマニュアル (伊藤文代編), p147-149, 中山書店, 2015

10) 竹田知江ほか：頸動脈内膜剥離術 (CEA). 脳卒中看護ケアマニュアル (伊藤文代編), p179-185, 中山書店, 2015

11) 医療情報科学研究所編之：病気がみえる vol.7 脳・神経, 第2版. p108, メディックメディア, 2017

12) 浅野修一郎ほか：CEA (内頸動脈内膜剥離術). 脳卒中看護ポケットナビ (森田明夫ほか編), p119, 中山書店, 2009

13) 浅野修一郎ほか：CAS (内頸動脈ステント留置術). 脳卒中看護ポケットナビ (森田明夫ほか編), p126-127, 中山書店, 2009

脳動脈瘤塞栓術

目的

* 破裂脳動脈瘤（くも膜下出血）に対する再破裂の予防.
* 未破裂脳動脈瘤に対する破裂の予防.

概要

- 一般的には鼠径部（大腿動脈）を穿刺し，カテーテルを動脈瘤内まで誘導し，「コイル」とよばれるプラチナ製の柔らかい糸状の塞栓物質を内部に充填する.
- 動脈瘤内部にコイルおよびそこに付着する血栓により，動脈瘤内部への血流が遮断され，破裂予防効果が得られる.
- 脳動脈瘤治療の適応に関しては，開頭クリッピング術と同様である.
- 開頭術か血管内手術かの判断は患者の状態と脳動脈瘤の所見を総合的に判断して決定する.

手術の実際

脳動脈瘤塞栓術の長所と短所

〈長所〉

- 患者に伴う疼痛が軽微であり，鎮静剤を用いたうえでの局所麻酔下手術が可能である.
- 高齢や全身性合併症などにより開頭術が難しい場合でも，比較的短時間で侵襲の少ない治療が可能である.
- 頭皮の切開や髄液の外気への暴露がないため，創部感染や髄膜炎などの感染の危険が少ない.
- 身体への負担が少ないため，未破裂脳動脈瘤に対する治療の場合，一般的に入院期間が短い.

〈短所〉

● 動脈瘤の形により完全に塞栓術を行えない場合がある.

● 術中に詰めたコイルが少ない場合, 術後の経過観察期間中にコイルが縮む (コイルコンパクション：coil compaction), あるいは動脈瘤の残存部が増大する可能性が高い.

● 再治療率が一般的に開頭術より高い.

● 未破裂脳動脈瘤の治療に関しては, コイルに付着する血栓が過度に形成されないように抗血小板薬を内服する必要がある.「ステント」とよばれる金属の筒を動脈瘤の根元に留置したうえで塞栓術を行う場合は原則, 永続的に内服する必要がある.

代表的な副作用・合併症

● 脳動脈瘤の破裂

・カテーテル, ガイドワイヤー, コイルなどにより動脈瘤を破裂させる可能性がある.

・破裂時は一般的にコイルの追加で対応するが, 対応できない場合は開頭術を必要とする.

● 脳梗塞

・コイルが形成する血栓により動脈瘤近傍から分枝する血管を閉塞すること, あるいはカテーテル内の血栓が飛散することにより発症する.

● 造影剤の副作用

・造影剤アレルギーや造影剤腎症による腎機能障害を起こす危険がある.

● 穿刺部のトラブル

・動脈穿刺部からの出血により皮下血腫や後腹膜血腫を起こす危険性, 仮性動脈瘤や血管解離などの血管損傷を起こす危険性がある.

● コイルの破損

・「アンラベリング」とよばれるコイルの破損によ

りコイルの押し引きの操作が不能となることがある.

ケアのポイント

● 開頭術に準じて看護のポイントを押さえる必要がある.

〈観察項目〉
● バイタルサインの観察
・血圧, 心拍数, 呼吸回数, 呼吸様式, 酸素飽和度, 体温, 尿量などの観察
● 神経症状の観察
・意識障害, 瞳孔径, 対光反射, 眼球運動障害, 四肢の運動機能障害, 感覚障害, 言語
● 障害などの観察
・複視や視野障害の有無は動脈瘤にコイルを挿入するため動脈瘤が大きくなり視神経を圧迫することがあるので注意する.
● 頭痛, 嘔吐の有無
・頭蓋内圧亢進症状 (再破裂, 脳浮腫, 脳出血, 脳梗塞) を早期に発見する.
● 動脈穿刺部からの出血の観察
・刺入部からの持続性出血, 穿刺部の腫脹の有無を観察する.
・「後腹膜血腫」とよばれる病態により腰背部痛から出血性ショックに至る可能性もあり, 進行性の腰背部痛の有無に注意する.

〈合併症予防〉
①血圧管理
②禁煙
③排便コントロール

〈検査計画〉

● 術後外来通院を行いながら，定期的に検査を行い，コイルの形，動脈瘤および近くの血管の状態の確認を行う（**表1**）．

〈抗血小板薬の内服計画〉

● 未破裂脳動脈瘤
・術前：抗血小板薬2剤内服（術前1〜2週間前から）．
・術後：治療内容により異なるが，最低抗血小板薬1剤は3か月程度継続することが多い．前述のステント使用例に関しては，最低でも抗血小板薬2剤を1年間継続する．

● 破裂脳動脈瘤
・出血発症例に対する抗血小板薬の使用は施設により異なるが，術後は少なくとも抗血小板薬1剤を数か月以内使用することが多い．

表1 ◆ 当施設における検査計画

検査予定月	検査項目
1か月	MRI，頭部X線写真
3か月	血管造影
6か月	MRI，頭部X線写真
12か月	MRI，頭部X線写真（必要時血管造影）
24か月	MRI，頭部X線写真 以降1年ごとにフォローアップ，5年まで
36か月	MRI，頭部X線写真 以降1年ごとにフォローアップ，5年まで

◆引用・参考文献

1) 落合慈之監：脳神経疾患ビジュアルブック．学研メディカル秀潤社，2009
2) 日本脳卒中学会脳卒中ガイドライン委員会編：脳卒中治療ガイドライン2015［追補2017対応］．協和企画，2017

3) 医療情報科学研究所編之：病気がみえる vol.7 脳・神経,
   第 2 版. p138, メディックメディア, 2017

4) 一般社団法人日本脳神経外科学会ホームページ
   http://jns.umin.ac.jp より 2019 年 2 月 4 日閲覧

5) 日本脳卒中学会ホームページ
   http://www.jsts.gr.jp/jss08.html より 2019 年 2 月 4
   日閲覧

6) 国立循環器病研究センター循環器病情報サービスホーム
   ページより 2019 年 2 月 4 日閲覧
   http://www.ncvc.go.jp/cvdinfo/pamphlet/brain/
   pamph66.html

7) 独立行政法人国立病院機構大阪南医療センターホーム
   ページより 2019 年 2 月 4 日閲覧
   http://www.hosp.go.jp/~ommedc/section/
   cnt1_000069.html

脳動脈瘤塞栓術

Memo

....

....

....

....

....

....

....

....

....

....

....

....

神経内視鏡手術

目的

* 開頭して脳を圧排しながら行う従来の脳神経外科手術に比し，侵襲を小さくする．
* 内視鏡を用いることで，穿頭術（10mm 以下の小さい穴）により行う．

概要

● 神経内視鏡手術で用いられる内視鏡は，①屈曲可能な軟性鏡（**図 1**），②ガラスレンズからつくられた硬性鏡（**図 2**）の 2 種類に大別され，使う場所や目的に応じて使い分けられる．
● 現在は，これに高画質のテレビカメラをつけて大きな画面に内視鏡画像を映し出して手術を行う．
● 内視鏡の画像のみをもとに手術を行う場合と，顕微鏡手術の際などに内視鏡を補助的な視野を確保する手段として用いる場合がある．
● 内視鏡を利用した脳神経外科手術を**表 1** に示す．

手術の実際と観察のポイント

〈術中の合併症〉
● 術中出血洗浄や凝固などで止血は可能である．大きな動脈損傷からの出血については，CT を施行し開頭血腫除去術を行うことがある．
● 脳組織損傷．

〈術後の観察のポイント〉
● 術後 1 ～ 2 日の発熱：術中使用した灌流液が視床下部へ影響している可能性がある．
　→術後のバイタルサイン．
● 尿量の増加，尿崩症の発生：第三脳室周囲の操作で視床下部の室傍核へ影響で生じる [1]．

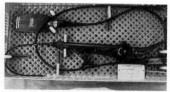

図1 ◆軟性鏡 文献1) p186 より引用

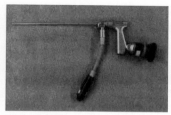

図2 ◆硬性鏡 文献1) p186 より引用

表1 ◆内視鏡を利用した脳神経外科手術の種類

神経内視鏡手術	顕微鏡を用いずに内視鏡の映像を見ながら内視鏡の操作口に処置具を挿入し手術を行う.	第三脳室開窓術, 脳室内腫瘍生検術, 脳室内血腫除去術など
神経内視鏡下手術	内視鏡と処置具を別々に挿入し手術を行う.	経鼻的蝶形骨下垂体腫瘍摘出術, 脳内出血除去術, 脳室内腫瘍生検術, 脊髄脊椎手術, 手根管開放術など
神経内視鏡支援顕微鏡手術	顕微鏡手術の補助をして死角を補う目的で内視鏡を使用する.	従来の脳神経外科顕微鏡手術の死角を補う

　→尿量, 水分出納, 電解質バランス
● 髄液漏による創部付近の皮下貯留：内視鏡操作に
　用いた穿刺孔が, 脳脊髄液の導線となり, 硬膜下
　水腫や穿孔部から頭皮下に髄液貯留が起こる可能
　性がある[1].
　→創部の状態, 髄液貯留の有無

- 創部感染：皮膚切開を行うため創部感染の可能性がある.
  → 創部の状態（発赤, 出血, 腫脹, 離解の有無）, 発熱の有無.
- 髄膜炎：頭蓋骨に穴を開けることで外界との交通ができるため, 感染のリスクが高まる. 穿頭部からの脳脊髄液のもれは感染リスクを高める.
  → 発熱, 頭痛, 嘔気, 嘔吐, 意識障害, 髄膜刺激症状（後部硬直, ケルニッヒ徴候, ブルジンスキー徴候など）.

ケアのポイント

- 神経内視鏡手術で最も気をつけなければならないのは, 髄膜炎である.
- 術後1週間継続する発熱は創部感染や髄膜炎の可能性がある. 創部の状態, 髄膜炎症状の有無を観察する.
- 創部感染を予防するためにも, 創部を清潔に保つ.
- 皮下貯留予防に, 弾性包帯で創部を圧迫固定する場合がある. 皮下貯留が生じた際は, 適宜穿刺を行って髄液を排出させ, 創部を圧迫固定する.

◆引用・参考文献
1) 田口芳雄監：脳・神経ビジュアルナーシング. p186-190, 学研メディカル秀潤社, 2014
2) 日本脳神経外科学会：脳神経外科疾患情報ページ. https://square.umin.ac.jp/neuroinf/cure/006.html より2018年12月2日検索

Memo

定位脳手術

目的

* 頭蓋内，特に脳実質内の特定部位に，位置を定めて（定位），脳の深部にある小さな領域へ到達し手術をする．

概要

● 標的とする脳の部位は，CT や MRI など画像情報で位置決めする．
● 定位脳手術専用の金属製頭部フレームを使用し，標的部位に脳深部電極や組織生検針，血腫吸引針などを穿刺する．
● 局所麻酔で行うことがある．

手術の実際と観察のポイント

● 定位脳手術の適応は脳内腫瘤性病変に対する組織生検術，脳内出血に対する血腫吸引術，不随意運動疾患（パーキンソン病，ジストニア，本態性振戦など）や難治性疼痛に対する脳深部刺激術および凝固術などである．

〈術後の観察項目〉

● 術後出血：穿刺経路に沿った脳表血管や穿通枝血管からの出血，組織生検術での腫瘍内出血がある．
 →意識レベルの低下，麻痺の出現，呼吸状態の変化，バイタルサインの変化（血圧上昇）．
● 感染：創部感染や，脳深部刺激電極を留置する手術の場合，手術創部や機器留置部に感染徴候が出現しないか注意が必要である．
 →発熱，創部の状態（出血，発赤，腫脹，熱感，疼痛，離解の有無），機器挿入に沿った発赤，腫脹，疼痛．

- 術後の創部の状態は,
- ・疾患と術式により穿頭部位が違うが皮膚切開は約4cmである.
- ・前頭部と後頭部に各々2か所頭部フレームのピン刺入創がある.

ケアのポイント

- 局所麻酔下の手術では, 緊張や不安が生じる場合があるため, 手術中も安心感を与える声かけが必要である. 不安や緊張により脈拍, 血圧の上昇も起こりうるため, 不安が強い場合は, 麻酔薬を追加投与できることを説明する.
- 血腫吸引術では再出血, 生検術では出血をきたす危険性があるため, バイタルサイン, 神経症状の変化を頻回に観察する必要がある.
- 脳内出血の患者は入院時から意識障害や麻痺が生じていることが多い. 所見の経時的な変化に注意する.
- 手術は局所麻酔下で小さい皮膚切開で施行される手術操作が脳深部に及ぶことから, 重篤な合併症をきたすことがある. 意識レベルの低下, 麻痺の悪化や感覚障害の出現, 呼吸状態の変化, 急激な血圧上昇などの合併症を示唆する所見である.
- 不随意運動疾患の患者では, 術前の休薬に伴う症状の悪化に注意する.

◆引用・参考文献
1) 田口芳雄監:脳・神経ビジュアルナーシング―見てできる臨床ケア図鑑. 学研メディカル秀潤社, 2014
2) 小泉博靖監:術式別決定版 脳神経外科手術とケア パーフェクトガイド―術前→術中→術後ケアまでの流れとケアポイントをみっちり凝縮! BRAIN NURSING 31 (春季増刊):1-247, 2015

薬物療法
①降圧薬

目 的

* 脳梗塞，脳出血，くも膜下出血発症の予防（一次予防）と再発予防（二次予防）.
* 血圧を下げることで生命予後の改善を図る.

概要

● 脳卒中の危険因子はいくつか知られているが，高血圧はその中でも最大の危険因子である. したがって，血圧を管理することは，非常に重要である. とくに脳出血においては，約 80% は高血圧が原因といわれている.
● 主な降圧薬を**表 1** に示す.

投与時の注意点

〈注射薬に共通の注意点〉
● 急速な投与は過度の降圧を引き起こすので，投与速度に注意をする.
● 末梢投与により，静脈炎を起こしやすく，血管外漏出にも注意する. 投与部位に紅斑・発赤・疼痛・硬結がないか確認する.
● 配合変化が多く注意が必要である. とくにアルカリ性の薬剤（フロセミドなど）とは配合不可である.

ケアのポイント

● 脳梗塞急性期には，虚血を引き起こすことがあるため，原則として降圧薬は使用しないが，継続的に血圧をモニターすることは重要である.
● 血圧低下によるめまいやふらつき，血管拡張作用

表1 ◆主な降圧薬

注射薬

系統※	商品名	一般名	投与経路	用法用量（成人）
Ca 拮抗薬	ペルジピン	ニカルジピン	持続静注	0.5 ～ 6 μ g/kg/min
	ヘルベッサー	ジルチアゼム	持続静注	5 ～ 15 μ g/kg/min

内服薬

系統※	商品名	一般名	用法用量（成人）
Ca 拮抗薬	アムロジン ノルバスク	アムロジピン	1 回 2.5 ～ 10mg，1 日 1 回
	アダラート CR	ニフェジピン	1 回 10 ～ 40mg，1 日 1 回 最大は 1 回 40mg，1 日 2 回まで
	カルブロック	アゼルニジピン	1 回 4 ～ 16mg，1 日 1 回
	アテレック	シルニジピン	1 回 5 ～ 20mg，1 日 1 回
	コニール	ベニジピン	1 回 2 ～ 8mg，1 日 1 回
ACE- I	レニベース	エナラプリル	1 回 2.5 ～ 10mg，1 日 1 回
	タナトリル	イミダプリル	1 回 2.5 ～ 10mg，1 日 1 回
	コバシル	ペリンドプリル	1 回 2 ～ 8mg，1 日 1 回
	ロンゲス ゼストリル	リシノプリル	1 回 5 ～ 20mg，1 日 1 回
ARB	アジルバ	アジルサルタン	1 回 10 ～ 40mg，1 日 1 回
	アバプロ イルベタン	イルベサルタン	1 回 50 ～ 200mg，1 日 1 回
	オルメテック	オルメサルタン	1 回 5 ～ 40mg，1 日 1 回
	ディオバン	バルサルタン	1 回 20 ～ 160mg，1 日 1 回
	ニューロタン	ロサルタン	1 回 25 ～ 100mg，1 日 1 回
	ブロプレス	カンデサルタン	1 回 2 ～ 12mg，1 日 1 回
	ミカルディス	テルミサルタン	1 回 20 ～ 80mg，1 日 1 回

※ Ca 拮抗薬：カルシウム受容体拮抗薬
 ACE-I：アンジオテンシン変換酵素阻害薬，ACE 阻害薬
 ARB：アンジオテンシンⅡ受容体拮抗薬

による頭痛がないか確認する．通常は投与継続により消失するが，しない場合は医師に相談するよう説明する．
- 配合薬が多数市販されているため，成分の重複には注意する．

〈Ca 拮抗薬〉

- 一部の Ca 拮抗薬はグレープフルーツジュースにより作用が増強する可能性があるため，摂取を控えるよう説明する．
- グレープフルーツジュースの効果は 3 〜 4 日間持続するため，間隔を空けることは意味がない．
- ジルチアゼムは，心抑制作用があるので，血圧とともに脈拍もモニタリングする．
- アダラート CR は粉砕すると急激な降圧を引き起こすので粉砕不可である．

〈ACE-I〉

- 副作用として空咳が出ていないか確認する．
- 空咳の副作用を利用した誤嚥性肺炎予防目的で使用されることもある（保険適用外）．

〈ACE-I，ARB〉

- 妊婦には投与禁忌である．

Memo

薬物療法
②抗菌薬・抗ウイルス薬

目的

＊ 術後の感染予防，および感染症状の改善.

概要

- 脳神経外科領域において抗菌・抗ウイルス薬が必要となる場面は，他の疾患と比較して重篤化しやすいケースが多く，適正な使用が求められる.
- 頭部外傷
- ・術後感染予防に抗菌薬を使用する.
- 細菌性髄膜炎
- ・くも膜下腔の髄液に細菌が感染することでショックや多臓器不全を生じ，生命予後不良になる可能性がある疾患で，早期発見・適正治療が求められる代表的な細菌性感染症の1つである.
- ・抗菌薬は十分な量を十分な期間投与する必要がある.
- ・必要に応じて多剤併用する.
- 脳膿瘍
- ・隣接組織からの炎症の波及や，血流感染などにより脳実質内で細菌感染が起こり，膿瘍が形成された頭蓋内の局所性感染症である.
- ・6〜8週間の抗菌薬投与が必要である.
- 単純ヘルペス脳炎
- ・治療の遅れによる致死率・後遺症率が高いため，早期の抗ウイルス薬投与が必要とされるウイルス性脳炎である.

投与の実際

主な抗菌薬・抗ウイルス薬を**表1**に示す.

● 起因菌が判明した場合は,各施設の薬剤感受性検査の結果に従い,適切な抗菌薬へ変更を検討する.

● 初期治療で投与されていた抗菌薬が複数の菌を対象としていた場合には,原則的に検出された菌のみを対象とした抗菌薬処方への変更が望ましい.

表1 ◆主な抗菌薬・抗ウイルス薬

系統	商品名	成分名	用法・用量	備考
ペニシリン系	ビクシリン	アンピシリン	1回2g,4時間ごと	
セフェム系	セフォタックス	セフォタキシム	1回2g,4〜6時間ごと	第三世代
	ロセフィン	セフトリアキソン	1回2g,12時間ごと	第三世代
	モダシン	セフタジジム	1回2g,8時間ごと	第三世代
カルバペネム系	カルベニン	パニペネム・ベタミプロン	1回1g,6時間ごと	
	メロペン	メロペネム	1回2g,8時間ごと	
グリコペプチド	塩酸バンコマイシン	バンコマイシン	1日3gを分割投与	MRSAに適応.
抗ウイルス薬	ゾビラックス	アシクロビル	1回5〜10mg/kg,1日3回	

※細菌性髄膜炎,脳膿瘍では通常より高用量の抗菌薬が使用される.用法・用量は細菌性髄膜炎の用法・用量を示す.

投与時の注意点

● アレルギー

・抗菌薬によるショック・アナフィラキシー様症状の発生を確実に予知できる方法がないため,注意が必要である.

・事前に既往歴・アレルギー歴などについて十分な聴取を行い,類似系統の薬剤は慎重に投与を行う.

・投与に際しては,必ず**ショック**などに対する救急処置のとれる準備をしておく.

・投与開始から投与終了後まで,患者を安静の状態

に保たせ，十分な観察を行うこと．とくに投与直後は注意深く観察する．

・患者がなんらかの異常を訴えた場合，あるいは他覚的異常を認めた場合には速やかに投与を中止する．

● 配合変化

・抗菌薬は配合変化に注意する必要がある薬剤が多いため，注意が必要である．

・メインの側管から投与する場合でも配合変化が起こる可能性があるため，事前に確認をする．

　→例：カルバペネム系抗菌薬とアミノ酸輸液の配合による力価低下やセフェム系抗菌薬（ロセフィン）と Ca 含有製剤との配合による結晶析出などが，配合注意の組み合わせとしてあげられる．

・配合変化が起こりにくくなるような対策例として，pH 変動による場合には容量の大きな輸液へ混合し希釈する，Piggyback 法や IV Push 法を使用し，接触時間を短縮する，混合直後に配合変化を生じる場合には，メインラインを止め，側管投与の前後に生理食塩液でフラッシュを行うなどがあげられる．

● 安定性

・抗菌薬の中には薬剤溶解後の安定性が不良であるものが多いため，基本的には投与直前に溶解することが望ましい．

・溶解後に保管をする必要がある場合は，各薬剤のデータに従う．

　→冷所保管であれば 24 時間安定，室温なら 6 時間安定などのデータがある薬剤もある．

● 投与間隔

・投与間隔が効果や副作用に影響を与えるため，決められた時間に投与するようにする．

〈バンコマイシン〉

● 急速静注によるレッドネック症候群に注意する.

● 症状として顔, 頸, 軀幹の紅斑性充血, 瘙痒, 血圧低下などが現れるため, **60 分以上かけて投与**する.

● 投与量は薬物血中濃度測定による調節が望ましい.

ケアのポイント

● 抗菌薬を投与することで口腔内細菌や腸内細菌叢で菌交代現象が起こり, 口内炎・下痢症状やカンジダ症を生じる可能性があるので口腔内と陰部の衛生に気をつける.

● 患者の免疫力が低下している場合が多いため, 処置する側も**手指衛生を含む標準予防策を徹底する**.

Memo

....

....

....

....

....

....

....

....

....

薬物療法
③抗てんかん薬

＊てんかん発作によるけいれんなどを抑え，脳の不可逆的な変化を防止する．

概要

● てんかんは脳内の神経細胞の過剰な電気的興奮に伴って，意識障害やけいれんなどを発作的に起こす慢性的な脳の病気である．

● 過剰興奮が脳のさまざまな部位に起こるため，その部位に応じて症状もさまざまなものとなる．

● 原因疾患がみつからない特発性（一次性）のてんかんと，脳梗塞・脳出血，脳腫瘍，脳炎など脳の病変が原因となっている症候性（二次性）のてんかんがあり，症候性の場合は MRI などで異常がみつかる．

〈焦点発作（部分発作）〉

● 一側の大脳半球だけのネットワーク内に起始し，はっきりと限局するものと定義されており，それによりけいれんを起こす発作で，意識消失を伴わない発作と意識消失を伴う発作がある．

● 従来，部分発作として分類されていたが，2010年ガイドラインにより部分発作は焦点発作に再定義された．

● テグレトールが第1選択薬である．

〈全般発作〉

● 両側大脳半球ネットワーク内に起こる広範な発作と定義され，意識消失を伴い強直，間代，欠神，

ミオクロニー発作を起こす.
● デパケンが第1選択薬である.

〈てんかん重積状態〉
● 発作がある程度の長さ以上続くか, または短い発作でも反復し, その間の意識の回復のないものと定義される.
● セルシン, ホリゾンなどが第1選択薬として使用される.

〈頭部外傷, 脳血管障害, 脳腫瘍, 髄膜炎, 脳膿瘍〉
● 脳の損傷, 出血, 腫瘍, 感染による髄膜や髄液の炎症, 膿瘍などが原因で起こるてんかんで, 症候性てんかんとよばれる.
● 脳の損傷によりてんかんが起こることがある.
　→早期 (受傷後7日以内) てんかんに対しては, 利益が合併症を上回ると考えられる場合にはアレビアチンの予防投与が推奨されているが, 早期てんかんは予後とは関係しないといわれている.

投与の実際

主な抗てんかん薬を**表1**に示す.
● てんかんは発作型によって使用薬剤を選択する.
● 単剤から治療を開始, 副作用を最小限に抑えるために低用量から始めて漸増する.
● 効果と副作用の出現は個人差が大きく, 有効血中濃度域以下でも著効することや, 有効域以上で初めて効果が発現し, かつ副作用も出現しないことがある.
● 単剤治療は2, 3種類を行い, 奏効しない場合には多剤併用治療を行う.

薬物療法

357

表1 ◆ 主な抗てんかん薬

商品名	成分名	剤形	投与経路	用法・用量（成人）	特徴
テグレトール	カルバマゼピン	錠剤散剤	経口	1日200〜1200mg	焦点発作の第1選択薬
デパケン	バルプロ酸	錠剤散剤水剤	経口	1日400〜1200mg	全般発作の第1選択薬
リボトリール	クロナゼパム	錠剤散剤	経口	1日0.5〜6mg	ミオクローヌスにも有効
イーケプラ	レベチラセタム	錠剤散剤注射	経口静注	1日1000〜3000mg	焦点発作，全般発作が適応
ラミクタール	ラモトリギン	錠剤	経口	1日25〜400mg（単剤の場合，併用薬によっては最大200mgまで）	焦点発作，全般発作が適応
トピナ	トピラマート	錠剤散剤	経口	1日50〜600mg	焦点発作，全般発作が適応
ガバペン	ガバペンチン	錠剤水剤	経口	1日600〜2400mg	焦点発作が適応
フィコンパ	ペランパネル	錠剤	経口	1日2〜12mg	焦点発作に対し，他の抗てんかん薬と併用
ビムパット	ラコサミド	錠剤	経口	1日100〜400mg	焦点発作が適応，併用療法可
セルシンホリゾン	ジアゼパム	注射	静注	1回10mg	てんかん様重積発作に使用
アレビアチン	フェニトイン	錠剤散剤注射	経口静注	経口1日100〜300mg静注1回125〜250mg，追加で100〜150mg	発作が長時間継続，もしくは急速に抑制が必要な場合
ホストイン	ホスフェニトイン	注射	静注	初回22.5mg/kg維持量1日5〜7.5mg/kg	フェニトインの水溶性プロドラッグ
フェノバール	フェノバルビタール	錠剤散剤液剤注射	経口皮下注筋注	経口30〜200mg注射1回50〜200mg，1日1〜2回	自律神経発作，精神運動発作に適応
ノーベルバール	フェノバルビタール	注射	静注	1日15〜20mg/kg	新生児けいれんの適応あり
ミダフレッサ	ミダゾラム	注射	静注	初回0.15mg/kg持続0.1mg/kg/分	てんかん重積状態に適応あり
ロラピタ	ロラゼパム	注射	静注	初回4mg追加8mgまで	てんかん重積状態に適応あり

投与時の注意点

- 相互作用や併用禁忌が多いため，投与前に併用薬の確認を行う．
- 副作用として肝機能障害や眠気などに注意し，定期的な血中濃度の測定を行う．
- 抗てんかん薬には先天性奇形のリスクが伴うため，妊娠可能な女性は特に注意が必要である．

〈ラミクタール〉

- 重篤な皮膚障害が起こるため，少量から開始して徐々に投与量を漸増する必要があることに留意する．
- 漸増の方法は，併用薬の有無により異なるため注意が必要である．

〈アレビアチン〉

- 強アルカリ性であるため，希釈液量によって結晶が析出することがある．
- 生食や注射用水以外と混合せず，投与時は血管外漏出に注意する．

ケアのポイント

- 投与初期や増量時は，眠気やふらつきが現れることがあるので，転倒に注意が必要である．
- てんかんのコントロールには毎日決められた時間に服用することが重要である．
- 再発予防には抗てんかん薬の服用も重要だが，アルコールや睡眠不足を避け，規則正しい生活を心がけるよう指導する．

Memo

薬物療法
④抗がん薬

目的

* 単独または放射線治療との併用による，脳のさまざまな悪性腫瘍の治療.

概要

● 脳には血液中の有害な物質から脳を守るために血液脳関門 (BBB) というバリアーがある. そのため脳腫瘍に対して使用される薬物は，BBB を通過する必要がある.

● 多くの薬物は BBB を通過することができないため，限られた薬物しか脳腫瘍に使用できない.

● 代表的な脳腫瘍は神経膠腫 (グリオーマ) と中枢神経系原発悪性リンパ腫の 2 つがある.

〈神経膠腫 (グリオーマ)〉

● テモダールと放射線を組み合わせた治療が標準療法である. それにアバスチンを加えた治療が選択されることもある.

● テモダールは患者状態に応じて，注射薬も選択される.

〈中枢神経系原発悪性リンパ腫〉

● 脳以外の悪性リンパ腫に使用される一般的な治療薬は BBB を通過しにくいため有効でない. そのため中枢神経系原発悪性リンパ腫の標準治療は大量 MTX 療法である.

● MTX そのものは少量では BBB を通過しないため，大量投与によって BBB を通過させて治療効果をもたらす.

- 悪性リンパ腫が全身性の病変がある場合は，HD-MTX のほかに数種類の抗がん薬を組み合わせて投与するレジメンや，全身性に著効する治療法が行われることがある．

投与の実際

主な抗がん薬と投与スケジュール…………

〈神経膠腫（グリオーマ）（図 1）〉

- テモダール（テモゾロミド）：内服薬，注射薬
- ・DNA 合成を阻害して増殖中のがん細胞を殺すことにより効果を示す．
- ・アバスチンと併用せずに単剤で使用する場合もある．
- アバスチン（ベバシズマブ）：注射薬
- ・がん細胞に栄養や酸素を運ぶ新しい血管が作られるのを妨げることにより効果を示す．
- ・テモダールと併用することで効果を高めることが期待できる．

〈中枢神経系原発悪性リンパ腫（図 2）〉

- メトトレキセート（MTX）：注射薬
- ・がん細胞の合成に必要な酵素活性を抑制し，DNA 合成を助ける葉酸を枯渇させ，がん細胞の成長を抑えることにより効果を示す．
- ロイコボリン（LV）：注射薬
- ・抗がん薬ではないが，MTX の副作用予防のために併用する．

投与時の注意点

- 注射部位が腫れる，痛みや灼けるような熱さを感じた場合は血管外にもれている可能性があるため，症状が出た場合は早急に対応が必要である．
- 医師に報告のうえ，患部を冷やし安静にする．

①→②→③→④または④'の順に治療する.
① アバスチン, テモダール, 放射線治療

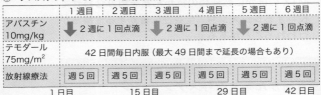

	1週目	2週目	3週目	4週目	5週目	6週目
アバスチン 10mg/kg	2週に1回点滴		2週に1回点滴		2週に1回点滴	
テモダール 75mg/m²	42日間毎日内服(最大49日間まで延長の場合もあり)					
放射線療法	週5回	週5回	週5回	週5回	週5回	週5回
	1日目		15日目		29日目	42日目

※アバスチンを併用せずにテモダール単剤・放射線治療時もテモダールの内服スケジュールは同じ

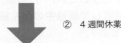

② 4週間休薬

③ アバスチン・テモダール療法(28日間で1サイクル)

	1週目	2週目	3週目	4週目
アバスチン 10mg/kg	2週に1回点滴			
テモダール 75mg/m²	5日間内服	Day6〜day28まで休薬		

合計6サイクル行う.

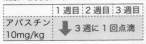

④. アバスチン・テモダール・放射線治療の維持療法(21日間で1サイクル)

	1週目	2週目	3週目
アバスチン 10mg/kg	3週に1回点滴		

④'. テモダール・放射線治療の維持療法(28日間で1サイクル)

	1週目	2週目	3週目	4週目
テモダール 75mg/m²	5日間内服	Day6〜day28まで休薬		

図1◆神経膠腫(グリオーマ)の主な医薬品と投与スケジュール
これらのどちらかを繰り返しながら経過観察する. ただし, 副作用症状や, 状態に合わせて投与スケジュールが変更されることもある.

HD-MTX療法(14日間で1サイクル)

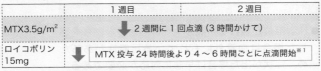

	1週目	2週目
MTX3.5g/m²	2週間に1回点滴(3時間かけて)	
ロイコボリン 15mg	MTX投与24時間後より4〜6時間ごとに点滴開始※1	

図2◆中枢神経系原発悪性リンパ腫の主な医薬品と投与スケジュール
合計3クール以上繰り返す. MTX投与中に放射線療法は行わない.
※1 血中MTX濃度が0.1 μL以下になるまで継続する.

〈アバスチン〉

● 投与中にインフュージョンリアクション（IR）とよばれる, 蕁麻疹, 呼吸困難, 口唇浮腫, 咽頭浮腫等の症状が現れることがある.

● IR の予防のためには投与速度に注意する.

● とくに初回は 90 分かけてバイタルサインや患者状態に注意しながら慎重に点滴をする.

● IR が起こった場合は, 医師に報告するとともにアドレナリンやステロイド, 抗ヒスタミン薬を投与することがあるため準備しておく.

● IR が起こらなければ, 2 回目は 60 分, 3 回目以降は 30 分に投与時間を短縮することができる.

● ブドウ糖により力価が低下するため, ブドウ糖を含む輸液と同一ラインからの投与は避ける.

〈テモダール〉

● 投与と休薬を繰り返すため, 現在の投与スケジュールを把握することが重要である.

● カプセルは開けず, また, かみ砕かずに十分量の水とともに服用させる.

● カプセルの内容物に曝露した場合, 曝露部分は速やかに洗浄する.

〈メソトレキセート・ロイコボリン〉

● MTX の大量投与に伴って破壊されたがん細胞により血中に放出された多量の尿酸によって, 尿が酸性（pH < 7.0）に傾きやすくなり, MTX が尿細管で析出して急性腎不全をきたすため, メイロンによる尿 pH のアルカリ化と, 大量の輸液による尿量の確保が重要である.

● ロイコボリンを投与することで副作用を予防する.

● MTX 投与 24, 48, 72 時間後の血中濃度を測定し, 必要に応じてロイコボリンの増量や投与期間の延長を行う.

- MTX は細胞毒性があるため，投与時は曝露対策を講じる.

ケアのポイント

- 骨髄抑制による重篤な感染症が発症しやすいため，バイタルサイン，患者状態を注意深く観察する.
- 感染症の予防のため，口腔ケアや手指衛生などを徹底する.
- 貧血や血小板減少によるふらつき，転倒，出血傾向に注意する.

〈アバスチン〉

- 副作用に高血圧，蛋白尿，脳出血，血栓による肺塞栓症・脳塞栓症が起こりやすいため，バイタルサイン，出血状態，尿の性状，呼吸状態や意識レベル，患者状態を注意深く観察する.

〈テモダール〉

- 骨髄抑制のほかに，吐き気，倦怠感などが起こる.
- 吐き気は制吐剤やステロイドによるコントロールが可能なため，食事量の変化や患者の訴えを注意深く観察し，必要に応じて医師に報告する.
- 患者には食べられるものを，無理のない範囲で食べるように説明する.

〈メソトレキセート・ロイコボリン〉

- 尿量の低下などによって MTX の排泄が遅れると副作用が発現する危険性が高いため，尿量は注意深く観察する.
- MTX の高血中濃度持続により重篤な骨髄抑制や肝・腎機能の著しい低下などの副作用が発現する可能性が大きいため，血中濃度が高い場合はロイコボリンを増量・追加し，患者の状態の観察を強化する.

薬物療法
⑤血栓溶解薬

目的

* 脳梗塞や心筋梗塞の症状・予後を改善する.

概要

● 血栓溶解療法は脳梗塞や心筋梗塞の症状・予後を劇的に改善することができるが, 発症してから血栓溶解薬を投与するまでの時間に制限がある.

● 出血が起こると致命的な転機をたどる可能性があるため, 投与に際しては迅速な適応判断や投与が重要となる.

● 血栓溶解療法は, ラクナ梗塞, アテローム血栓性脳梗塞, 脳塞栓症のいずれでも適応となる.

● 脳梗塞の血栓溶解療法に用いられるのは組織型プラスミノーゲン・アクチベーター (t-PA) という分類の薬剤で, そのなかで脳梗塞に適応があるのはアルテプラーゼである.

● 脳梗塞発症から 4.5 時間以内に投与を開始しないと効果がないばかりか, 出血のリスクが高くなる.

● ウロキナーゼも用いられるが, アルテプラーゼほどの効果はなく, ガイドラインでの推奨度も低い.

投与の実際

● 主な血栓溶解薬を**表 1** に示す.

投与時の注意点

● アルテプラーゼ静注療法のチェックリストを用い

表1 ◆主な血栓溶解薬

商品名	成分名	投与経路	用法・用量（成人）	備考
グルトパ アクチバシン	アルテプ ラーゼ	急速静注 のち点滴 静注	34.8万単位/kg（0.6mg/kg）の10％を急速静注し，残りを1時間で投与する．	添付の溶解液を用いて溶解する．1mgは58万単位である．
ウロナーゼ ウロキナーゼ「フジ」	ウロキ ナーゼ	点滴静注	1日6万単位，7日間	

て適応を確認する（**図1**）．チェックリストは以下の点に注意する．

・1項目でも「適応外（禁忌）」に該当すれば実施しない．

・1項目でも「慎重投与」に該当すれば，適応の可否を慎重に検討し，治療を実施する場合は患者本人・家族に正確に説明し同意を得る必要がある．

・「慎重投与」のうち，下線をつけた4項目に該当する患者に対して発症3時間以降に投与する場合は，個々の症例ごとに適応の可否を慎重に検討する必要がある．

● 脳梗塞発症後4.5時間以内であっても，少しでも早くアルテプラーゼ静注療法を始めることが望ましい．

● 常に対象患者が来院したときの動きをトレーニングするとともに，患者情報の第一報を受けたときは，来院後迅速に対応できるよう，院内の準備を進める．

● 調製は添付の溶解液を用いて溶解する．

● アルテプラーゼは体重あたり34.8万単位/kg（0.6mg/kg）のうち10％を急速静注したのち，残りの90％を1時間かけて点滴静注する．

● 投与中もバイタルサインや患者状態を注意深く観察する．

```
適応外（禁忌）
発症から治療開始時間                                        はい    いいえ
発症から治療開始が 4.5 時間を超過                             □      □
既往歴
①非外傷性頭蓋内出血
②1 か月以内の脳梗塞（一過性脳虚血発作を含まない）              □      □
③3 か月以内の重篤な頭部脊髄の外傷あるいは手術                 □      □
④21 日以内の消化管あるいは尿路出血                           □      □
⑤14 日以内の大手術あるいは頭部以外の重篤な外傷               □      □
⑥治療薬の過敏症                                           □      □
臨床所見
①くも膜下出血（疑）                                         □      □
②急性大動脈解離の合併                                       □      □
③出血の合併（頭蓋内，消化管，尿路，後腹膜，喀血）              □      □
④収縮期血圧（降圧療法後も 185mmHg 以上）                     □      □
⑤拡張期血圧（降圧療法後も 110mmHg 以上）                     □      □
⑥重篤な肝障害                                             □      □
⑦急性膵炎                                                □      □
血液所見
①血糖異常（< 50mg/dL，または> 400mg/dL）                    □      □
②血小板 100,000/mm$^3$ 以下                                □      □
血液所見：抗凝固療法中ないし凝固異常症において血液所見          □      □
① PT-INR > 1.7                                           □      □
② aPTT の延長（前値の 1.5 倍を超える）                        □      □
CT/MR 所見
①広汎な早期虚血性変化                                       □      □
②圧排所見（正中構造偏位）                                    □      □
上記いずれかに該当すれば実施しない.                           □      □


慎重投与
年齢 81 歳以上                                            □      □
既往歴
① 10 日以内の生検・外傷                                     □      □
② 10 日以内の分娩・流早産                                   □      □
③ 1 か月以上経過した脳梗塞（とくに糖尿病合併例）               □      □
④ 3 か月以内の心筋梗塞                                      □      □
⑤タンパク製剤アレルギー                                     □      □
神経症候
① NIHSS 値 26 以上                                        □      □
②軽症                                                   □      □
③症候の急速な軽症化                                        □      □
④けいれん                                                □      □
（既往歴などからてんかんの可能性が高ければ適応外）
臨床所見
①脳動脈瘤・頭蓋内腫瘍・脳動静脈奇形・もやもや病               □      □
```

図 1 ◆アルテプラーゼ静注療法のチェックリスト

②胸部大動脈瘤	☐	☐
③消化管潰瘍・憩室炎，大腸炎	☐	☐
④活動性結核	☐	☐
⑤糖尿病性出血性網膜症・出血性眼症	☐	☐
⑥血栓溶解薬，抗血栓薬投与中（とくに経口抗凝固薬投与中）	☐	☐
⑦月経期間中	☐	☐
⑧重篤な腎障害	☐	☐
⑨コントロール不良の糖尿病	☐	☐
⑩感染性心内膜炎	☐	☐

図1 ◆つづき

ケアのポイント

● 投与終了後は出血に注意する．

● とくに頭蓋内出血や消化管出血は重篤な副作用で
あるため，頭痛，悪心・嘔吐，意識障害，片麻痺
や黒色便・鮮血便などの所見がないか注意して観
察する．

● 患者の意識レベルが十分回復していないときは，
誤嚥に注意する．

● 脳梗塞に用いる薬剤は経口投与しかできないもの
も多いため，注意する．

Memo

....

....

....

....

....

....

....

....

薬物療法
⑥脳保護薬

目的

* フリーラジカル（活性酸素）の働きを抑えるエダラボンにより，脳梗塞急性期に伴う神経症候，日常生活動作障害，機能障害の改善を図る．

概要

● 脳血管障害（脳卒中）のなかで脳梗塞の急性期治療に用いられる薬剤である．すべての病型の脳梗塞に脳保護療法として用いられる．

● 脳保護作用が期待される薬剤について，脳梗塞急性期の治療として用いることを正当化するに足る臨床的根拠は，現在のところエダラボンに関するわが国からの報告のみである．

● 脳梗塞（血栓症，塞栓症）が起こり，脳細胞が徐々に壊死すると，その周囲からは有害な**フリーラジカル**が発生する．フリーラジカルは脳細胞でまだ壊死していない回復可能な領域である「ペナンブラ」を傷つけ壊死させることから，エダラボンによる「脳保護療法」が行われる．

● 脳梗塞の発症早期から治療が開始できる患者には，**t-PA**（発症4.5時間以内）やウロキナーゼ（発症6時間以内）による「血栓溶解療法」と，エダラボンによる「脳保護療法」を併用して脳の障害を最小限に抑えることができる．

投与の実際

● **表1**に「脳保護療法」に用いられるエダラボンについて示す．

表 1 ◆エダラボン

商品名	成分名	投与経路	用法・用量（成人）	備考
ラジカット注 ラジカット点滴静注バッグ	エダラボン	点滴静注	1 回 30mg，1 日 2 回，30 分かけて	アンプル製剤は生食などに希釈 14 日間まで

投与時の注意点

〈アンプル，バッグ製剤に共通〉

● アンプル製剤は生理食塩液で希釈する．各種糖，アミノ酸を含む輸液と混合または同一経路での投与は避ける．

● ホリゾン，アレビアチン，ソルダクトンは白濁するため混合しない．投与は可能であれば単独ルートが望ましく，難しい場合はメインを止めて前後生食でフラッシングしての投与を考慮する．

● 投与は 30 分かけて行う．

● 脳梗塞発症から 24 時間以内に投与を開始し，最大 14 日間までの投与とする．

〈バッグ製剤〉

● プラスチックバッグの外包装は使用直前まで開封せず，開封後は速やかに使用する．

● 外包装内に挿入している酸素検知剤の色がピンク以外になっている場合は使用しない．

ケアの実際

● 副作用に急性腎不全，不眠，発熱があるため，尿量，バイタルサインや夜間入眠状況など患者のモニタリングを行う．

● 脳梗塞患者では感染症の合併，高度な意識障害の存在，脱水状態では，致命的な転機をたどったり，腎機能障害や肝機能障害，血液障害など複数の臓器障害が同時に発現したりすることがあるため，バイタルサインや意識レベルの変化には常に注意．

● 投与中，腎機能，肝機能，血液検査を頻回に実施．

薬物療法
⑦脳浮腫治療薬

目的

* 頭蓋内圧亢進による再出血の予防, 脳ヘルニアへの移行防止.

概要

- 脳浮腫は, 頭蓋内圧の亢進を引き起こし, 重篤な神経障害や時に死にいたる原因となりうるため適切な治療が必要である.
- 脳出血, くも膜下出血, 脳腫瘍などに伴う頭蓋内圧亢進による再出血を予防し, 脳ヘルニアへの移行を防ぐために, 利尿薬やステロイドが使用される.
- 頭蓋内圧亢進に対しては, 血中浸透圧を上げて浮腫の水分を血管内へ移動させるグリセオールやマンニトールなどの浸透圧利尿薬が用いられる.
- マンニトールは即効性があり, とくに緊急性の高い脳浮腫に対して用いられる.
- 脳腫瘍での脳浮腫に対してはステロイドも効果的である.

投与の実際

- **表1**に主な脳浮腫治療薬を示す.

投与時の注意点

〈グリセオール, マンニトール〉

- 高浸透圧薬であるため, 血管外漏出したときに組織破壊が起こる可能性がある.
- とくに意識障害があり自覚症状を訴えることが困難な患者では, 投与部位に発赤や腫れがないか頻

表1 ◆主な脳浮腫治療薬

系統	先発品名	成分名	剤形	投与経路	保存方法
浸透圧利尿薬	グリセオール	濃グリセリン・果糖製剤	点滴	点滴静注	室温
	20％マンニットール	D-マンニトール	点滴	点滴静注	室温（※冬は加温）
	マンニットールS	D-マンニトール, D-ソルビトール	点滴	点滴静注	室温
ステロイド	デカドロン	デキサメタゾン	注射錠剤	静脈内投与経口投与など	注射は冷所錠剤は室温
	リンデロン	ベタメタゾン	注射錠剤	静脈内投与経口投与など	注射剤は冷所錠剤は室温

回に確認する.

〈グリセオール〉

● 混濁, 沈殿や含量低下が起こるので, アレビアチン, セルシン, ソルダクトン, ファンギゾンとは混合を避ける.

〈20％マンニットール〉

● 冬場や冷所では結晶が析出することがある.
● 投与前に加温溶解し, 体温程度まで放冷してからの投与が必要となる場合がある.
● D-ソルビトールを配合しているマンニットールS注は, 結晶が析出しないように工夫されている.

ケアのポイント

〈グリセオール, マンニトール〉

● 浸透圧利尿薬により脱水が起こる可能性があるため, 尿量の変化や電解質異常の有無を確認する.
● とくに腎機能障害など薬剤の排泄機能が低下した患者では, 血中と細胞間で浸透圧が逆転して水分が脳組織内へ移動するリバウンド現象が起こる可能性があるため, 注意が必要である.

〈デカドロン，リンデロン〉

- ステロイドホルモンは，免疫抑制により易感染性となる．口腔ケア，手指衛生，マスクの着用など感染症対策を行ったうえでケアを実施する．
- ステロイドによりせん妄や不眠症状が現れることがあるため，そのような症状が現れた場合は医師に報告する．

Memo

薬物療法
⑧抗凝固薬

目的

* 静脈における血栓の生成を予防し，生成した血栓を溶解する．

概要

- 抗凝固薬は，心原性脳塞栓症の予防・治療に非常に大切な役割を担っている．
- 似た作用の薬剤に抗血小板薬があるが，抗血小板薬が動脈での血栓を予防するのに対して，抗凝固薬は主に静脈での血栓を予防するため使用目的が異なる．
- 心房細動，深部静脈血栓症などにより血液がうっ滞して生成した血栓が，脳血管を閉塞することで発症するのが心原性脳塞栓症である．
- この血栓は主に静脈で生成することから，静脈血の凝固に関与しているフィブリンに作用する抗凝固薬を使用して血栓を予防し，溶解する．
- 抗凝固薬は，長らくワーファリン，ヘパリンが使用されてきた．近年，プラザキサ，イグザレルト，エリキュース，リクシアナなど，直接経口抗凝固薬（DOAC）が発売され，薬の選択肢が広がった．
- 経口薬の使い分けに関しては，脳梗塞のガイドラインではとくに示されていない．
- **表1** に主な抗凝固薬を，**図1** に抗凝固薬の作用機序を示す．

投与上の注意点

- 投与前に出血がみられないか確認する（皮下出血や，血尿，鼻出血など）．

表 1 ◆主な抗凝固薬

商品名	成分名	剤形	投与経路	用法・用量（成人）	備考
ワーファリン	ワルファリン	錠剤 顆粒	経口	1日1回	PT-INR により用量を調節
プラザキサ	ダビガトラン	カプセル	経口	1回110〜150mg, 1日2回	
イグザレルト	リバーロキサバン	錠剤	経口	1回10〜15mg, 1日1回	
エリキュース	アピキサバン	錠剤	経口	1回2.5〜5mg, 1日2回	
リクシアナ	エドキサバン	錠剤	経口	1回30〜60mg, 1日1回	
ヘパリンナトリウム	ヘパリンナトリウム	注射	持続静注 皮下注		APTT により用量を調節

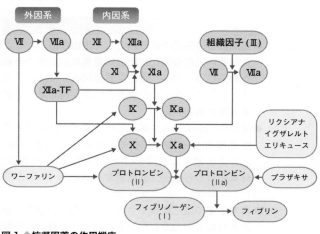

図 1 ◆抗凝固薬の作用機序

〈ワーファリン〉

- プロトロンビン時間 - 国際標準比（PT-INR）により投与量が変わるので，注意する．
- 用量変更が多いと処方切れとなることがあるため注意する．

〈ヘパリン〉

- 活性化部分トロンボプラスチン時間（APTT）により投与量が変化する．
- 流速を間違えると，出血のリスクがあるため流速には十分注意する．
- 配合変化は大きな問題とはならないが，24時間持続で投与するため，他の薬剤を側管から投与することによりヘパリンの薬液が他の薬剤に押され，流速が変化する可能性がある．したがって，できるかぎり単独で投与することが望ましい．

ケアのポイント

- 抗凝固薬の共通の副作用として出血がある．とくに頭蓋内出血や消化管出血は重篤な副作用であるため，頭痛，悪心・嘔吐，意識障害，片麻痺や黒色便・鮮血便などの所見がないか注意して観察する必要がある．
- 手術や出血のリスクのある検査などの前には休薬が必要となる場合がある．休薬している間は，誤って休薬中の薬剤を投与しないように注意し，休薬により原疾患（脳梗塞や心筋梗塞など）が悪化していないか観察を行う．
- 日常生活では，転倒やケガでの出血，歯磨き，かみそりなどで出血した場合は血が止まりにくくなるので注意が必要である．ベッドの柵などに腕をぶつけるだけで内出血することもあるので，日常的に注意して観察することが望ましい．
- ヘパリン，ワーファリンは検査値をみて流速や用

量を調節するが，DOAC に関しては有用な指標はない．したがって，患者のモニタリングが副作用確認に重要な役割を果たす．

〈ワーファリン〉

● ワーファリンは，**納豆，青汁，クロレラ**などの**ビタミン K** を高濃度に含有する食事を摂取すると効果が減弱してしまうので，摂取しないよう注意する．

Memo

薬物療法

⑨抗血小板薬

目的

＊ 脳梗塞における急性期の治療，および慢性期の再発予防.

概要

● 抗血小板薬は血小板の働きを阻害することにより，血栓の生成を抑制する作用をもつ.
● 抗血小板薬は主に動脈血栓に有効な薬剤である.
● 似た働きの抗凝固薬は主に静脈血がうっ滞することで発生する血栓生成を抑制する作用があり，それぞれ使用される疾患が異なる.
● ラクナ梗塞やアテローム血栓性脳梗塞などの非心原性脳梗塞や，もやもや病において，急性期の治療だけではなく，慢性期の再発予防の目的でも長期的に使用する.
● とくに再発リスクの高い脳梗塞発症初期には2剤併用療法（アスピリンとクロピドグレルの併用など）を行うことがある.

投与の実際

● **表1** に脳梗塞の治療に用いられる主な抗血小板薬を示す.

投与時の注意点

● 投与前に出血がみられないか確認する（皮下出血や，血尿，鼻出血など）.

〈キサンボン，カタクロット〉

● 脳梗塞急性期に使用する場合，投与期間は約14

表 1 ◆主な抗血小板薬

商品名	成分名	剤形	投与経路	用法・用量（成人）	備考
バイアスピリン	アスピリン	錠剤	経口	1 回 100 〜 300mg, 1 日 1 回	手術などで休薬する場合は 7 〜 10 日間休薬※
バファリンA81	アスピリン	錠剤	経口	1 回 81 〜 324mg, 1 日 1 回	手術などで休薬する場合は 7 〜 10 日間休薬※
パナルジン	チクロピジン	錠剤	経口	1 回 100mg, 1 日 2 〜 3 回	手術などで休薬する場合は 10 〜 14 日間休薬※
プラビックス	クロピドグレル	錠剤	経口	1 回 50 〜 75mg, 1 日 1 回	手術などで休薬する場合は 14 日間休薬※
プレタール	シロスタゾール	OD 錠, 散剤	経口	1 回 100mg, 1 日 2 回	手術などで休薬する場合は 2 〜 4 日間休薬※
キサンボンカタクロット	オザグレル	注射剤	点滴静注	1 回 80mg, 1 日 2 回 2 時間かけて	投与期間は約 14 日間とする
ノバスタンHI スロンノンHI	アルガトロバン	注射剤	点滴静注	発症 2 日間 60mg, 持続点滴 その後 5 日間 1 回 10mg, 1 日 2 回, 3 時間かけて	

※術前中止期間については目安であり，各病院で定められている規定および主治医の指示に従うこと.

日間とされており，漫然と長期間投与することは避ける.

ケアのポイント

● 抗血小板薬の共通の副作用として出血がある．とくに頭蓋内出血や消化管出血は重篤な副作用であるため，頭痛，悪心・嘔吐，意識障害，片麻痺や黒色便・鮮血便などの所見がないか注意して観察する.

● 手術や出血のリスクがある検査などの前には休薬が必要となる場合がある．休薬している間は，誤って休薬中の薬剤を投与しないように注意し，

休薬により原疾患（脳梗塞や心筋梗塞など）が悪化していないか観察を行う.
- 日常生活では，転倒やけがでの出血，歯磨き，かみそりなどで出血した場合は血が止まりにくくなるので注意が必要である．ベッドの柵などに腕をぶつけるだけで内出血することもあるので，日常的に注意して観察することが望ましい.

〈バイアスピリン，バファリン A81〉

- 代表的な副作用として，消化性潰瘍，アスピリン喘息があり，胃痛や黒色便，喘息様症状などのモニタリングを行う.

〈パナルジン〉

- 投与開始後2か月以内に血栓性血小板減少性紫斑病，無顆粒球症，重篤な肝障害などが起こりやすく，定期的な血液検査が必要である．このため最近ではあまり用いられない.

〈プレタール〉

- とくに投与初期は脈拍を上昇させることにより動悸，狭心症が発現することがあるほか，血管拡張作用による頭痛があるため，バイタルサイン，患者の訴えに注意する.
- 通常，投与を継続することで症状は軽減することを説明する.
- うっ血性心不全の患者では禁忌である.

Memo

薬物療法
⑩血液希釈薬

目的

* 脳梗塞急性期において，血液を希釈することによる血栓の溶解，血管内のボリューム維持による脳の血流改善．

概要

● 脳梗塞急性期の治療に血液希釈療法として用いられる．

● ガイドラインでは，実施を考慮してもよいという推奨にとどまっており，患者のリスクとベネフィットを考慮した使用が望まれる．

● 血漿増量薬としては，デキストラン40製剤，ヒドロキシエチルデンプン製剤（HES製剤），アルブミン製剤（保険適用外）がある．

● 血漿増量薬は，投与されるとその水分のすべてが，循環血漿にとどまるため効果的に血漿を増量することができ，脳への血流を維持して脳細胞の障害を防ぐことが期待される．

投与の実際

● **表1**に主な血液希釈薬を示す．

投与時の注意点

● アナフィラキシーを起こす可能性があるので，投与初期は患者状態に注意する．

● 皮下投与しない．

● 血管外漏出に注意する．

● カリウム含有製剤では，利尿を確認してから投与する．

表 1 ◆ 主な血液希釈薬

商品名	成分名	投与経路	備考
ボルベン輸液 6%	HES130000	点滴静注	1 日最大 50mL/kg まで カリウム，カルシウムは含まない
サヴィオゾール輸液	デキストラン 40 (3%)	点滴静注	カリウム，カルシウム含有
低分子デキストラン糖注	デキストラン 40 (10%)	点滴静注	1 日 10mL/kg まで，カリウム，カルシウムは含まない
低分子デキストラン L 注	デキストラン 40 (10%)	点滴静注	カリウム，カルシウム含有

- カルシウム含有製剤ではクエン酸加血液やクエン酸加凍結血漿とは混合しない．

〈HES 製剤〉
- 投与速度は，成人では 500mL あたり，小児では 10mL/kg あたり 30 分以上かけて点滴する．

〈デキストラン 40 製剤〉
- 投与期間は 5 日以内とすることが望ましい．
- カルシウム含有製剤ではリン酸イオンおよび炭酸イオンと沈殿を生じるので，リン酸塩，炭酸塩を含有する製剤と混合しない．

ケアのポイント
- 急性腎障害が起こることがあるので，尿量の低下に注意する．

Memo

薬物療法
⑪脳血管攣縮治療薬

目的

* 血管の収縮を抑制し,血管攣縮 (スパスム) を予防する.

概要

● 血管攣縮によって脳虚血が生じた場合, 二次性の脳梗塞を引き起こし, 予後不良に大きな影響を与えるため, 血管攣縮予防・管理は非常に重要である.

● 血管攣縮は, くも膜下出血, 脳出血などにより血液にさらされた脳血管が一時的に細くなる現象のことで, 脳出血後 4 〜 14 日間 (発症のピークは7 日目ごろ) で起こりやすいとされている.

● 発生頻度としては約 30 〜 70% に起こり, 無症状のこともあれば, 広い脳梗塞を引き起こすこともある (15 〜 20%).

投与の実際

● 表 1 に主な脳血管攣縮治療薬を示す.

投与時の注意点

● 14 日間の投与が望ましい.
● 漫然と長期間投与することは避ける.

〈エリル〉

● 投与速度が速いと低血圧を起こすことがあるため, 30 分以上かけて投与する.
● アレビアチン, ビタミン C 製剤との配合は不可である.

383

表 1 ◆ 主な脳血管攣縮治療薬

商品名	成分名	投与経路	用法・用量（成人）	備考
エリル	ファスジル	点滴静注	1 日 2 〜 3 回, 1 回 30mg, 30 分かけて	2 週間投与が望ましい
キサンボン カタクロット	オザグレル	点滴静注	1 日 80mg, 24 時間持続静注	2 週間投与が望ましい

〈キサンボン，カタクロット〉

● カルシウムを含む輸液での直接溶解は白濁するので避ける.

ケアの実際

● どちらの薬剤も出血を起こすことがあるため，消化管出血，肺出血，鼻出血，皮下出血などに注意する.

● 頭蓋内出血を起こすと致命的であるため，バイタルサインや意識レベル，神経症状の変化にも注意する.

● 血管攣縮はくも膜下出血などを起こしてから 4 〜 14 日間で起こりやすく，これらの薬剤を使用していても十分に血管攣縮が予防できないことがあるので，バイタルサインや意識レベルや神経症状の変化を注意深く観察する.

〈エリル〉

● 低血圧が起こることがあるため，血圧の変動に注意する.

● 低血圧が起こった場合は投与速度を調節する.

Memo

薬物療法
⑫抗利尿ホルモン薬

目的

* 中枢性尿崩症は原因となる疾患の治療（腫瘍の摘出など）が優先されるが，症状を改善させるために抗利尿ホルモンの補充を行うことがある．
* 腫瘍摘出後，一時的に抗利尿ホルモン分泌に異常をきたした場合にも用いられることがある．

概要

● 抗利尿ホルモンは，脳下垂体後葉から分泌されるホルモンであり，バソプレシンともよばれる．
● 利尿を抑える働きがあり，尿量の調整に重要な役割を担っている．
● 脳外科領域では，主に下垂体腫瘍やその摘出術などを原因とする器質的異常に伴う下垂体機能低下による続発性尿崩症に用いられる．
● そのほか，下垂体に器質的異常を伴わない中枢性尿崩症，夜尿症に用いられることがある．
● 中枢性尿崩症では，尿濃縮が障害され，強い喉の渇きや多飲，多尿（3L/日以上）の症状が現れる．

投与の実際

● **表1**に主な抗利尿ホルモン薬を示す．

投与時の注意点

〈ミニリンメルト OD 錠〉
● 食事の影響を受けやすく，食直後投与では目的とする有効性が得られない可能性があるため，**食事前後 30 分は投与を避けることが望ましい**．
● 中枢性尿崩症の治療における水分摂取管理の重要

表1 ◆主な抗利尿ホルモン薬

商品名	成分名	剤形	投与経路	用法・用量（成人）	保存方法
ミニリンメルト OD錠	デスモプレシン酢酸塩水和物	口腔内崩壊錠	経口	1回60〜120μg, 1日1〜3回（1日最大720μgまで）	室温保存 服用直前まで開封しない
デスモプレシン・スプレー2.5	デスモプレシン酢酸塩水和物	点鼻用スプレー	点鼻	1回2〜4噴霧, 1日1〜2回	凍結を避けて10℃以下に保存
デスモプレシン点鼻液0.01%	デスモプレシン酢酸塩水和物	点鼻液	点鼻	1回0.05〜0.1mL, 1日1〜2回	凍結を避けて10℃以下に保存
ピトレシン注射液	合成バソプレシン	注射剤	皮下または筋肉内注射	1回2〜10単位, 1日2〜3回	凍結を避け, 冷所に保存

性や, 口腔粘膜からの吸収が低下する可能性を考慮し, 舌下に入れ「水なし」で飲むように指示する.

〈デスモプレシン・スプレー 2.5〉

● 投与前には吸収を安定させるため, 鼻をかんでから使用するように指示する.

● 複数回噴霧するときは, 左右の鼻腔に交互に噴霧するように指示する.

ケアのポイント

● 水分出納のバランスがもっとも重要であるため, 水分出納バランスを記録する.

● 水分出納バランスが崩れることで水中毒となり, 血清ナトリウム値が低下する.

● 水中毒により頭痛, 食欲低下, 吐き気, 嘔吐, めまい, のぼせ, 浮腫などを生じ, 重症化すると昏睡やけいれんを起こすため過度の飲水を避け, 指示された飲水量を厳守してもらうことが必要である.

● とくに薬剤投与初期, 用量を変更したときには注

意が必要である．患者自身も飲水量，尿量，体重
を測定することが望ましい．また点滴・輸液によ
る水分摂取は見落としがちなので注意すること．

〈ピトレシン注射液〉
● 血圧が上昇することがあるので，投与後は尿量の
  変化だけでなく血圧の上昇に注意する．

Memo

....

....

....

....

....

....

....

....

....

....

....

....

....

....

....

....

....

....

薬物療法
⑬成長ホルモン

＊下垂体の摘出などが原因で成長ホルモンの分泌量が低下している場合に，成長ホルモン補充療法を行う．

概要

● 成長ホルモンは小児期と成人では役割が異なる．
● 小児期のみ分泌されていると誤解されがちだが，成人でも分泌され，蛋白合成促進，脂質分解促進，糖新生，骨形成促進，水・電解質代謝などを通じて，筋肉や骨などの強化，身体機能の維持を担っている．
● 脳外科領域では，下垂体腫瘍，脳腫瘍などの摘出を原因とする成長ホルモン分泌不全に対して成長ホルモン補充療法を行うことがある．
● 成長ホルモンは，インスリンなどと同様に，皮下注射による自己注射が認められている製剤である．

投与の実際

● 表1に主な成長ホルモン製剤を示す．

投与時の注意点

● すべての製剤は，使用前，使用開始後にかかわらず冷所保存である．
● 専用注入器のグロウジェクターとツインジェクターは，薬液のみを冷所保存し，注入器は室温で保管する．
● 使用開始または溶解操作を実施した後は各製剤で決められた期限内に使用する．

表1 ◆主な成長ホルモン製剤

商品名	規格	使用開始後の期限	薬剤の性状・保管	空打ちのタイミング	専用注入器
ノルディトロピンS注	10mg	35日間	液状品	初回のみ	ノルディペン10
ノルディトロピンフレックスプロ注	5mg 10mg 15mg	35日間	液状品	毎回	薬剤デバイス一体型
ジェノトロピンTC注用	5.3mg 12mg	28日間	凍結乾燥品	初回のみ	ジェノトロピンペンG
ジェノトロピンゴークイック注用	5.3mg 12mg	28日間	凍結乾燥品	初回のみ	薬剤デバイス一体型
グロウジェクトBC注射用	8mg	42日間	凍結乾燥品	初回のみ	BDペンジェクター3 グロウジェクター2
グロウジェクト注射用	8mg	42日間	凍結乾燥品	必要なし	
グロウジェクト皮下注	6mg 12mg	35日間	液状品	初回のみ（ツインジェクターは必要時のみ）	グロウジェクターL ツインジェクターEZ II *
ヒューマトロープ注射用	6mg 12mg	38日間	凍結乾燥品	初回のみ	ヒューマトローペン
ソマトロピンBS皮下注「サンド」シュアパル	5mg 10mg	28日間	液状品	必要なし	シュアパル

*針なし圧力注射器（専用注射針不要）

- インスリンとは違い，空打ち操作が毎回必要な製剤と空打ちが初回のみ必要な製剤があるため注意する（空打ちのタイミングは表1を参照）．
- 1日に1回，週6〜7回，0.021〜0.084mg/kg/週に分割して，最大1mg/日を皮下注射する．
- 注射部位は上腕，大腿，腹部，殿部など順序よく移動し，同一部位に短期間内に繰り返し注射しない．
- 打ち忘れてしまった場合，次回の投与まで時間がある場合にはすぐに打ってよい．次回の投与時間

に近づいてしまった場合は次回投与まで待つ.

ケアのポイント

● 主な副作用として, 浮腫, 関節痛, 肝障害, 脱力感, 高血圧, 糖尿病がある. 患者の自覚症状とバイタルサインの変化を確認する.

● 廃棄については, 薬液や専用注入器は各自治体の定める方法で廃棄とし, 針は医療機関に持ち込み廃棄するよう指導する.

Memo

化学療法とケア

目的

* 抗がん薬治療に対する知識をもち，安全に効果的な治療ができるようにする．
* 抗がん薬による副作用を観察し，適切な対応ができるようにする．
* 患者・家族に対し抗がん薬治療に関する説明を行い，安心して治療が受けられるように援助する．

概要

● 化学療法は，がん細胞の分裂過程に働き，がん細胞の増殖を抑え，細胞が成長するのに必要な物質をつくらせないようにする治療である．しかし，脳には血液中の有害な物質から脳を守るために血液脳関門（BBB）というバリアーがある．そのため，脳腫瘍に対して使用される薬物は，BBBを通過する必要がある．多くの薬物はこのBBBを通過することができないため，かぎられた薬物しか脳腫瘍に使用することができない．

● 化学療法が効果を示すといわれている代表的な脳腫瘍には，神経膠腫（グリオーマ）と中枢神経系原発悪性リンパ腫の2つがある．

ケアの実際

● 神経膠腫（グリオーマ）と中枢神経系原発悪性リンパ腫の代表的な治療法には次のようなものがある．

・神経膠腫（グリオーマ）：①テモゾロミド（テモダール®）＋放射線療法，②テモゾロミド（テモダール®）＋ベバシズマブ（アバスチン®）＋放射線療法．

・中枢神経系原発悪性リンパ腫：メトトレキサート（MTX）．

● 薬剤や投与スケジュールの詳細については，薬物療法（p360）参照.

● 薬剤や投与スケジュールの詳細については，薬物療法（p360）参照.

ケアのポイント

化学療法の特徴・・・・・・・・・・・・・・・・・・・・・・・・・・

● 化学療法は，通常行われる点滴や内服薬治療とは異なり，取り扱いが難しく曝露などの危険を伴う．また，大変高額な薬剤を使用する治療である．
● 投薬スケジュール（レジメン），投与量，速度などをきちんと守って確実に実施することが必要である．
● 薬剤の投与量は患者の体表面積で計算されるため，体重・身長を正しく測定する．

[体表面積の求め方]
・デュボア式：身長 $^{0.725}$× 体重 $^{0.425}$×0.007184
・新谷式：身長 $^{0.725}$× 体重 $^{0.425}$×0.007358
・藤本式：身長 $^{0.663}$× 体重 $^{0.444}$×0.008883

（身長：cm，体重：kg）

● 患者誤認が絶対に起こらないように，複数名で確認する．
● 副作用が起こることが多いので，継続的な観察や対応が長期にわたり必要である．

患者・家族への説明と精神的援助・・・・・・・・・・・・・・

● 化学療法の目的や治療スケジュール，副作用について，医師や薬剤師から，患者・家族が説明を受け理解がされているかを確認し，必要時は再度説明する．
● 化学療法の注意点を説明する．
・血管外漏出に関する注意点．
・副作用について．
・曝露対策について．
・日常生活の注意点．
● 化学療法を受ける患者・家族は，大きな不安をも

つことが多いので丁寧に対応する.

化学療法の実際

- 抗がん薬投与時は, 患者の体調, バイタルサイン, 検査データ (腎機能・貧血など), 消化器症状・皮膚症状などを確認し, 問題があれば医師に報告し実施の判断を仰ぐ.
- 薬剤投与実施に関しては, 施設ごとの「抗がん薬投与マニュアル」に従って行う.
- 静脈投与時・内服時は, 抗がん薬の曝露防止のために, シールド付きマスク・袖付きガウン・二重の手袋を装着する.
- 抗がん薬投与時は, 医師の指示どおり, 投与順番・投与時間を正確に実施する.
- 抗がん薬投与時は, アレルギー反応がないか観察する.
- 静脈注射時に血管外漏出を認めた場合は, ただちに医師に知らせ対応する (**表1**).
- 抗がん薬投与終了時は, 防護具を装着して, ボトルや点滴ラインを外したらビニール袋に入れ, 防護具もビニール袋に入れて口を封じ, 医療廃棄物として廃棄する.
- 廃棄物を処理する人たちの曝露も防止する.

観察のポイント

- 抗がん薬の主な副作用, 観察項目と対策を**表2, 3**に示す.
- 抗がん薬の副作用の観察を経日的に行う.
- 抗がん薬の副作用について患者・家族へも説明を行い, 出現時にはすぐに教えてもらうように指導する.
- 患者・家族が過剰な不安を抱かないように, 副作用は時間経過とともによくなることを説明し, 励ます.

表 1 ◆ 抗がん薬の曝露対策と血管外漏出対策

トラブル内容	対応
血管外漏出	①ただちに抗がん薬の投与を中止する. ②専用手袋を装着して,針を残してラインを外し,注射器で薬液を吸引する. ③シリンジを換えて生理食塩液を注入し,薬剤を吸引除去する. ④薬液の種類,推測されるもれた量を医師に報告する. ⑤医師の指示に基づき,抗がん薬がもれた部位の処置をする.場合によっては,ステロイドの薬液を皮下注射,もしくはステロイド軟膏を塗布する.基本は 12 〜 72 時間は冷罨法により冷やすが,薬剤の種類によっては温めることもある. ⑥皮膚の状態を観察する(遅延的に炎症を起こすこともあるので経日的に観察する).
患者の体液からの曝露予防	① 48 時間以内に抗がん薬を投与された患者の体液(血液・尿・便・胸水・腹水・乳汁・大量の発汗など)は汚染物として取り扱い,環境やリネン,床などに汚染があった場合は,個人防護具(PPE)を用いて整備を行う. ②おむつは,ビニール袋に入れて口を封じて医療廃棄物として扱う. ③失禁のある患者は,皮膚障害や汚染の危険性があるので陰部や殿部を洗浄する. ④蓄尿は避けて,測尿するか体重管理とする.汚染された白衣はすぐに交換する. ⑤曝露が予測されたら,すぐに手洗いを行う.
薬液が皮膚に付着した場合	①ティッシュペーパーなどで拭き取る. ②流水で十分洗浄する. ③汚染された衣類は着替えて,石けんと流水で十分に洗う.
薬液が目に入った場合	①ただちに流水で十分に洗い流す. ②大量に付着した場合は,眼科を受診する.
薬液を床などのこぼしてしまった場合	①抗がん薬をこぼしたときは,周囲に警告し注意を促す. ②スピルキット(PPE)専用手袋を二重に着用してペーパータオルで拭き取り,ビニール袋に入れて密封する. ③洗浄液を用いて洗浄し,その後,水で拭き取る. ④清掃後は,うがい・手洗いを行う.
患者・家族への曝露防止の説明	① 48 時間以内に抗がん薬を投与された患者の体液(血液・尿・便・胸水・腹水・乳汁・大量の発汗など)は曝露のおそれがあることを説明して,対応を説明する. ②汚染された衣類を洗濯するときは,直接手で触らないように説明し,単独で 2 回洗濯を行うように説明する.汚染がない場合は通常どおりの洗濯でよい. ③内服の抗がん薬は,紙コップなどに移してから口に入れ,直接手でもたないように説明する.家族が行う場合は,グローブをして取り扱うことを説明する. ④曝露が予測されたら,すぐに手洗いを行うことを説明する.

表2 ◆副作用一覧

出現時期	症状でわかる副作用	検査でわかる副作用
治療日	・アレルギー反応 ・吐き気, 嘔吐 ・血管痛, 発熱, 便秘	
1週間以内	・疲れやすさ ・倦怠感, 食欲不振 ・吐き気, 嘔吐, 下痢	
1～2週間後	・口内炎 ・下痢, 食欲不振, 胃もたれ	・骨髄抑制 ・肝機能障害 ・腎機能障害
3～4週間後	・脱毛 ・皮膚の角化やしびれ ・膀胱炎	

文献3）を参考に作成

表3 ◆副作用対策

症状	対策
アレルギー反応	・発疹やかゆみなどのアレルギー症状が出現したら医師や看護師に報告する.
骨髄抑制	・うがいを励行し, 食前・排泄後は必ず手洗いをし, 入浴により身体を清潔に保つ. ・毎食後, 毛質のやわらかい歯ブラシを使って口腔内を清潔に保つ. ・マスクを着用し, 人混みの中への外出を避ける. ・けがをしないように注意する.
吐き気・嘔吐	・制吐剤を使用, 吐き気を感じたら冷たい水でうがいをする. ・食事は, 食べられるものを少しずつ食べる. ・脱水症状がある場合は, 点滴を行う.
下痢	・消化のよい食べ物を摂取する. 十分な水分補給を心掛ける. ・必要時, 止瀉剤を使用する. ・下痢が続く場合は, 下血に注意する.
便秘	・多めの水分を摂る. ・無理のない程度に身体を動かす. ・便秘が続く場合は, 下剤を投与する.
口内炎	・抗がん薬を投与する前から, 口腔内を清潔に保つ. ・虫歯や歯周病は事前に治療しておくことを勧める. ・やわらかい毛の歯ブラシで, 歯磨きを行う. ・歯磨きは, 起床時, 食後, 就寝時に行う. ・食事は, 粘膜を刺激しないように, 固いものや熱いもの, すっぱいもの, 香辛料, 刺激物, アルコールは避ける. ・痛みが強い場合は, 炎症を抑える含嗽剤, ぬり薬や鎮痛剤を使用する.

表3 ◆つづき

貧血	・倦怠感，ふらつき，めまいがある場合は，医師に報告する. ・出血がある場合は，止血剤を使用する. ・高度な貧血の場合は，輸血を行う. ・ふらつきによる転倒がないように注意を促す.
出血傾向	・歯ブラシは，柔らかい毛のものを使用する. ・歯茎からの出血やあざがないか注意して観察する. ・転倒やけがに注意する. ・血小板が著しく低下している場合は，脳出血や消化管出血を起こしやすくなるので，血小板の輸血を行う.
倦怠感	・無理のない範囲で，仕事や家事をするように勧める. ・調子が悪いときは，無理をせずに休息をとるように勧める.
脱毛	・脱毛の起こる時期を説明し，心の準備をしてもらう. ・治療終了後は，約1〜2か月で髪の毛が生えてくることを説明し，安心してもらう. ・医療用のかつらや帽子などを紹介する. ・髪の毛の処理は，粘着テープなどを使用すると掃除しやすいことを勧める. ・頭皮の日焼けや乾燥，けがに注意してもらう. ・洗髪は，地肌を強くこすらずに洗い，すすぎはぬるま湯で行う.
手足のしびれ	・感覚が鈍くなるので，やけどやけがに注意を促す. ・手袋や靴下で保護する. ・指先の運動やマッサージで血行をよくする.

文献3）を参考に作成

◆引用・参考文献
1) 日本がん看護学会ほか編：がん薬物療法における職業性曝露対策ガイドライン2019年版. 治療現場で活かせる知識・注意点から服薬指導・副作用対策まで. 金原出版，2019
2) ナーシングスキル日本版：抗がん剤の取り扱い，エルゼビア・ジャパン，2019
   https://www.nursingskills.jp/SkillContent/Index/188478 より2019年12月4日検索
3) 国立がん研究センターがん対策情報センター：薬物療法（抗がん剤治療）のことを知る. 患者必携がんになったら手にとるガイド普及新版. p142, 2017
   https://ganjoho.jp/data/public/qa_links/hikkei/hikkei_02/files_01/31_139-149.pdf より2019年12月4日検索
4) 成田善孝：神経膠腫とは，どういう病気ですか？ 予後は？ これだけは知っておきたい脳神経外科ナーシングQ＆A（森田明夫編），第2版. 総合医学社，2014
5) 日本医科大学編：Ⅷ-16-2 がん化学療法の投与（注射），Ⅷ-16-3 がん化学療法の投与（内服薬）. 看護手順

点滴管理

目 的

＊点滴投与の主な目的は，以下のとおりである．
　　・経口摂取ができない場合の栄養補充．
　　・脱水状態にある場合の水分補充．
　　・体液の電解質組成に異常がある場合の補正．
　　・薬剤の注入．

輸液の種類

〈1号液（開始液）〉

● 大きな特色はカリウムを含有していないことであり，そのため，患者の病態が不明な時には第一選択とされる．

● 急性期での患者の病態が不明なときに第一選択となる．

● とりあえず輸液を開始し，検査結果などで別な輸液に変更するまでの輸液である．

● カリウムは心臓への影響も大きく，尿中に排泄されるので，心不全，腎不全時の輸液はリスクもあり注意が必要である．

〈2号液（脱水補給液）〉

● Na は1号液と同様だが，細胞内に多く含有される電解質の K，Mg，P が追加されているのが特徴である．

● 緊急の輸液がなされ，利尿があった後の低カリウム血症や細胞内電解質が不足となる脱水時に用いられる．

〈3号液（維持液）〉

● 水分，および電解質の1日必要量が組成の基準となっていて，輸液類のなかでは最も汎用されて

397

いるものである.

- 電解質濃度は Na が 30 〜 40mEq/L くらいで, K は 20mEq/L ほど含まれている. Ca, Mg, P は含まれておらず, 低栄養状態の患者などへの維持液としては十分とはいえず, Ca, Mg, P を別に補給すべきとの考えになっている.
- 糖質の補給は高浸透圧による血管痛, 静脈炎を引き起こすため, 末梢血管から注入できる糖質濃度には限界があり, 通常の 10% 程度とされており, 1 日の必要量を末梢点滴だけで行うのは無理がある.
- 経口摂取が不可能, または不十分な患者の水分・エネルギー・電解質の補給, 維持に用いられることから維持液ともいう.

〈4 号液 (術後回復液)〉
- 電解質濃度が最も低く, 水分の補給を目的としていて K を含むものと含まないものがある.
- 腎機能が未熟な新生児, 乳幼児, 腎機能が低下している高齢者や術後早期の患者, 腎機能障害時のような K を補給したくない時に用いる.

細胞外液類似の輸液剤

- 手術侵襲や下痢, 熱傷などによって喪失する細胞外液を補充することを目的とする.

〈等張電解質輸液〉
- 血漿電解質に最も類似した組成であり, 浸透圧がほぼ体液と同じで, 注入された輸液は細胞内を移動せずに細胞外に分布し, 細胞外液量を増やす.
- 細胞外液補充液ともいい, 血管内や組織間に水分・電解質の補給ができる輸液で, 生理食塩液, 乳酸リンゲル液, 酢酸リンゲル液などがある.
- 生理食塩液:最も単純な細胞外液補充液で, 血漿

の電解質の陽イオンをすべて Na に, 陰イオンを
すべて Cl に置き換えた組成である. 細胞外液の
補充のほか, 注射薬の溶解, 希釈によく使用され
る. 等張であり, 組織への刺激性が少なく洗浄に
もよく使用される.

- 乳酸リンゲル液:生理食塩液は非生理的に Cl が
  高いので, これを補正する目的でつくられたのが
  乳酸リンゲル液である. Na, Ca, K, Cl が含ま
  れている.
- 循環血漿量の減少時:ショック, 麻酔導入時.
- ストレス下における細胞外液の補充:手術, 外
  傷, 熱傷, 感染など.
- 出血による体液喪失時.
- 急性の細胞外液の異常喪失時:下痢, 嘔吐など.
- 無尿, 乏尿時の利尿改善.
- 末梢循環不全, 各種中毒などにおけるアシドーシ
  スの改善.

〈ブドウ糖液〉

- 電解質を含まない等張液で, 体内の水分補給を目
  的とする. また, 特定の電解質や薬剤などを追加
  して個別の輸液を調製することもある.
- 末梢静脈から輸液するときは 5%または 10%ブ
  ドウ糖液を使用する.

〈中心静脈栄養用輸液〉

- 糖を多く含み, カロリーも他の輸液と比較して多
  い.
- 電解質組成は維持輸液と同様である.
- 各種アミノ酸を配合した輸液剤と併用する.

ケアのポイント

- 点滴は目的が多様であり, その種類や投与方法な
  どを知識として身につけておかなければならな

い.

- 点滴管理において，調剤作業での感染予防や投与時の感染予防に注意しなければならない．作業前の手指消毒は徹底して実施すべきである.

- 点滴刺入部のはずれや抜けがないように，フィルムドレッシングや固定用のテープでしっかり管理を行う.

- 生活動作の中で手洗いなどにより刺入部周辺や固定用テープが濡れたり，テープがはがれかけていたりする場合は消毒やテープの貼り換えも必要になってくることを患者に説明しておくことも重要である.

- 刺入部の観察を行うためにもフィルムドレッシングを行う場合は透明なものを使用し，発赤，腫脹，疼痛，硬結など点滴の血管外漏出や静脈炎の可能性が出てくる場合にも対応できるようにする.

〈点滴内容の把握〉

- 医師から指示された内容と実際の物品が合っているか，調剤が終わり患者への投与が間違いなく実施できるようチェックを行ったか確認する.

- 薬剤によっては単位がバラバラで，インスリンなどは専用のシリンジがあるものもあり，注意が必要である.

〈与薬ルートの選択〉

- 患者によっては複数のチューブ類，カテーテルが挿入されている場合があり，正しい与薬ルートを選択し，投与することが重要である.

- 消化管や静脈ラインなどによって使用するシリンジの色や種類が別になっているので，正しい投与経路に合った医療器具を使用し，視覚的にも判別できるようにする.

〈ルートの状態〉
● ルートは接続部がゆるくなっていたり，極度の屈曲，刺入部の漏れなどにより正しく薬剤が投与されない状態ができてしまう場合がある．
● ルートは適宜観察を実施し，必要であれば固定テープの強化やテープの貼り換え，ルートの交換など必要に応じて実施していく．

〈アレルギーの確認〉
● 点滴，内服の投与の際のアレルギーの有無，ヨード造影剤を使用する検査，治療時のアレルギー．
● 皮膚消毒などに用いるアルコール綿のアレルギーの有無は問診で確認する必要がある．

〈点滴輸液中の合併症〉
● 血管外漏出：末梢静脈注射の場合は血管外に注入薬液が漏出していれば，刺入部から留置針の先端位置付近が少しずつ腫脹したり痛みが出たりするので入れ替えが必要である．
● 静脈炎：留置したカテーテルに沿って発赤や血管痛が出現した場合，静脈炎や静脈血栓の可能性を考慮し，ルートは別の静脈に替えるべきである．

〈空気塞栓〉
● 輸液ラインや点滴ラインに入った空気が血管を通って肺動脈にいたると，空気塞栓を形成して肺塞栓症を発症する危険性がある．
● 主な症状として胸痛，呼吸困難，低酸素血症，重篤となるとショック状態から死にいたることがある．
● ラインの中に入っている空気を完全に取り除く．また，三方活栓等の側管から点滴剤や薬液を注入する際に空気が入らないよう十分に注意する．

- 高度腎機能障害のある患者の場合：腎臓は水や電解質を体外へ排出する主要な臓器であることから，輸液を過剰に投与した場合には，その代償として尿の排泄がうまくいかなくなり，その後の管理に支障をきたすおそれがある．
- 肺や心臓に障害のある場合：心不全や胸水の貯留により呼吸に障害をきたし，また酸素のガス交換がうまくいかなくなるおそれがある．
- 電解質の過剰注入：カリウムの過剰量の短時間投与やワンショット静注は心停止や致死的不整脈の出現のリスクが非常に高い．
- 昇圧薬や降圧薬，麻薬，インスリン製剤の持続静脈注射の投与速度の過小または過剰は，状態変動のリスクが高い．
- 糖尿病を合併している患者の中心静脈注射ではインスリン製剤を混注して併用するケースが多いが，混注のし忘れなどでは高血糖性の昏睡など意識障害を伴う状態変動をまねくおそれがある．

◆参考文献
1) 畑尾正彦ほか編：医療ミスをなくす注射・点滴マニュアル——注射・輸液の方法と事故防止のポイント，改訂版．p96-127，医学芸術社，2005

Memo

緊急カートの内容と管理

目的

* 必要な薬品や必要物品を移動式のカートに入れ，急変時の使用に備える．
* 上段から下段まで使用用途に合わせて分類，収納する．
  * 心肺蘇生または状態変化時に必要な薬品．
  * 挿管に必要な物品．
  * 輸液・輸血・注射に必要な物品．
  * 酸素投与に必要な物品．
* カート横に，胸骨圧迫用背板，酸素ボンベ，ディスポーザブル手袋などを搭載する．

物品

〈緊急薬剤・輸液製剤〉

● アドレナリン：昇圧薬／作用→心拍数増加，心拍出量増加，心収縮力増加．
● アトロピン：抗不整脈薬／作用→心拍数の増加．
● リドカイン：抗不整脈薬．
● マグネゾール：致死的不整脈出現時の抗不整脈薬．
● メイロン：アシドーシスの改善．
● ミダゾラム：鎮静剤／人工呼吸中の鎮静や挿管の鎮静．
● ホリゾン：鎮静剤／麻酔の導入やてんかん重積状態における痙攣の抑制．
● ニカルジピン：降圧薬．
● ネオフィリン：気管支拡張薬．
● ソル・メルコート：副腎皮質ホルモン薬／急性循環不全（出血性ショック，外傷性ショック）およびショック様状態における救急．
● フロセミド：利尿薬．
● ブドウ糖液：低血糖の改善．
● 生理食塩水：補液．

〈気管挿管用器具〉

● 喉頭鏡

・挿管時に気管の経路確保，確認に使用する．

・ハンドルにもサイズがあり，年齢や体格に合わせて使い分ける．

・喉頭鏡には電球が装着されており，展開すると発光するしくみになっている．

・救急カート点検時には，サイズがそろっているか，電球が点灯する状態かどうか，予備が十分あるかなどを確認する．

● スタイレット

・針金様の棒であり，挿管チューブ内に挿入する．

・挿管チューブの挿入時に合わせて使用することにより，挿入しやすくする．

・力を加えることで彎曲の程度に強弱をつけることができる．

・スタイレットは挿管チューブ内に挿入するが先端が出ないよう調整して入れる．先端が出ている状態で使用すると気管内損傷のリスクがある．

● 気管チューブ

・成人では男性は 8.0 ～ 8.5mm，女性は 7.0 ～ 7.5mm のサイズを使用することが多い．

・挿管チューブにはカフが着いており，挿入後にカフを膨らませて固定する．

・挿入前に事前にカフが膨らむかチェックするのが重要である．

● キシロカインゼリー（挿管チューブ挿入の潤滑剤として使用する）

● キシロカインスプレー（咽頭部の局所麻酔のため噴射して使用する）

● マギール鉗子

・経鼻挿管時にチューブを気管内に誘導する．

・異物による窒息改善のために使用されることもある．

● バイトブロック

・上下の歯間に挿入し，挿管チューブの損傷を防止するために使用する．

・挿管チューブ挿入後にチューブ横に添わせるような形で合わせて固定する．

● 固定用テープ

・挿管チューブ挿入後の固定に使用する．

・あらかじめ適切な長さ・太さに切ってカートに入れておく．

〈輸液・輸血用器材〉

● 静脈留置針（点滴ラインを確保するためのルート確保に使用する）

● 輸液ルート

● 輸血ルート

● アルコール綿（消毒用）

● シリンジ（薬液量に合わせてシリンジの大きさを選ぶ．3.5mL，50mL）

● 駆血帯

〈人工呼吸用器材〉

● バッグバルブマスク（呼吸補助を目的とする）

● フェイスマスク

● 鼻孔カニューレ

● リザーバーマスク

〈その他〉

● 胸骨圧迫用背板

● サクションチューブ（10 〜 16Fr）

● 酸素ボンベ

◆ 参考文献

1） 松月みどり監：写真でわかる急変時の看護アドバンス——心肺蘇生法を中心に……処置の流れとポイントを徹底理解！ p58-61，インターメディカ，2017

放射線治療

＊ 腫瘍の治療では基本的に手術が選択されるが，現状の機能保持のために部分摘出や亜全摘となる場合もあり，その後療法として放射線治療が行われる.

概要

- 脳腫瘍のなかで発生頻度がもっとも高いのは，進行がんの脳転移による転移性脳腫瘍である.
- 原発性脳腫瘍は少なく，年間 10 万人あたり 8 〜 9 人程度である.
- 腫瘍周囲に脳浮腫を生じるほか，腫瘍そのものが脳脊髄液の循環を妨げる要因となり，水頭症を呈する場合もある.
- 脳腫瘍は放射線感受性の高くないものが多く，正常組織は耐容線量が低い. そのため，治療により有害反応を生じることが少なくない.

適応

- 悪性神経膠腫
- ・線量は通常分割照射で 60Gy/30 回.
- ・広めに 50Gy の照射を行い（拡大局所照射），その後，腫瘍部の周囲 1.5 〜 2cm を含めた 10Gy の局所照射を行う.
- 中枢神経系悪性リンパ腫
- ・全脳照射 30Gy，その後，20Gy の局所照射を追加する.
- ・ステロイドや放射線照射に対して腫瘍縮小効果が良好であるが，1 年前後で再発することがあり，化学療法が併用される.
- 髄膜腫
- ・術後照射の場合，腫瘍床に 1 〜 2cm のマージン

を加えて照射する.

・ほとんどは良性腫瘍であるが, 手術後に再発を繰り返したり悪性度が高いことが判明した場合に適応となる.

●下垂体線腫

・良性腫瘍であるが, 再発を繰り返す症例や術後残存腫瘍に対して 45 ～ 50Gy の局所照射を行う.

ケアのポイント

● 以下の点を考慮して放射線治療中のケアを行う (**表 1**).

表 1 ◆ケアのポイント

・頭痛, 嘔吐, 嘔気
・けいれん, 麻痺
・意識レベル
・感覚異常, 視力・視野
・バイタルサイン
・薬剤の使用状況
・指示薬の確実な与薬
・脳圧降下薬, 鎮痙薬, ステロイド
・原疾患の進行度
・事故防止
・救急時の対応
・排便の状況, 掻痒時は軟膏などを塗布する.

放射線治療の副作用

● 照射に伴う脳浮腫による一過性の脳圧亢進が起こることがある.

● 開始 2 週以降に脱毛が起こる.

● 治療後 6 か月～ 2 年までに脳壊死が起こることが多い (60Gy 以上の線量).

● 視床下部～下垂体の照射でホルモン分泌が低下することがある.

● 放射線量により発現する可能性がある主な副作用を以下に示す.

・10 ～ 20Gy：頭蓋内圧亢進, 頭痛, 嘔気, 嘔吐, 痙攣

・20Gy：頭皮の発赤，熱感，脱毛
・40 〜 50Gy：乾性落屑性皮膚炎
・50Gy：永久脱毛

◆**参考文献**
1) 辻井博彦監：がん放射線治療とケア・マニュアル──放射線治療の基礎知識から腫瘍部位別の治療法とケア，副作用のケアまで．p46-49，医学芸術社，2003
2) 柳原一広ほか監：がん化学療法と患者ケア，改訂第 3 版．p102-103，医学芸術社，2012

Memo

....

....

....

....

....

....

....

....

....

....

....

....

....

···Column···

定位放射線治療

　放射線ビームを小さい病変に対して多方向から集中的に照射する方法で，以下に示す種類がある．

①ガンマナイフ治療

● 201本のガンマ線ビームを病変部の1か所に集中的に照射する治療法で，きわめて高線量の放射線を1回で照射できる（**図1**）．
● 適応：①腫瘍の大きさが直径3cm以内，②良性腫瘍
● 転移性脳腫瘍や原発性悪性脳腫瘍は第1選択とならない．

②定位放射線治療

● 高エネルギーのX線を直線加速器（リニアック：**図2**）を用いて照射する治療法で，照射する時間が長いため数回に分けて照射する．

③サイバーナイフ

● 高精度の動体追跡システムを搭載するロボットアームと小型リニアックを組み合わせた定位放射線治療装置（**図3**）．
● 治療の際，金属フレームで頭部を固定する必要がない．

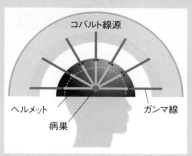

図1 ◆ガンマナイフの構造
文献1）p136より引用

◆引用文献
1) 落合慈之監：脳神経疾患ビジュアルブック．学研メディカル秀潤社，
   2009

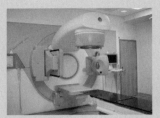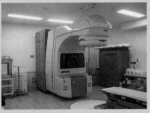

図2 ◆リニアック（LINAC）（左はElekta社製，右はVARIAN社製）
文献1) p136 より引用

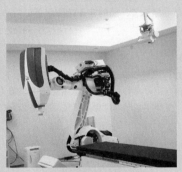

図3 ◆サイバーナイフ
小型リニアックと動体追跡装置を用いた装置
文献1) p137 より引用

Memo

リハビリテーション

目的

* リハ医療の流れは，急性期・回復期・維持期の3期に分けて考える．
* この3期のリハの一連の流れを理解するとともに，各期の特徴をふまえ，スタッフ間，施設間で連携を密に行い一貫した方針でのリハの提供が非常に重要である．
* 廃用症候群の予防と早期 ADL・セルフケアの自立を目的として急性期からリハを行う．
* 早期から多面的なリハを行うことで，ADL 改善，在院日数短縮，施設入所率の低下，社会復帰率の向上，死亡率の低下につながる．

障害像

● 脳血管障害をはじめ脳疾患により生じる神経症候と障害を**表1**に示す．病巣の大きさや障害部位に応じて多彩な症状を呈するので，麻痺だけでなく機能予後に影響を及ぼす因子を見落とさないことが重要である．

● 障害を ICF (International Classification of Functioning, Disabilities, and Health) の生活機能モデル (**図1**) に則ってみるとよい[1]．「障

表1 ◆ 脳疾患で生じうる神経症候と障害

1. 意識・精神：意識障害，せん妄，抑うつ，やる気の低下
2. 運動障害：麻痺，運動失調，平衡機能障害
3. 筋緊張異常：亢進による痙縮・固縮と低下による弛緩
4. 感覚障害（表在覚の触覚，温度覚，痛覚と深部覚）：鈍麻，消失，過敏，異常感覚
5. 脳神経障害
6. 高次脳機能障害：失語，失認（半側空間無視など），失行，記憶障害，注意障害，遂行機能障害，社会的行動障害
7. 構音障害
8. 摂食・嚥下障害，味覚障害
9. 排尿障害，排便障害
10. 廃用症候群：筋力低下，心肺機能低下，精神活動低下，褥瘡

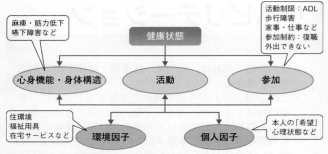

麻痺・筋力低下
嚥下障害など

健康状態

活動制限：ADL
歩行障害
家事・仕事など
参加制約：復職
外出できない

心身機能・身体構造 | 活動 | 参加

住環境
福祉用具
在宅サービスなど

環境因子 | 個人因子

本人の「希望」
心理状態など

図1 ◆ ICF の生活機能モデル（2001）

害」＝機能障害＋活動制限＋参加制約ととらえることで，患者の問題点が浮き彫りになる．

● 例えば，片麻痺や筋力低下（心身機能・身体構造）があることで，歩行障害などの日常生活活動（ADL）低下（活動制限）や活動範囲の狭小化（参加制約）が生じる．本人の希望（個人因子）を傾聴し，家屋改修や福祉サービス利用（環境因子）を調整することで在宅復帰が見えてくることが多い．

リハビリテーション（リハ）の流れ

● リハ関連職種とその役割を**表2**に示す．リハ医療では，理学療法士（PT），作業療法士（OT），言語聴覚士（ST）が重要な役割を果たす．

● PT は，寝返り，起き上がり，立ち上がり，歩行など，日常生活で必要な基本動作ができるように身体の基本的な機能回復を図る専門家である．

● OT は，食事や入浴などの ADL や，手工芸，園芸およびレクリエーションまであらゆる作業活動をとおして，身体と心のリハを行う専門家である．

● ST は，嚥下機能，音声機能，言語機能または聴覚に障害のある患者に対してその機能の維持向上を図るため，言語訓練，その他の訓練，これに必要な検査および助言，指導，その他の援助を行う

表 2 ◆リハビリテーション関連職種とその役割

職種	主な役割
医師	総合的な医学的管理
看護師	ADL・セルフケアの早期自立支援，廃用症候群の予防，リスク管理，患者・家族からの相談と受付対応
理学療法士（PT）	運動機能の評価と治療，リスク管理，機能障害（麻痺や筋力低下など）の改善，装具の適合判定
作業療法士（OT）	運動機能の評価と治療，リスク管理，機能障害（麻痺や手指巧緻性低下など）の改善，ADL 向上，高次脳機能障害へのアプローチ
言語聴覚士（ST）	言語機能の評価と治療，リスク管理，コミュニケーション能力の改善，摂食・嚥下機能の評価と治療
薬剤師	薬剤管理と指導
栄養士	嚥下食の提供，栄養指導
メディカルソーシャルワーカー（MSW）	社会復帰に必要な情報提供と支援，転院調整，患者・家族からの相談と受付対応
歯科医・歯科衛生士	摂食・嚥下機能の評価と治療，口腔ケア，義歯作製と調整
義肢装具士（PO）	装具の作製と調整，適合判定
臨床心理士（CP）	高次脳機能障害の評価と治療，カウンセリング

専門家である．

● リハ医療の流れは，急性期・回復期・生活期の 3
期に分けて考える．この 3 期のリハの一連の流
れを理解するとともに，各期の特徴をふまえ，ス
タッフ間，施設間で連携を密に行い一貫した方針
でのリハの提供が非常に重要である（**図 2**）．

● 急性期からリハを行う目的は，廃用症候群（**表 3**）
の予防と早期 ADL・セルフケアの自立である．
早期から多面的なリハを受けた患者は，ADL 改
善，在院日数短縮，施設入所率の低下，社会復帰
率の向上，死亡率の低下につながるという成績が
出ている．

● 早期リハには他職種との連携は必要不可欠で，看
護師は重要な役割を担う．早期リハの重要性を説
明し，家族も一緒に指導し，協力してもらうこと
が勧められる．急性期のリハ看護を**表 4**に示す[2]．

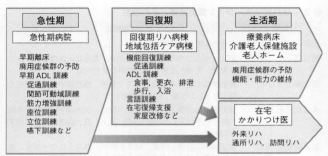

図2 ◆ 脳疾患リハビリテーションにおける急性期・回復期・生活期

リハ適応基準と中止基準

- リハ開始基準の確認が不十分のまま離床を行うことは，症状増悪の引き金になる．再発や症状進行に留意したリスク管理が求められる．なかでも血圧管理が重要となる．**表5**に開始基準を示す[3, 4]．
- 原則的に，①意識障害は JCS II-10 以下，②バイタルサイン（意識，血圧，呼吸など）が安定している，③神経症候の進行や変動がない，④運動が禁忌となる心疾患や不整脈がない，⑤進行の可能性がある頭蓋内主幹部病変は個別対応，⑥離床困難な場合でも可能なかぎり関節可動域訓練は実施する，ことがあげられる．
- **表6**に病型別の早期離床開始基準を示す[4]．病型によって離床のタイミングや留意点が異なる．
- **表7**にリハ中止基準，**表8**にリハ実施時の中止検討基準を示す[5, 6]．

評価法

- 脳疾患のリハに必要な観察項目は多数ある．
- 意識レベルの評価には JCS や GCS を用いる．どちらも意識レベルを大まかにとらえるには便利なツールである．
- 運動麻痺の評価には Brunnstrom stage（**表9**）

表3 ◆廃用症候群

器官	状態
中枢神経系	感覚鈍麻, 認知機能低下, バランスや協調運動の低下
循環器系	心機能低下, 起立性低血圧, 深部静脈血栓症, 血栓塞栓症, 血栓性静脈炎, 血漿量低下
呼吸器系	呼吸機能低下 (肺活量低下, 気道抵抗増大, 咳嗽機能低下), 誤嚥性肺炎, 肺塞栓症
運動器	骨粗鬆症, 関節拘縮 (尖足, 股関節・膝関節屈曲位など), 関節脱臼, 筋力低下, 筋・骨萎縮, 耐久性低下, 麻痺肢の疼痛・腫脹
皮膚	褥瘡, 皮膚萎縮
消化器系	食欲不振, 便秘, 便失禁
泌尿器系	尿路感染, 尿路結石, 膀胱機能低下
内分泌系, 代謝	副甲状腺ホルモン増加, 男性ホルモン・精子形成減少, インスリン結合部位減少, 窒素・Ca・硫黄・リン酸平衡が負に傾く
精神機能	不安, うつ, 認知症, 精神活動低下 (やる気低下など), 睡眠障害

表4 ◆急性期のリハビリテーション看護

ICF	リハビリテーション看護のポイント
心身機能・身体構造	●重症化回避 　基礎疾患の病態・合併症の把握と予測, 合併症予防, 異常の早期発見 ● ADL・セルフケアの早期自立支援 　意識障害, コミュニケーション能力, 運動障害, 感覚障害, 高次脳機能障害, 認知機能低下, 言語障害, 摂食・嚥下障害, 排泄障害 ●廃用症候群の予防 　関節拘縮, 筋力低下, 褥瘡, 深部静脈血栓症, 感染症, 起立性低血圧 ●リスク管理 　バイタルサインのモニタリング, 意識レベル・神経症候の確認, 良肢位保持とポジショニング, 体位変換 ●心理的な問題 　抑うつ, やる気低下
活動	●運動機能と ADL の評価 ●リスク管理に基づいた訓練
参加	●障害による身体機能への影響 ●疾患や障害の受け止め
環境因子	●環境の整備 ●補装具や自助具の活用 ●家族の役割調整 ●家族の精神的支援, 介護負担の軽減
個人因子	●情報提供と現状説明 ●心理的支援 　障害の受容, 治療・リハへの理解

表 5 ◆急性期のリハビリテーション開始基準

項目	指標	基準値
意識	Richmond Agitation Sedation Scale (RASS)	$-2 \leq$ RASS ≤ 1 30 分以内に鎮静が必要であった不穏はない
疼痛	自己申告可能な場合 Numeric rating scale (NRS) もしくは Visual analogue scale (VAS)	NRS ≤ 3 もしくは VAS ≤ 3
	自己申告不能な場合 Behavioral pain scale (BPS) もしくは Critical-Care Pain Observation Tool (CPOT)	BPS ≤ 5 もしくは CPOT ≤ 2
呼吸	呼吸数 (RR) 酸素飽和度 (SpO$_2$)	RR < 35 回 / 分が一定時間持続 SpO$_2 \geq 90\%$ が一定時間持続
人工呼吸器	吸入酸素濃度 (FIO$_2$) 呼気終末陽圧 (PEEP)	FIO$_2 < 0.6$ PEEP < 10cmH$_2$O
循環	心拍数 (HR)	HR ≥ 50bpm もしくは ≤ 120bpm が一定時間持続
	不整脈 虚血	新たな重症不整脈がない 新たな心筋虚血を示唆する心電図変化がない
	平均血圧 (MAP) ドパミンやノルアドレナリン投与量	≥ 65mmHg が一定時間持続 24 時間以内に増量がない
その他	・ショックに対する治療が施され，病態が安定している ・自発覚醒トライアルならびに自発呼吸トライアルが行われている ・出血傾向がない ・動くときに危険となるラインがない ・頭蓋内圧 (ICP) < 20cmH$_2$O ・患者または患者家族の同意がある	

Memo

が用いられる．Stage I は随意運動なし，Stage
II は連合反応，Stage III は共同運動，Stage IV
は共同運動から分離運動への移行，Stage V は
分離運動，Stage VI は協調性・スピードの回復
と要約される．

● 総 合 評 価 に は Fugl-Meyer Assessment
  (FMA)，脳卒中重症度スケール (JSS)，Stroke
  Impairment Assessment Set (SIAS)，
  National Institutes of Health Stroke Scale
  (NIHSS) のうち少なくとも 1 つが推奨される．
● 筋緊張には，modified Ashworth scale (MAS)
  (**表 10**) が，ADL 評 価 に は Functional Inde-
  pendence Measure (FIM) (**表 11**) や Barthel
  index (BI) (**表 12**) が用いられる．FIM は国際的
  ADL 評価法で，「している ADL」を評価し，運動
  項目と認知項目がある．BI は簡便な評価法で，
  能力として「できる ADL」を評価する．

リハの実際 (表 13)

● リハアウトカムに影響する因子には，以下のよう
  なものがある．
①疾患因子：基礎疾患と病型，病変の大きさ，合併
  症 (けいれん，水頭症など)
②背景因子：年齢，併存疾患 (認知症，心疾患，糖
  尿病など)，能力障害 (ADL など)
● 脳疾患の機能回復は発症早期ほど良好で，時間の
  経過とともに緩徐になることが多い．Jørgensen
  らは，80％の機能回復に要する期間は 4.5 週間，
  95％の回復に必要な期間は 11 週間とし，重症
  例ほど回復に長期間かかると報告している[7]．こ
  のことから，急性期から積極的にリハを行うこと
  が重要といえる．離床が 1 日でも遅れることは，
  廃用症候群予防だけでなく，機能回復の観点から
  も避けるべきである．

417

表6 ◆ 病型別の早期離床開始基準

疾患	病型	開始基準
脳梗塞		入院2日までにMRI/MRA/頸動脈エコーなどを用いて，病型と病巣の診断を行う 離床開始の収縮期血圧上限を200mmHgと設定
	アテローム血栓性脳梗塞	MRI/MRAにて主幹動脈の閉塞ないし狭窄が確認された場合，進行型脳卒中へ移行する可能性があるために，発症3〜5日は神経症候の増悪が起こらないことを確認して離床開始する ・血行力学性機序：血圧低下，脱水に注意 ・塞栓性機序：新たな塞栓子による再発に注意 ・血栓性機序：神経症候の進行の可能性が高いので注意
	ラクナ梗塞	診断日より離床開始
	心原性脳塞栓症	左房内血栓の有無，心機能を心エコーにてチェックし，心不全の徴候がなければ離床開始 経過中に出血性梗塞の発現に注意
	BAD	神経症候の進行に注意しながら離床開始
	t-PA施行例	施行後24時間経過してから離床開始 出血リスクを避けるため収縮期血圧160mmHg以下で管理
脳出血		発症後24時間血腫増大と水頭症発現がないことを画像で確認後，離床開始 離床開始の収縮期血圧上限を160mmHgと設定
	脳出血手術例	術前でも意識障害が軽度（JCS II-10以下）であれば離床開始 ドレーン挿入中でも関節可動域訓練，座位訓練などは積極的に行うが，本格的離床はドレーン抜去を目処とする
くも膜下出血		重症度や病型，術後の処置などを考慮し，慎重に検討のうえ離床開始 脳血管攣縮期の離床は，厳重なリスク管理のうえ実施
頸動脈狭窄	頸動脈内膜剥離術例	手術翌日から離床を検討 ただし，全身状態や合併症の有無による

文献4）を一部抜粋して作成

表7 ◆リハビリテーション中止基準

分類	項目・指標	判定基準あるいは状態	備考
全体像 神経系	反応	明らかな反応不良状態の出現	呼びかけに対して 傾眠，昏迷の状態
	表情	苦悶表情，顔面蒼白，チアノーゼの出現	
	意識	軽度以上の意識障害の出現	
	不穏	危険行動の出現	
	四肢の随意性	四肢脱力の出現，急速な介助量の増大	
	姿勢調整	姿勢保持不能状態の出現，転倒	
自覚症状	呼吸困難	突然の呼吸困難の訴え，努力呼吸の出現	気胸，肺塞栓症 修正 Borg scale 5-8
	疲労感	耐え難い疲労感，患者が中止を希望，苦痛の訴え	
呼吸器系	呼吸数	＜5回/分または＞40回/分	一過性の場合は除く 聴診など気道閉塞 の所見もあわせて 評価
	酸素飽和度（SpO$_2$）	＜88%	
	呼吸パターン	突然の吸気あるいは呼気努力の出現	
	人工呼吸器	不同調，バッキング	
循環器系	心拍数（HR）	運動開始後のHR減少や徐脈の出現 ＜40bpm または＞130bpm	一過性の場合は除く
	心電図所見	新たに生じた調律異常，心筋虚血の疑い	
	血圧	収縮期血圧＞180mmHg 収縮期または拡張期血圧の20%低下 平均動脈圧＜65mmHg または＞110mmHg	
デバイス	人工気道の状態 経鼻胃チューブ 中心静脈カテーテル 胸腔ドレーン 創部ドレーン 膀胱カテーテル	抜去の危険性あるいは抜去	
その他	患者の拒否 中止の訴え 活動性出血の示唆 術創の状態	ドレーン排液の性状 創部離開のリスク	

Memo

表 8 ◆ リハビリテーション実施時の中止検討基準

リハビリテーション介入を行わないほうがよい場合 (医師へ相談する場合)

1. 意識レベル低下，神経症候の増悪・出現
2. 安静時脈拍 120/ 分以上
3. 収縮期血圧 180mmHg 以上 (脳出血初期 140mmHg 以上)
4. 拡張期血圧 120mmHg 以上
5. 発熱 37.5℃以上
6. 呼吸数 30 回 / 分以上
7. 運動が禁忌となる心疾患や不整脈 (心筋梗塞，Lawn 分類 4b 以上の心室性期外収縮) などの出現
8. 安静時すでに動悸，息切れがある場合
9. 動作時しばしば狭心痛がある場合

リハビリテーション介入を途中で中止する場合

1. 運動中の動悸，めまい，嘔気，狭心痛，呼吸困難の出現
2. 運動時脈拍 140/ 分以上
3. 収縮期血圧 200mmHg 以上 (脳出血初期 160mmHg 以上)
4. 収縮期血圧 40mmHg 以上上昇，拡張期血圧 20mmHg 以上上昇
5. SpO$_2$ 90% 未満
6. 呼吸数 30 回 / 分以上
7. 運動中に 10 回 / 分以上の不整脈が出現

リハビリテーション介入を一時中止する場合 (休ませて様子をみる場合)

1. 軽い息切れ，動悸の出現
2. 脈拍が運動前より 30% 以上増加した場合
3. 脈拍が 120/ 分を超えた場合
4. 10 回 / 分以下の不整脈が出現

立位・歩行訓練

● 運動麻痺の強い症例では，長下肢装具もしくは短下肢装具を用いて積極的に立位・歩行訓練を行う．膝関節の支持性に乏しい場合に長下肢装具の適応となる．

関節可動域訓練

● 筋緊張亢進や関節拘縮の可能性がある場合には実施することが推奨される[8]．療法士だけでなく看護師も介入できる手技である．回数は各関節 5 回を目安に開始する．運動の範囲は，軽く抵抗を感じる角度までとする．無理に可動域を拡げたり引っ張ったりしてはいけない．

● 手関節・手指の伸展では，手関節背屈 70 度，手

表9 ◆ Brunnstrom stage

	内容	検査課題		
		上肢（腕） [ステージⅢ以降は 座位で施行]	手指 [姿勢の指定な し]	下肢［仰：臥位　座：座 位　立：立位］
Ⅰ	随意運動がみら れない	・弛緩麻痺	・弛緩麻痺	・弛緩麻痺
Ⅱ	共同運動が一部 出現 連合反応が誘発 される	・わずかな屈筋共 同運動 ・わずかな伸筋共 同運動	・全指屈曲がわ ずかに出現	（臥）わずかな屈筋 共同運動 （臥）わずかな伸筋 共同運動 （臥）健側股内外転 抵抗運動による Raimiste現象
Ⅲ	十分な共同運動 が出現	・明らかな関節運 動を伴う屈筋共 同運動 ・明らかな関節運 動を伴う伸筋共 同運動	・全指屈曲で握 ることが可能 だが，離すこ とができない．	・（座）明らかな関 節運動を伴う屈 筋共同運動
Ⅳ	分離運動が一部 出現	・腰の後ろに手を 持っていく ・肘伸展位で肩屈 曲90° ・肘屈曲90°での 回内外	・不十分な全指 伸展 ・横つまみが可 能で母指の動 きで離せる	・（座）膝を90°以 上屈曲して，足 を床の後方にす べらす ・（座）踵接地での 足背屈
Ⅴ	分離運動が全般 的に出現	・肘伸展回内位で 肩外転90° ・肘伸展位で手を 頭上まで前方挙 上 ・肘伸展位肩屈曲 90°での回内外	・対向つまみ ・随意的指伸展 に続く円柱ま たは球握り ・全可動域の全 指伸展	・（立）股伸展位で の膝屈曲 ・（立）踵接地での 足背屈
Ⅵ	分離運動が自由 にできる やや巧緻性に欠 ける	・ステージⅤまで の課題すべて可 能で健側と同程 度にスムーズに 動かせる	・ステージⅤま での課題すべ てと個別の手 指運動が可能	・（座）下腿内外旋 が，足の内外が えしを伴って可 能 ・（立）股外転
回復段階の判定：一つ以上の課題が可能な最も高いステージ				

文献11）から引用

リハビリテーション

表 10 ◆修正アシュワーススケール (modified Ashworth scale)

	アシュワーススケール		修正アシュワーススケール
0 度	筋緊張の亢進なし	**0 度**	筋緊張の亢進なし
1 度	四肢を屈伸したときに引っかかるようなわずかな筋緊張の亢進	**1 度**	四肢を屈伸したときに引っかかるようなわずかな筋緊張の亢進がみられるが，その後は筋緊張の亢進は消失，または可動域の終わりにわずかな筋緊張がみられる.
		1 +度	可動域の 1/2 以下の範囲では引っかかるような軽度の筋緊張の亢進がみられ，その後はわずかな筋緊張がみられる.
2 度	1 度よりも筋緊張は亢進するが，四肢は容易に屈伸可能	**2 度**	1 度よりも筋緊張は亢進するが，四肢は容易に屈伸可能
3 度	著明に筋緊張が亢進し，屈伸困難	**3 度**	著明に筋緊張が亢進し，屈伸困難
4 度	四肢が硬く，屈曲できない.	**4 度**	四肢が硬く，屈曲できない

表 11 ◆ Functional Independence Measure (FIM)

レベル
自立
7. 完全自立 (時間，安全性含めて)
6. 修正自立 (補装具などを使用)
部分介助
5. 監視または準備
4. 最小介助 (患者自身で 75%)
3. 中等度介助 (50% 以上)
完全介助
2. 最大介助 (25% 以上)
1. 全介助 (25% 未満)

評価項目
セルフケア：食事，整容，清拭 (入浴)，更衣 (上半身)，更衣 (下半身)，トイレ動作
排泄コントロール：排尿，排便
移乗：ベッド・椅子・車椅子，トイレ，浴槽・シャワー
移動：歩行・車椅子，階段
コミュニケーション：理解，表出
社会的認知：社会的交流，問題解決，記憶

以上 18 項目を 1 ～ 7 の 7 段階で評価，総得点は 18 ～ 126 点

表 12 ◆ Barthel index

	自立 (自助具, 器具使用可)	一部介助	全介助
1. 食事	10	5	0
2. 移乗	15	10 最小限の介助 5 座れるがほぼ全介助	0
3. 整容	5	0	0
4. トイレ	10	5	0
5. 入浴	5	0	0
6. 歩行	15	10	0
7. 階段昇降	10	5	0
8. 着替え	10	5	0
9. 排便	10	5	0
10. 排尿	10	5	0
合計点	( ) 点		

以上 10 項目を 0, 5, 10, 15 点で評価, 総得点は 0 ～ 100 点

表 13 ◆急性期リハビリテーションプログラム

訓練内容	リハビリテーションの目的
離床 (ギャッジアップ訓練, 座位, 起立, 歩行訓練)	端座位, 車椅子座位 体幹機能の改善, 健側下肢筋力の維持 麻痺側体幹・下肢への荷重負荷 歩行能力の早期獲得
関節可動域訓練, モビライ ゼーション	関節拘縮の予防 筋短縮・筋萎縮の予防 痙縮コントロール
上肢・下肢の機能訓練	不使用・廃用症候群の予防 麻痺肢の機能回復促進 (促通訓練)
ADL 訓練	各 ADL 項目の動作訓練 食事動作, 整容動作, 更衣動作, 移乗動作, 排泄動作, 歩行獲得などの早期自立 病棟から開始し, 移乗や車椅子座位が可能になったら OT 室にて生活空間の拡大を図る
高次脳機能訓練	高次脳機能障害の評価とアプローチ
言語訓練	言語機能の刺激, 言語・認知機能の改善 コミュニケーション能力の改善
摂食・嚥下訓練	嚥下機能の改善, 経口摂取の早期再獲得 誤嚥性肺炎の予防 低栄養の予防・改善

指伸展 0 度を目標にする．股関節屈曲では，股
関節前面の痛みに注意する（正常では屈曲 125
度）．足関節背屈では，内反尖足を矯正するよう
意識する．歩行に影響する箇所であるため多めに
実施してよい．その他，肩関節屈曲，股関節外転
など適宜訓練する箇所を増やしていく．

ADL 訓練

● 看護師と療法士の情報共有が重要である．PT や
OT が可能にした ADL 動作を病棟でも積極的に
実行できるようにする．また，適切な介助量を知
ることで，家族指導や在宅へ向けた支援へつなげ
ることができる．

高次脳機能訓練

● 失語，失認（半側空間無視など），失行，記憶障害，
注意障害，遂行機能障害，社会的行動障害などを
評価し，発症早期から集中的に専門的に行う．
● 半側空間無視の場合には，無視側へ注意を向ける
（無視側から声をかける，触覚刺激を加える），環
境設定（ベッドの配置）などを配慮する．
● 失語の場合には，理解や表出の程度，ジェス
チャーや Yes/No 反応，絵カードでのポインティ
ングなどのコミュニケーション手段を把握する．
ゆっくり話す，返答があるまで待つ，代替手段
（コミュニケーションボード利用など）に配慮す
る．

摂食・嚥下訓練 9)

● 脳疾患では，嚥下機能が影響を受けやすく，運動
機能や筋力などと同様に低下する．摂食・嚥下障
害は誤嚥性肺炎のリスクであり，効果的な嚥下機
能の改善，口腔ケア，呼吸リハ，ADL 訓練，姿
勢管理，栄養管理が有効である．

- 摂食・嚥下訓練は，食物を用いない間接訓練と実際に用いる直接訓練に大別される（**表14**）．摂食・嚥下訓練は，誤嚥しにくい安全な摂食条件を設定し，段階的に間接訓練と直接訓練を組み合わせて行う（段階的摂食・嚥下訓練）．

- 看護師は，口腔ケアや食事介助，バイタルサインのチェックなどの評価場面で嚥下リハに関与する．とくに摂食・嚥下障害看護認定看護師は高い水準の評価と治療を実践し，チームリーダーとしての役割を担う．

- 摂食・嚥下障害の評価は，情報収集を行い，レントゲンなどの検査所見を把握したうえで，スクリーニング検査（**表15**）から専門的検査（嚥下造影検査，嚥下内視鏡検査）へ進めていく．摂食場面の観察も怠ってはいけない（むせ，咳，食事時間，食欲，食器の選択など）．

リスク管理

- 脳疾患の看護は，「全身状態の管理」が中心となる．バイタルサインや意識障害，神経症候について観察・客観的評価を経時的に実施し，異常の早期発見に努めることが重要である．さらに，看護師には全身状態のリスク管理を行いながらベッドサイドでの早期リハを開始することが求められる．

- **表16**に脳疾患の主な合併症とその対処法を示す[10]．全身管理だけでなく，障害の管理（生活動作の再獲得）や安全管理をチーム医療で実践することで，回復過程を遅らせることなくリハ医療を推進したい．脳卒中では「地域連携パス」が運用されており，標準的かつ効率的な医療の要点が詰まっている．患者の自立支援，在宅復帰支援に活用すべきである．

表14 ◆摂食・嚥下訓練

間接訓練	直接訓練
●頸部・体幹の可動域訓練, リラクセーション	●食物形態の調節
●口唇・頬・舌などのマッサージ	●姿勢管理:体幹角度の調整, 頸部前屈, chin down
●口腔内衛生管理	●摂食環境整備, 摂食回数調節(少量頻回), 一口量調整, 摂食ペース
●嚥下体操	●息こらえ嚥下
●舌突出訓練(Masako 手技, 舌前方保持嚥下訓練)	●横向き嚥下(嚥下前, 嚥下後), 頸部回旋
●のどのアイスマッサージと空嚥下	●うなずき嚥下
●氷を用いた訓練(氷なめ)	●一側嚥下
●嚥下反射促通手技	●頸部突出法
●頸部挙上訓練, Shaker exercise	●Mendelson 手技
●ブローイング	●複数回嚥下, 反復嚥下, 交互嚥下
●随意的な咳, ハフィング	●随意的な咳, ハフィング
●押し出し運動(pushing exercise)	●嚥下反射促通手技, K-point 刺激法
●頸部・体幹のバランス訓練, 座位訓練	●嚥下の意識化
●姿勢管理:体幹の調整	●電気刺激療法
●嚥下の意識化	●軟口蓋挙上装置, 舌接触補助床
●構音訓練, 発音の練習	●バイオフィードバック
●栄養管理	●栄養管理

表15 ◆摂食・嚥下障害のスクリーニング検査

検査名	意義	方法	判定
反復唾液嚥下テスト(RSST)	随意的な嚥下反射の繰り返し能力をみる	30 秒間に何回唾液嚥下できるかを測定	30 秒間で 3 回以上で正常
改訂水のみテスト(MWST)	嚥下反射の状態をみる	冷水 3mL を嚥下させる 嚥下の状態やむせ, 呼吸変化, 嗄声を観察する	プロフィール 1. 嚥下なし 2. 嚥下あり, 呼吸変化あり 3. 嚥下あり, むせる and/or 湿性嗄声 4. 嚥下あり, 呼吸良好, むせない 5. 4 に加え追加嚥下が 30 秒以内に 2 回可能 4 以上なら 3 回試行し, もっとも悪い嚥下を評価する. さらに口腔内残留を評価し残留があれば陽性とする. カットオフ値はプロフィール 3

表 15 ◆つづき

フードテスト (FT)	口腔内での食塊形成, 咽頭への送り込みをみる	茶さじ1杯のプリンを食べさせる	判定はMWSTに準ずる
頸部聴診法	咽頭残留や誤嚥を推測する	聴診器を喉頭側方に当てて, 嚥下前後の呼吸音および嚥下音を聴診する	呼吸音:湿性音, 喘鳴, 液体, 振動音 嚥下音:長い, 弱い, 反復, 泡立ち, むせ 上記があれば異常
酸素飽和度 (SpO2) 測定	誤嚥や嚥下による疲労をみる	嚥下時のSpO2を測定	90%以下は動脈血酸素分圧60Torrと同じで低酸素状態 摂食中に通常より3%低下したら異常

表 16 ◆脳疾患の合併症とその対処法

合併症	原因・機序	対処法
発熱	感染症, 腫瘍, 膠原病, 代謝異常, アレルギー性疾患, 吸収熱, 悪性症候群, 体温調節の異常	原因精査を優先して対応 個々の症例の病態, 経過, 自覚・他覚症状に応じてリハ継続の有無を判断
呼吸不全	呼吸器感染症, 摂食・嚥下障害	呼吸機能検査や摂食・嚥下障害の評価を行う 誤嚥性肺炎の対策, 摂食・嚥下訓練, 適切な栄養法を判断
深部静脈血栓症 (DVT)	血流うっ滞, 血管内皮障害, 血液凝固亢進	予防的に圧迫法 (弾性ストッキング, 弾性包帯, 間欠的空気圧迫法), 抗凝固療法 (低分画ヘパリン, ワルファリンなど), 早期離床, 積極的運動, 脱水予防 発生時には, 運動制限, 肺塞栓の有無のチェック, 抗凝固療法
尿路感染症	排尿障害	原因となる病態の改善, 薬物療法 (膀胱機能・尿道平滑筋の改善, 抗生物質投与)
褥瘡	持続的な外力による皮膚および皮下組織の血流障害	皮膚に垂直にかかる体圧や摩擦・ずれの軽減, 栄養状態や脱水の補正, ベッドや車椅子での姿勢・角度の調整
起立性低血圧	長期安静臥床, 不動による循環器系障害	早期離床, 段階的ギャッジアップ訓練
消化管出血, Cushing潰瘍	疾患発症によるストレス, 胃酸の分泌過剰	薬物療法 (プロトンポンプ阻害薬, ヒスタミンH2受容体拮抗薬)
けいれん	手術による侵襲, 局所的な浮腫, 脳虚血, 血糖異常, 電解質異常	薬物療法 (抗けいれん薬)
栄養障害	経口摂取困難, 摂食・嚥下障害	エネルギー供給の確保, 誤嚥性肺炎の予防

リハビリテーション

427

◆引用・参考文献

1) 千野直一：知っておくべき新しい診療理念 ICF（国際生活機能分類）．日本医師会雑誌 134（12）：2396-2397，2006

2) 山本恵子：脳卒中リハビリテーションの流れ－各時期のリハビリテーションと看護の特徴－．看護技術 55（12）：1225-1228，2009

3) Bailey P et al: Early activity is feasible and safe in respiratory failure patients. Crit Care Med 35 (1) :139-145, 2007

4) 原寛美：脳卒中の急性期治療 急性期リハビリテーション．Prog Med 27（2）：299-304，2007

5) Adler J et al: Early mobilization in the intensive care unit: a systematic review. Cardiopulm Phys Ther J 23 (1) :5-13, 2012

6) 高見彰淑：わが国の Stroke Unit における理学療法 脳卒中診療部における理学療法士の役割．理学療法ジャーナル 42（6）：491-496，2008

7) Jørgensen HS et al: Outcome and time course of recovery in stroke. Part II: Time course of recovery. The Copenhagen Stroke Study. Arch Phys Med Rehabil 76 (5) : 406-412, 1995

8) 松元秀次：最新のリハビリテーション 痙縮のマネジメント．Jpn J Rehabil Med 45（9）：591-597，2008

9) 聖隷三方原病院嚥下チーム：嚥下障害ポケットマニュアル 第 4 版．医歯薬出版，2018

10) 前野豊：急性期脳卒中リハビリテーション up-to-date 合併症とその管理．総合リハ 45（2）:123-126，2017

11) 細田多穂ほか編［吉尾雅春］：理学療法の基礎と評価，理学療法ハンドブック改訂第 4 版，第 1 巻．p.800，協同医書出版社，2010

Memo

....

....

....

....

退院支援・退院調整

目的

* 脳神経外科領域の患者はなんらかの機能障害を抱えたまま自宅や施設などへの退院をすることが多い.
* 退院後は機能障害のみならず，しびれや感覚障害に悩まされ，社会生活において困難や不安を感じていることがある．そうした患者が安全に安心して生活できるための支援をする.

概要

● 退院支援とは，「患者やその家族が療養する場を変えて療養するという選択肢があることを理解し，どこでどのように療養生活を送ればよいのかを自分で選ぶことができるように支援すること」[1]で，患者や家族の思いと医療者の思いにかかわっていくことが中心となる.

● 退院調整とは，「患者やその家族が自宅や老人ホームなどで療養を継続していくために必要な環境を整えること」[1]で，患者やその家族を取り巻く環境を整えていくことが中心となる.

ケアのポイント

〈今後の生活に対する患者本人と家族の意思を確認し理解する〉

● 自宅退院，リハビリテーション病院や療養病院への転院，施設入所など，病気の理解，予後を含めて患者本人が「どのように生活していきたい」と考え，家族が「どのようにしてサポートしていきたい」と考えているかを知る.

● 双方の不一致がある場合は，看護師がコミュニケーションを図りながら情報共有を行い，問題点を具体的に抽出する.

429

- 大切なのは患者の意思決定を支援することであり，疾患や予後の正しい理解ができ，今後の生活のイメージをどのようにもち，どう過ごしていきたいと考えているのかを確認することである．
- そのために，関係するスタッフがカンファレンスを行いながら検討し，本人と家族との方向性を統一していく．

〈患者とその周囲をとりまく環境を知る〉

- 入院前の ADL，IADL を知る．
- ・ADL（食事，更衣，排泄，入浴などの日常生活動作）
- ・IADL（掃除，料理，スケジュール管理，服薬管理など複雑な日常生活動作）
- ・1 日の生活パターン（就業の有無，日中と夜間の状況）
- ・入院前における地域サービス利用の有無
- 病態から考えられる機能障害と予後を予測する．
- ・運動麻痺（坐位や立位は可能か，どの程度まで回復が見込めるか）
- ・摂食，嚥下障害（食形態の変更が必要か，経口摂取が可能か）
- ・高次脳機能障害（失語，半側空間無視，失認，失行，遂行機能，記憶などの有無と程度）
- ・感覚や感覚障害（温痛覚障害，運動調節，失調症状の有無と程度）
- 患者周囲の環境を知る．
- ・家族の有無，キーパーソンとなる人物の確認（同居家族の有無，サポート体制の有無）
- ・住居環境（住居階数，エレベーターの有無，寝具，交通手段など）
- ・経済的問題（無保険，生活保護，支払い困難など）

〈必要な支援を考える〉

● 医療上の問題，生活介護上の問題を分けて考える（**表1**）.

表1 ◆ 医療上および介護上の検討課題

医療上の検討課題	介護上の検討課題
在宅自己注射，経管栄養（経鼻または胃瘻），尿路系管理（尿道カテーテル，自己導尿），人工肛門，IVH，補液管理，創処置，人工呼吸器など	移動介助（室内，室外の手段），排泄介助（おむつ交換，排泄後の処理），口腔ケア，着脱介助，食事介助など

● 日々のケアを通じて患者のできている部分，できていない部分を観察し，患者に自立できる部分があるかどうかをアセスメントする.

● 医療上の問題に関しては医師からの説明に加え，看護師からも患者，家族への指導を行う.

● 介護者が高齢であることも多く，教育・指導に時間を要する場合がある. 本人の自立の程度や介護者の状況も考慮したうえで，訪問看護や訪問医療，ヘルパーなどの必要な社会資源との連携と調整を行う.

〈まとめ〉

● 病院や施設で十分なリハビリテーションを受けて歩行や会話ができるようになり退院が可能となっても，自信をもって生活できる患者，家族は少ない.

● 病院や施設とは異なり，退院後の自宅や地域社会では生活のすべてを自分たちで担っていくことになる. しかし，日常生活動作が自立していても，細かい手の動きや感覚障害があるために簡単な動作，作業に支障を生じることもあり，生活のしにくさを感じることも少なくない. そのことを理解し，患者や家族が不安のなかで生活することがないように支援をすることが必要である.

- 退院支援・退院調整は看護師だけでは行えないため，医師や医療ソーシャルワーカー，ケアマネージャー，リハビリテーションスタッフ，薬剤師，病棟・外来看護師などがチームとなり協働することが重要である．
- 退院した後に予測されるさまざまな問題に対して，患者，家族がどの程度理解できているか，イメージできているか，またどの段階で誰がどのように支援をするのか，チーム一丸となり支援することが真の退院支援・退院調整である．

◆参考文献
1) 山田雅子：退院支援・退院調整をめぐる現状と看護の位置づけ．病棟から始める退院支援・退院調整の実践事例（宇都宮宏子編），p2-5，日本看護協会出版会，2009
2) 任和子ほか：座談会 退院支援に看護の原点が見える――看護の普遍性を守ることが管理者の仕事．看護管理 19 (12)：1022-1030，2009
3) 厚生労働省：介護保険制度について．
https://www.mhlw.go.jp/file/06-Seisakujouhou-12300000-Roukenkyoku/2gou_leaflet.pdf より 2019年11月1日検索

Memo

....

....

....

....

....

....

....

....

···Column···

退院指導のポイント

①手術を受けた場合など，頭部に傷があることで洗髪に対しての不安を訴えることがある．傷の経過にもよるが，実際に患者または家族と実践し，注意点などを説明し指導しておくとよい．また，毛染めについてもどの時期から行ってよいか質問されることも多いため主治医に確認して伝えるようにしたい．

②脳腫瘍や脳卒中後はてんかん発作を生じやすくなることもある．てんかん発作時の注意点，対処方法について説明しておくと，抗けいれん薬の必要性や発作時に焦らず行動できるようになる．

③抗がん薬や抗凝固薬，抗血小板薬，抗けいれん薬など，治療に必要かつ重要な薬剤の内服管理全般（内服の継続，副作用とその対処方法）について，薬剤師の協力も得て指導する．

④包括支援センターや保健所，区の介護サービスなどの情報提供を行う．

⑤入院前よりすでになんらかの医療や介護サービスを受けている場合は，入院時にはもちろんであるが，退院前にも担当するケアマネージャーや訪問看護ステーションなどかかわっている担当者と情報を共有する．

Memo

第2章

脳神経外科領域の
おもな疾患

▌脳出血

● 脳の血管障害は，一過性脳虚血発作（TIA）と脳卒中に分けられる．

〈一過性脳虚血発作（TIA）〉

● ラクナ梗塞，塞栓性，血行力学性などの原因により脳局所の運動・感覚障害・失語などの症状が一過性に出現するが，24時間以内（通常，1時間以内）に消失するものをいう．

〈脳卒中〉

● 脳の大半が急激な血流循環障害を起こし，発病するもの．
① 出血：血管が破れて起こる．脳出血やくも膜下出血など．
② 虚血：血管が閉塞して起こる．脳血栓と脳塞栓による脳梗塞など．

症状

● 脳内に血腫が生じることにより正常組織が圧迫・破壊されて，症状が発現する．

● 一般的に頭痛と嘔吐で発症するが，出血が起こった部位によって症状が異なる．

● 大血腫では，生命の危機に瀕する可能性もあるために，外科的治療（血腫除去術）の適応となる場合があるが，脳浮腫改善薬や止血薬，降圧薬投与による保存的治療が中心となる．

● 出血は高齢，高血圧や動脈硬化などの生活習慣病が原因となって引き起こされることが多く，次いで脳動脈奇形によるものがある．

原因

● 脳出血の原因としては，高血圧性脳出血以外に，外傷性脳出血，脳動脈瘤破裂，脳動静脈奇形由来の出血，脳腫瘍からの出血，特発性脳内出血などがある．

分類·····································

● **表1**に部位別の脳出血の特徴的な症状を示す.

治療

● 脳出血の治療は, 保存療法, 開頭血腫除去術, 定位的血腫吸引術の3つに大きく分けられる.

● 保存療法は, 抗脳浮腫薬・止血薬を投与しながら合併症を予防することを目的に行う. 患者の意識レベル低下や臨床所見, CT結果, 血液データ, 必要時はスコアを用いて重症度を確認したうえで判断される.

● 内科的治療は, 急性期の場合, 呼吸管理, 輸液, 血圧管理, 抗脳浮腫薬の投与を行う(**表2**).

● 開頭血腫除去術(外科的治療)は, 全身麻酔下で頭蓋骨を一部露出し, 顕微鏡下に脳内血腫を除去する方法である.
　→侵襲はあるが, 定位的血腫吸引術と比べると, 血腫を広範囲に除去し, 直接的に止血処理ができる.

● 定位的血腫吸引術は, 細い針を挿入し, 血腫を吸引する方法である.
　→開頭血腫除去術に比べ血腫を除去できる範囲が狭くなり, 緊急時や再出血時に止血することは困難であるが, 侵襲が少なく, 術後回復力や社会復帰率が高くなる長所がある.

● 脳出血に対する手術適応や方法は, 出血部位や出血量によって異なる(**表3**).

● 脳出血に対する治療方針の決定は, 上記に示す出血部位と意識レベルの評価が重要である.

● 脳出血に対する急性期の手術は, 切迫する脳ヘルニア(切迫するDとも表現される)を避ける救命目的が主であり, 症状の完全な改善や完治は期待できない場合が多い.

観察のポイント

● 開頭血腫除去術の術後は, 再出血を起こす可能性があり, 血圧管理や刺激による交感神経刺激による興奮をコントロールする必要性がある.

脳出血

表 1 ◆脳出血部位と特徴的な症状

出血部位	特徴的な症状
被殻出血 	共同偏視（病側） 主症状は片麻痺，感覚障害，半盲を起こし優位半球に出血すると失語を呈することもある．中大脳動脈から分岐する穿通枝に出血する．重症例では視床まで出血が進展し，混合型となる．神経症状，意識レベルの悪化に注意する．
視床出血 	共同偏視（内下方） 感覚障害が強く出現する．被殻より内側にある視床に出血する．一般的には手術適応はないが，側脳室や第三脳室へ血腫が穿破した結果，閉塞性水頭症を併発する可能性がある．水頭症では脳室ドレナージが行われる．水頭症の症状が出現しないかを観察する（脳ヘルニアと比較すると意識レベルの低下はゆっくり起こる）．
橋出血 	縮瞳 呼吸障害，意識障害，四肢麻痺が症状として現れる．とくに橋に出血する．重篤な意識障害を合併することが多く，予後は不良である．橋出血では縮瞳がみられることが有名である．
小脳出血 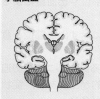	突然の回転性めまい，嘔吐，頭痛で発症することが多い．麻痺はみられず，初期は意識が清明であることが多い．進行すると脳幹を圧迫して重篤な状態に陥る．一気に脳幹を圧迫し，呼吸停止に至ることもあるので，意識レベルを含めたバイタルサインを頻繁に評価する．閉塞性水頭症を引き起こすことがある．
皮質下出血 	症状は出血する部位によって異なる．とくに痙攣に注意する．前頭葉，側頭葉，頭頂葉の皮質下に出血をきたす．

表2 ◆脳出血の内科的治療

呼吸管理	舌根沈下など必要に応じて人工呼吸管理下での管理.
輸液	電解質補正，脱水予防，必要時にはアルブミン製剤を使用することもある. 輸液ルート，刺入部の皮膚状態，滴下数の確認を必ず行う.
血圧管理	発症直後においては収縮期血圧を 120mmHg 以上 140mmHg 以下に調整. 吸引時や体位変換時，疼痛による交感神経刺激による血圧上昇に注意.
抗脳浮腫薬	グリセオール，マンニトール.
*廃用症候群の予防	患者状態や病態に合わせた，早期からのリハビリテーションが必要である. 看護師によるリハビリテーション介入が必要である.

表3 ◆出血部位による手術適応

出血部位	手術適応
被殻出血	脳神経学的所見が中等度かつ血腫量が 31mL 以上で，血腫による圧迫所見が高度な場合では，手術の適応を考慮．JCS Ⅱ-20 ～ 30 程度で意識障害を伴う場合は，定位的脳内血腫吸引術がすすめられる. 急性期：開頭術，内視鏡下血腫除去術 亜急性期：定位的，内視鏡下血腫吸引術
視床出血	視床の外側に内包があるため，血腫除去術は科学的根拠がなくすすめられないが，血腫の脳室穿破を認める場合，脳室拡大の強いものは脳室ドレナージ術を考慮.
皮質下出血	脳表からの深さが 1cm 以下のものでは手術適応（開頭血腫除去術）を考慮.
小脳出血	最大径が 3cm 以上の出血で神経学的症候が増悪しているとき，または脳幹を圧迫し，脳室閉塞による水頭症をきたしている場合は手術を考慮する.
脳幹出血 （橋出血）	一次脳損傷であるために，手術適応はない. 脳室内穿破が主体で，脳室拡大の強いものは脳室ドレナージ術を考慮してもよい.

● 鎮静薬・鎮痛薬・降圧薬・筋弛緩薬を併用し管理することもあり，循環動態，呼吸状態の観察が必須である.

● 意識レベルの確認においても，血圧コントロールが不安定な患者に，GCS 確認目的に痛み刺激を与えることは看護管理においても医療の管理においてもふさわしくない.

- ドレーンからの排液量・性状の観察を行い，異常の早期発見と早期報告に努める.
- 切迫する脳ヘルニア（切迫するD）の所見としては，看護師が観察を行う際にフィジカルアセスメントを通して早期発見されることがあるため，異常と正常を把握することが重要である（**表4**）.

表4 ◆ 切迫する脳ヘルニアの所見

切迫する脳ヘルニア（切迫するD）

生命を脅かす中枢神経障害（D:dysfunction of CNS）の評価において次の徴候がみられる.

- ・意識障害：GCSの合計が8点以下，急激な意識レベルの低下（GCS2点以上）
- ・瞳孔散大：瞳孔不同もみられることがある
- ・対光反射消失：ペンライトによる瞳孔径と対光反射の確認
- ・血圧上昇・徐脈（Cushing現象）：モニター観察，バイタルサイン測定

ケアのポイント

- 患者の状況に合わせた看護ケアの提供.
- 疼痛に対して適切な鎮痛ができているかの確認.
- 人工呼吸器管理中の挿管チューブの管理・苦痛の緩和.
- 環境の変化に対する身体的・精神的サポート.
- ADLの維持・増進，早期リハビリテーション・早期離床の介入.

◆引用・参考文献
1) 日本脳卒中学会脳卒中ガイドライン［追補2017］委員会編：脳卒中治療ガイドライン2015［追補2017］. p140-141, 143-144, 155-159, 協和企画, 2017
2) 塩川芳昭監：脳出血. 病気がみえる vol.7 脳・神経（医療情報科学研究所編）, p92-105, メディックメディア, 2011
3) JSEPTIC看護部会監：ICUナースポケットブック. p311, 学研メディカル秀潤社, 2015

Memo

くも膜下出血

疾患の概要

- くも膜下出血（SAH）は，なんらかの原因疾患により「くも膜下腔」に出血が起こる状態をいう．
- 脳は，外側から硬膜，くも膜，軟膜という3層の膜からなる髄膜によって保護されている．くも膜と軟膜の間をくも膜下腔といい，くも膜下腔には脳の栄養血管である動脈が走行している．この動脈が破綻することにより生じる疾患である．

原因

- くも膜下出血の原因としては脳動脈瘤がもっとも多く，約80～90%を占め，40～60歳代の女性に好発．
- 脳動脈奇形によって起こる出血が次に多く，約5～10%を占め，20～40歳代の男性に好発．
- そのほか，脳動脈解離，外傷に伴って出血が起こる外傷性くも膜下出血，血液や内臓の病気に伴って出血する場合などがある．

症状

- 「ハンマーで殴られたような」とか「雷が落ちてきたような」と表現される突然の激しい頭痛を特徴とする．
  → 痛みの程度には個人差があり，症状が軽度でも持続性の頭痛が生じている場合は，くも膜下出血が疑われるため要注意．
- 悪心・嘔吐，意識障害，けいれんなどの頭蓋内圧亢進症状
- 項部硬直や Brudzinski（ブルジンスキー）徴候（**図1**），Kernig（ケルニッヒ）徴候（**図2**）などの髄膜刺激症状．
  → 発症数時間後に出現することが多い．
- 意識障害が強いほど予後が悪い．
- くも膜下出血の重症度分類には，Hunt and Hess 分類（**表1**），Hunt and Kosnik 分類（**表2**），WFNS 分類などがある．

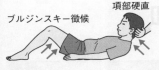

ブルジンスキー徴候

項部硬直

**図1 ◆ 項部硬直・ブルジンスキー
徴候**

項部硬直は頭部をもち上げると明らか
な抵抗や疼痛がみられる. ブルジンス
キー徴候は頭頸部を前屈させたときに
下肢が屈曲してしまうことが特徴.

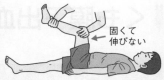

固くて
伸びない

図2 ◆ Kernig（ケルニッヒ）徴候

両下肢ともに抵抗があり, 膝関節を135°
以上の伸展ができない.

表1 ◆ Hunt and Hess 分類

Grade I	無症状か, 最小限の頭痛および軽度の項部硬直を認める.
Grade II	中等度から強度の頭痛, 項部硬直をみるが, 脳神経麻痺の神経学的失調はみられない.
Grade III	傾眠状態, 錯乱状態, または軽度の巣症状を示す.
Grade IV	昏迷状態で中等度から重篤な片麻痺があり, 早期除脳硬直および自律神経障害を伴うこともある.
Grade V	深昏睡状態で除脳硬直を示し, 瀕死の様相を示すもの.

表2 ◆ Hunt and Kosnik 分類

Grade 0	未破裂の動脈瘤.
Grade I	無症状か, 最小限の頭痛および軽度の項部硬直を認める.
Grade Ia	急性の髄膜あるいは脳症状をみないが, 固定した神経学的失調のあるもの.
Grade II	中等度から強度の頭痛, 項部硬直をみるが, 脳神経麻痺の神経学的失調はみられない.
Grade III	傾眠状態, 錯乱状態, または軽度の巣症状を示す.
Grade IV	昏迷状態で中等度から重篤な片麻痺があり, 早期除脳硬直および自律神経障害を伴うこともある.
Grade V	深昏睡状態で除脳硬直を示し, 瀕死の様相を示すもの.

Memo

診断

頭部 CT

- くも膜下出血が疑われる場合, 頭部 CT 検査を実施する.
- ヒトデ型の高吸収域を特徴とする. くも膜下腔が高吸収域としてみえる (**図3**). または, 低吸収域として確認できず不明瞭化している.

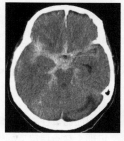

図3 ◆ CT 画像

文献2) p290 より引用

頭部 CT で出血が確認できない場合

- 髄液検査で, 血性髄液あるいはキサントクロミーを確認すれば, くも膜下出血と診断.
- 一般に頭蓋内圧亢進が疑われる場合, 腰椎穿刺による髄液検査を行うことで脳ヘルニアを引き起こす可能性があるため禁忌となっている. しかし, くも膜下出血が疑われるが, CT 検査で出血が確認できない場合は, くも膜下出血を見逃すほうが重大なため実施することを念頭におくことが大事.
- MRI でくも膜下腔が高信号である.
- 脳血管撮影, 3 D-CT, MRA はくも膜下出血の原因や病変部位, 形状確認の目的で実施.

治療

- 最大の目的は合併症 (再出血, 脳血管攣縮, 正常圧水頭症など) を防ぐことである.
- 治療は, 重症度 (**表1, 2**), 年齢, 合併症の有無 (頭蓋内圧亢進, 急性水頭症・脳内血腫など), 手術の難易度を判断し決定する. 重症度分類による治療方針を**表3** に示す.

Memo

443

表3 ◆重症度分類による治療方針

Grade I 〜III	・年齢，全身合併症，治療の難度などの制約がないかぎり，発症72時間以内に再出血予防処置を行う.
Grade IV	・患者の年齢，動脈瘤の部位などを考え，再出血予防処置の適応の有無を判断する.
Grade V	・原則として急性期の再出血予防処置の適応は乏しいが，状態の改善がみられれば再出血予防処置を行う.

手術の方法

● 再出血および脳血管攣縮（血腫の影響により脳血管が一時的に細くなる現象で脳梗塞の危険因子となる）を予防する手術を行う.

〈動脈瘤頸部クリッピング術（図4）〉

● 開頭し脳動脈瘤の頸部（ネック）をクリップではさみ脳動脈瘤への血流を遮断して破裂を予防する治療方法.

● 病変部位の治療を直接行うため確実性が高い.

● 血腫を除去することができるため脳血管攣縮の予防などにも有効.

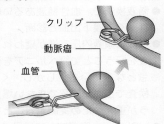

図4 ◆動脈瘤頸部クリッピング術

〈動脈瘤コイル塞栓術（図5）〉

● 血管内手術によって脳動脈瘤を治療する低侵襲性の治療方法.

● 開頭することなく治療できるため重症または高齢の患者でも施行できる場合が多い. 脳損傷のリスクが低いため，術後後遺症が少ない.

● コイル塞栓術が困難な症例：①瘤の頸部が広い，②瘤が大きく，血栓化した動脈瘤.

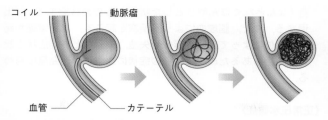

図 5 ◆動脈瘤コイル塞栓術

看護のポイント

● くも膜下出血は，発症直後の急性期から慢性期にかけて，一次性脳損傷，再出血，脳血管攣縮，正常圧水頭症の病態が出現する．

● 一次性脳損傷，再出血，脳血管攣縮は予後不良因子である．

● ケアのポイントは，3 大合併症である再出血，脳血管攣縮，正常圧水頭症の予防が重要となる．

〈再出血〉

● 再出血は発症後 24 時間以内にもっとも起こりやすい．

● くも膜下出血発症後，出血部位はフィブリン塊（かさぶた）によって一時的に止血された状態になるが，血圧上昇や頭蓋内圧亢進などによりフィブリン塊がはがれ再出血を起こす．

● 再出血を予防するため，十分な鎮静，鎮痛，積極的な降圧を行う．

● 呼吸・循環動態の全身状態の管理，鎮静レベル，疼痛コントロールの状態を観察し，血圧管理を行うことが重要．

〈脳血管攣縮（スパスム）〉

● くも膜下出血発症後約 72 時間以降に出現し，2 週間ほど持続．ピークは 8 ～ 10 日．

● くも膜下出血発症後に出血した血液中の成分で引き起こされる血管攣縮である．

● 脳血管攣縮が起こると脳虚血が生じて，見当識障害や意識障

害（なんとなくぼんやりとした状態から昏睡状態まで）が出現する．また，脳虚血により脳梗塞を起こす．血管攣縮が起こる部位によっては，片麻痺や失語，失認など神経症状を起こす場合もあるため，これらの症状に注意し早期発見に努める．

〈正常圧水頭症〉

● くも膜下出血発症 2 週間以降に出現．
● 脳脊髄液がうまく吸収されず，脳室にたまり脳を圧迫．
● 時間の経過で脳室が拡大し，脳にかかる圧が正常に戻ってくる状態．
● 意識障害の出現や歩行障害，尿失禁などの神経症状の有無に注意する．

◆引用・参考文献

1) 落合慈之監：脳神経疾患ビジュアルブック．学研メディカル秀潤社，2009
2) 田口芳雄監：脳・神経ビジュアルナーシング―見てできる臨床ケア図鑑．学研メディカル秀潤社，2014
3) 塩川芳昭監：クモ膜下出血．病気がみえる vol.7 脳・神経（医療情報科学研究所編）．p110-121，メディックメディア，2011
4) 日本脳卒中学会脳卒中ガイドライン委員会編：脳卒中治療ガイドライン 2015．協和企画，2015
5) 日本脳卒中学会脳卒中ガイドライン［追補 2017］委員会編：脳卒中治療ガイドライン 2015［追補 2017］．協和企画，2017
6) 市川幾恵監：ICU 版 意味づけ経験知でわかる病態生理看護過程．p72-91，日総研出版，2014
7) 東海大学医学部脳神経外科：絵で見る脳と神経の病気 neurosurgery.med.u-tokai.ac.jp より 2019 年 11 月 1 日検索

Memo

....

....

....

脳動脈瘤

疾患の概要

- 脳動脈瘤とは，脳動脈の中でも脳底部を走行する血管にできた嚢状または紡錘状にふくれた部分のことをいう（**図1**）．
- 1〜2mm程度の小さいものから25mm以上の大きなものまでさまざまであるが，大部分は10mm未満である．
- 脳動脈瘤ができる原因は明らかではないが，高血圧，喫煙，動脈硬化，加齢などの後天的要因や，家族性といった先天的な要因があり，自覚症状が明らかでないことから，MRIなどの検査を受けて気づくことも少なくない．
- 脳動脈瘤で問題になるのは，動脈瘤が破裂して出血を起こす可能性があることであり，この状態をくも膜下出血という．

原因

- 脳動脈瘤の大半を占める嚢状動脈瘤の発生機序は不明だが，動脈の中膜欠損という先天的な要因になんらかの血管負荷が加わって，動脈の壁がコブ状にふくらんでいくことによって発生すると考えられている（**図1**）．
- 血栓による脳梗塞で発症し，神経症状である視力・視野障害や，外眼筋麻痺による複視・手足の麻痺や構音障害・嚥下障害などで発症するものもある．

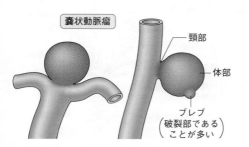
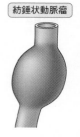

嚢状動脈瘤

頸部

体部

ブレブ（破裂部であることが多い）

紡錘状動脈瘤

図1 ◆嚢状動脈瘤と紡錘状動脈瘤の違い　　　文献6）p189より引用

● これらの症状の出現は脳動脈瘤が拡大したサインであるとともに，CT画像上にくも膜下出血が認められなくても，わずかな出血が起こった可能性も否定できず，積極的な治療の対象になると考えられる．

〈脳動脈瘤の原因と危険因子〉
● 喫煙歴，高血圧，脳卒中の家族歴
● 頭部の外傷，高血圧，動脈硬化，コカインなどの薬物，感染，腫瘍など

〈脳動脈瘤の好発部位（図2）〉
● 前交通動脈（Acom）（30%）
● 内頸動脈 - 後交通動脈（IC-PC）分岐部（25%）
● 中大脳動脈（MCA）分岐部（15%）
● 破裂しやすいとされる部位には，脳底動脈先端部，前交通動脈，内頸動脈 - 後交通動脈分岐部がある．

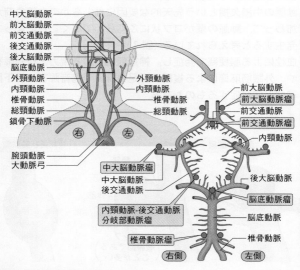

図2 ◆脳動脈瘤の好発部位　　　　　　　　　　文献1）p94より引用

診断

● 主に MRI, MRA, 3D-CTA 検査が行われる.

● 静脈内に造影剤を急速注入する造影検査では, 脳の動脈へ到達した造影剤により脳動脈の正確な形, すなわち動脈瘤のサイズや形の変化を細かくとらえることができ, また病変と頭蓋骨の関係もわかるため, 手術に必要な情報が得られる.

● 脳血管撮影では, カテーテルを大腿動脈から脳動脈の近くまで誘導して造影剤を注入し, 脳血管の状態を調べる.

治療

適応……………………………………………………………

● 未破裂脳動脈瘤の治療は, 症候性のものを除けば, そのほとんどがくも膜下出血を予防する目的である.

● 未破裂脳動脈瘤は破れやすいものから破れにくいものまで多種多様であり, 未破裂脳動脈瘤が破れやすいかどうかを判断するための大きな要素としては, まず, その動脈瘤の大きさと場所があげられる (**表1**).

・動脈瘤は, 大きいものほど破れやすく, 同時にその発生場所が大きな要素となる.

・例えば動脈瘤の好発部位である頭蓋内内頸動脈の直径の平均値は約5mmであるが, 前交通動脈の直径は約2.6mmとその半分で, 同じ大きさの動脈瘤であれば, 内頸動脈瘤よりも前交通動脈瘤のほうが破れやすいといえる.

・未破裂脳動脈瘤が破れやすいかどうかを判断するためのもう1つの要素として, 動脈瘤の形があり, 形がツルッとして丸いものと, いびつな形をしているものとでは, いびつなもののほうが破れやすいと考えられている.

● 治療方針として, 経過観察を行うか手術的治療を行うかどちらかを選択する.

・手術的治療を行わなければならない脳動脈瘤は, 破裂脳動脈瘤と, すでに圧迫などによって神経症状が出ている場合となる.

・明らかな症状がない未破裂脳動脈瘤の治療方針は, 一概ではなく, 脳動脈瘤が破裂した場合は死亡したり, 重い後遺症が

表 1 ◆破裂の危険が高いと考えられる脳動脈瘤の性質

（脳動脈瘤状の要因）
1）動脈瘤による症状がすでに出ている．
2）くも膜下出血の既往がある．
3）経時的な画像診断により動脈瘤の形状や大きさが変化している．
4）最大径が大きい（10mm 以上），dome/neck 比が大きい（**図 3**）．
5）動脈瘤の壁が不整に突出している（ブレブ〔鶏冠〕がある）．
6）前交通動脈瘤，脳底動脈先端部動脈瘤．

（患者要因）
1）女性，2）70 歳以上，3）喫煙，4）高血圧症，5）家族性，など．

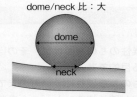
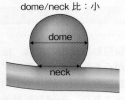

dome/neck 比：大　　　　　　　dome/neck 比：小

dome/neck 比が大きいものほど破裂しやすい．

図 3 ◆ dome/neck 比

生じたりする可能性は決して低くはないため，十分な経過観察が必要である．

● どのような治療にも合併症の危険性があり，まだ症状が出ていないあるいは破裂していない脳動脈瘤の治療方針は慎重に決めざるを得ない．

経過観察••

● 脳動脈瘤発見から約 6 か月以内に，画像による脳動脈瘤の大きさ，形の変化の観察を行う．

● 画像検査で変化がある場合は手術的治療をすすめ，変化がない場合は，その後少なくとも 1 年間隔で経過観察を行う．

血管内手術••

● 脳動脈瘤クリッピング術と脳動脈瘤コイル塞栓術の 2 つが代表的である（p444 参照）．

● 破れた脳動脈瘤の場所や形，大きさなどによって 2 つの方法を使い分けることが理想的であり，治療によって再出血を

予防できたとしても，くも膜下出血の治療は継続される．
- 少なくとも2〜3週間はさまざまな合併症に気をつけなければならない．
- 代表的な合併症は脳血管攣縮であり，脳の中の多くの動脈が細くなることによって脳への血液の流れが悪くなる．
- 脳血管攣縮が高度になると脳梗塞を引き起こして意識障害や麻痺などを呈し，重症になると死亡することも少なくない．
- 頭の中に水がたまる水頭症もみられ，これに対してはシャントという手術を行って治療をすることがある．

観察・ケアのポイント

- 脳動脈瘤の看護においては，破裂のリスクを常に考え，脳動脈瘤の破裂はくも膜下出血の最大の原因であることを念頭においてケアにあたることが重要である．
- 神経症状として，動眼神経麻痺（瞳孔散大，眼球運動障害，眼瞼下垂など）の出現は脳動脈瘤の切迫破裂のサインであり，神経学的な観察や迅速な画像検査が必要である．
- 治療の決定にあたり，患者は大きな不安を抱えており，無用な不安を与えないよう注意し，精神的支援をする．
- 患者に対して，脳動脈瘤の部位を把握し，神経圧迫による症状を予測して，患者へ症状出現時は受診するよう説明（ものが二重に見える，または見えにくい，瞼が下がるなど），脳動脈瘤破裂の危険因子を把握し，回避できるよう指導を行う．
- 脳動脈瘤が破裂した場合に，緊急対応できるような準備がなされているかなどに注意して看護を行う．

観察項目 ……………………………………………………
- バイタルサインの変動，意識レベルや神経症状，瞳孔所見の確認
- 脳動脈瘤破裂の危険因子の把握（瘤の大きさ，くも膜下出血患者の家系，破裂しやすい部位なのか，高血圧や喫煙歴があるか，など）
- 治療方針と説明内容，患者・家族の受け止めの状況，精神状態

● 脳動脈破裂時の症状の把握（突然の激しい頭痛，意識障害，けいれん，嘔気・嘔吐）

合併症予防

● 最大の合併症はくも膜下出血で，脳動脈瘤の破裂を予防することが重要である．
  →血圧管理，患者への生活指導（時に禁煙指導や便秘の予防）
● 手術を受けた場合
・開頭クリッピング術：術後出血，脳浮腫，けいれん
・血管内塞栓術：術中後を通して塞栓症のリスクが高いため，抗凝固療法を行う場合があり，それに伴う出血性合併症を起こしやすい．

◆引用・参考文献
1) 落合慈之監：脳神経疾患ビジュアルブック．学研メディカル秀潤社，2009
2) 日本脳ドック学会脳ドックの新ガイドライン作成委員会編：未破裂脳動脈瘤の対応．脳ドックのガイドライン 2014，p71-84，響文社，2014
3) 日本脳卒中学会脳卒中ガイドライン委員会編：未破裂脳動脈瘤の治療．脳卒中治療ガイドライン 2015，p230-235，協和企画，2015
4) 医療情報科学研究所編：脳動脈瘤．病気がみえる vol.7 脳・神経．p106-109，メディックメディア，2011
5) 日本脳ドック学会脳ドックの新ガイドライン作成委員会：脳ドックのガイドライン 2008［改訂・第 3 版］．http://jbds.jp/doc/guideline2008.pdf より 2019 年 1 月 28 日検索
6) 甲田英一ほか監：脳・神経疾患─疾患の理解と看護計画，p189，学研メディカル秀潤社，2011

Memo

_____

_____

_____

_____

_____

脳動静脈奇形

疾患の概要

- 脳動静脈奇形（AVM）は，脳の中にできた「血管の塊」のようなものである．

- 通常，脳の血液の流れは，動脈→毛細血管→静脈の順に流れるのに対し，AVM は脳の動脈と静脈が毛細血管を介さずに異常吻合を生じ，この部分がヘビがとぐろを巻いたような塊（ナイダス〔nidas〕）となっている状態の先天性の血管奇形である（**図1**）．

- 毛細血管が存在せず，動脈血は直接，静脈に移行する．そのため，動脈血は毛細血管（物質の交換場所）を素通りし，周辺の脳組織に栄養障害や酸素欠乏などの症状が発生する．

- 血管抵抗の強い毛細血管が存在しないために，動脈と静脈との間の圧調整ができず，静脈に過大な圧が加わり，サイズが大きくなることや，出血することがある．

- 好発年齢は 20 ～ 40 歳代で，くも膜下出血や脳内・脳室内出血が若年者にみられた場合は，AVM をまず考えるべきである．

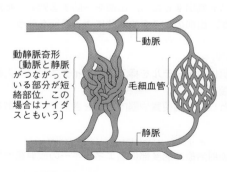

動静脈奇形〔動脈と静脈がつながっている部分が短絡部位．この場合はナイダスともいう〕　動脈　毛細血管　静脈

図1 ◆脳動静脈奇形（AVM）

- 出血した場合は CT で診断が可能であるが, AVM 自体は造影 CT や MRI, 脳血管造影でないと診断が難しい.
- 頭部 CT 検査では, AVM で出血した場合は, 高吸収域を認める.
- MRI では流出静脈や異常な血管の塊を無信号域として認める. T1 および T2 強調画像で蜂の巣状の血管無信号域を示す.

脳血管造影

- 手術や術後の治療, 評価のために有用な検査である. 流入動脈の本数の確定, 流出静脈の流れる方向, ナイダスが表在性か深部かなど得られる情報はもっとも多い.

- 年齢, 患者の状態, AVM の部位, 大きさ, 合併症などによって, 治療法を選択, 組み合わせる必要がある.

開頭摘出術

- 外科的摘出術によって, AVM に流入, 流出する血管を切り離し, 取り除く方法である.
- ナイダスを摘出するため, 出血を予防する効果がただちに得られるが, 出血のリスクや開頭による侵襲を伴う.

血管内塞栓術

- 流入動脈にカテーテルを挿入し, ナイダスから流入動脈にかけて塞栓する.
- 合併症として, 脳梗塞や脳内出血をきたすことがある.

ガンマナイフ治療

- 1 回の照射治療で病変部に高エネルギーの放射線治療が可能である.
- 手術治療が困難な深部に位置するものや機能的に重要な部位に近接するものに有効である.

● 照射後 1 年から数年をかけて病変は閉塞していくため, 侵襲は少ないが時間がかかる.

内科的治療··
● 手術できないものに対して, 抗けいれん薬などを使用する.

観察のポイント

● 症状は, ナイダスの破綻に伴う脳内出血によって起こるものが多い (表 1).
● ナイダスが破綻していない場合は, 多くが無症状ではあるが, 栄養や酸素が素通りするために起こる周囲の神経細胞の障害 (けいれん発作や神経脱落症状など) を生じることもある.

表 1 ◆ AVM の症状

ナイダスの破綻		症 状
あり	脳内出血	・突然の頭痛 ・片麻痺 ・意識障害
	脳室内や脳表への流出 (二次性くも膜下出血)	・髄膜刺激症状
なし	けいれん発作 (てんかん)	・部分発作 ・全身性発作
	進行性の片麻痺	
	頭痛	
	その他	・脳虚血発作 ・精神症状 (精神機能の低下) ・認知症　　　　　　　　　　など

文献 3) p123 より改変

ケアのポイント

● 治療の方針は, ナイダスの大きさ, 部位, 神経脱落症状により異なる.
　　→患者と家族に病態を正しく理解してもらうように十分な説明を行う.
● AVM は, 他の治療法と組み合わせて行う場合が多い. 脳内

脳動静脈奇形

出血などの重篤な合併症リスクもある程度存在し，的確な治療の選択や術後の管理も重要である．

→厳重な血圧コントロールを行う必要がある．

● 抗てんかん薬の服用が必要となることがある．

→発作時の対処法や服用時の注意点，服用後の副作用など十分に指導する必要がある．

◆引用・参考文献
1) 落合慈之監：脳神経疾患ビジュアルブック．学研メディカル秀潤社，2009
2) 関野宏明ほか監：Nursing Selection ⑥ 脳・神経疾患．p163-165，学研メディカル秀潤社，2006
3) 医療情報科学研究所編：脳動静脈奇形．病気がみえる vol.7 脳・神経，p122-123，メディックメディア，2011
4) 長谷川泰弘ほか監：ブレインナーシング別冊 脳神経の解剖＆疾患ノート―日本一カンタン・わかりやすい．p82-85，メディカ出版，2018

Memo

....

....

....

....

....

....

....

....

....

脳梗塞

疾患の概要

● 脳梗塞は脳の活動に必要な栄養や酸素を送る脳動脈がなんらかの原因で狭窄や閉塞を起こし，その動脈の支配領域の脳組織が壊死に陥った状態である.

● 脳梗塞には発症機序による分類と臨床病型による分類がある（**表 1**）.

表 1 ◆ 脳梗塞の分類 (NINDS, 1990)

米国 NINDS 分類 (1990)	
臨床病型	発症機序
心原性脳塞栓症 ──	塞栓性
アテローム血栓性脳梗塞 ──	塞栓性 血栓性 血行力学性
ラクナ梗塞 ──	最小動脈硬化 微小塞栓 血行力学性

発症機序

● 血栓性：動脈硬化性プラークに血栓が付着して起こる.

● 塞栓性：塞栓子が動脈を閉塞して起こる.

● 血行動態性（血行力学性）：主幹動脈に高度の狭窄・閉塞があり，側副血行路も未発達の場合に，血圧低下や体位・頭位の変換などに伴って脳血流が低下して起こる.

臨床病型

〈アテローム血栓性脳梗塞〉

● 頭蓋内や頭蓋外の主幹動脈のアテローム硬化が原因となる脳梗塞で，塞栓性，血行力学性，血栓性（狭義）の 3 つの発症機序がある（**図 1**）.

● 動脈硬化が進行する中高年や，動脈硬化の危険因子（高血圧，糖尿病，脂質異常症，喫煙，大量飲酒）を有する人に好発する.

● 症状は血流障害を起こした脳局所の神経脱落症状で，意識障害や皮質症状を呈することもある.

● 症状は血圧依存性に動揺することがある.

● 睡眠中などの安静時に発症し，起床時に気づくことが多い.

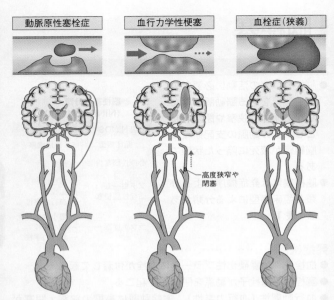

図1 ◆アテローム血栓性脳梗塞の発症機序　　文献1）p107 より引用改変

- 階段状, 進行性に症状が悪化することがある.
- 一過性脳虚血発作 (TIA) の先行が約 20 ～ 30％にみられるといわれている.

〈心原性脳塞栓症〉

- 非弁膜症性心房細動, 心筋梗塞, 心臓弁膜症, 感染性心内膜炎などを原因として心臓内に形成された血栓が脳動脈に流入し, 主幹動脈を閉塞して突然発症する.
- 症状は梗塞の部位によって異なるが, 意識障害や片麻痺, 皮質症状（失語や半盲など）を伴うことが多い.
- 日中の活動期に突然発症し, 短時間で症状が完成することを特徴とする.
- 突然の発症であるため側副血行路が未発達で, 広範囲な脳梗塞となりやすく, 重篤な症状を呈することが多い.

● 脳梗塞が完成したあとに塞栓子が溶けて閉塞血管に再開通が起こると，出血性梗塞へ移行し，症状が再び悪化することがある．

〈ラクナ梗塞〉

● 直径 15mm 未満の小さな梗塞で，穿通枝（脳底部の主幹動脈から直接分枝し，脳実質内を上行して脳深部を栄養する血管）の血流障害によって起こる．
● 高齢や高血圧が原因といわれている．
● 症状は比較的軽いことが多く，無症候性のこともある．
● ラクナ梗塞では発生部位によって特徴的な症候群を呈することがあり，これをラクナ症候群という．

〈BAD (branch atheromatous disease)〉

● ラクナ梗塞とアテローム血栓性脳梗塞の中間に位置する病態で，穿通枝にアテローム硬化が原因で起こる直径 15mm 以上の梗塞である．分枝粥腫病と訳される．
● 穿通枝起始部の閉塞により，その穿通枝の支配領域全体に生じる細長い梗塞像となる．
● レンズ核線条体動脈，傍正中橋動脈によくみられる．
● 症状はラクナ症候群を示す．
● 初期は比較的軽症であっても，症状が進行し，最終的に高度の麻痺などを呈することが多い．

診断（表2）

● 脳卒中が疑われたら，できるだけ早期に頭部 CT・MRI を行い，虚血性脳卒中か出血性脳卒中かを診断する．
● 脳梗塞は責任病巣・責任血管の同定が必要であり，必要に応じて超音波検査，頭頸部 MRA，3D-CTA，脳血管造影検査を行い，臨床病型を決定する．
● 血栓性脳梗塞の場合は，頭蓋内や頸部の血管の動脈硬化性病変を検索し，狭窄度や脳低灌流状態の有無を調べることにより再発リスクを評価する．
● 心原性脳塞栓症の場合は，心電図モニタリング，ホルター心

電図により塞栓源となりうる不整脈を確認しつつ，エコーで器質的心疾患や心内血栓の有無を評価する．

表2 ◆脳梗塞の主な検査

CT	①脳梗塞は低吸収域として出現する． ②撮影時期によって変化するため，注意が必要である． ・発症後24時間以内：脳梗塞が広範囲の場合に early CT signs＊が認められることがある． ・発症24時間〜1週間以降：低吸収域が明らかになる． ・発症1週〜1か月：一時的に梗塞巣が不明瞭になることがある（fogging現象）． ・発症1か月以降：再び境界明瞭な低吸収域となり，陳旧性脳梗塞の像となる． ＊early CT signs：脳梗塞の超急性期に認められるCT所見で，①レンズ核の不明瞭化，②島皮質の不明瞭化，③皮髄境界の不明瞭化，④脳溝の消失・狭小化を特徴とする．
MRI	①超急性期の脳梗塞の診断については拡散強調画像（DWI）がもっとも有用性が高い．高信号として現れ，発症後1〜3時間以内の脳梗塞も検出できる． ②急性期の梗塞像は，DWI→FLAIR画像（高信号）→T2強調画像（高信号）→T1強調画像（低信号）の順に確認しやすい．
MRA	①責任血管の同定に有用である． ②ウイリス動脈輪を介する側副血行路は描出されるが，末梢部の側副血行路は描出されない． ③MRAは流速の影響を受けやすいため，低灌流領域の狭窄が実際よりも過大に評価されることがある．
CTA	①主幹動脈の閉塞は診断できるが，末梢部の側副血行路は描出されない． ②動脈壁の石灰化したプラークを確認できる．
脳血管造影	①高解像度のため，側副血行路が明瞭に描出される（非侵襲的な脳血管の画像診断の結果をふまえたうえで，また，検査の利点・欠点を十分に検討し，実施する）．
SPECT	①主幹動脈の閉塞を伴う症例の脳循環状態の評価ができる． ②CTで検出できない超急性期の血流低下も確認でき，急性期脳梗塞の重症度判定や，脳梗塞の虚血領域の程度・範囲の判定に用いられることがある．
超音波	①経胸壁・経食道超音波は脳塞栓症の塞栓源検索に有用である． ②頸部血管超音波は動脈硬化の評価や総頸動脈・内頸動脈・椎骨動脈の狭窄や閉塞の診断，動脈解離の診断に有用である．
心電図	①心原性脳塞栓症の原因となるもっとも頻度の高い心疾患は，非弁膜症性心房細動であるため，来院時に12誘導検査を行う．

治療

- 『脳卒中治療ガイドライン 2015』に準拠して以下に示す.

血栓溶解療法 [3]

- 遺伝子組み換え組織プラスミノゲン・アクティベータ (rt-PA, アルテプラーゼ) の静脈内投与は, 発症後 4.5 時間以内に治療可能な虚血性脳血管障害で慎重に適応判断された患者に対して強くすすめられる [3].
- 投与可能時間は 4.5 時間以内であるが, 少しでも早い治療開始は良好な転帰が期待できる.
- アルテプラーゼ 0.6mg/kg を全量とし, 10%を 1 ~ 2 分でボーラス投与後, 残りを 1 時間かけて持続投与する.
- 血栓溶解療法は劇的な効果がある一方, 症候性頭蓋内出血などの出血性合併症のリスクが高く, 治療決定のための除外項目, 慎重投与項目が「rt-PA (アルテプラーゼ) 静注療法適正治療指針第二版」に定められている.

抗凝固療法 [3]

- 発症 48 時間以内で病変最大径が 1.5cm を超えるような脳梗塞 (心原性脳塞栓症は除く) には, 選択的トロンビン阻害薬のアルガトロバンがすすめられる [3].
- 非弁膜性心房細動をもつ脳梗塞患者の再発予防にダビガトラン, リバーロキサバン, アピキサバン, エンドキサバン, ワルファリンがすすめられる.
- ワルファリンによる抗凝固療法は, INR 2.0 ~ 3.0 (70 歳以上は 1.6 ~ 2.6) の範囲でコントロールすることが強くすすめられる.

〈CHADS₂ スコア (表 3)〉

- 非弁膜症性心房細動において脳梗塞のリスクを評価し, 抗凝固療法の適応を検討するために用いる.
- 点数が高いほど脳梗塞の発症リスクが高い.

表 3 ◆ CHADS₂ スコア

C	心不全の既往	1
H	高血圧	1
A	年齢 (75 歳以上)	1
D	糖尿病	1
S	脳梗塞, 一過性脳虚血発作の既往	2
	合計	

- 2点以上でワルファリンの使用を「推奨」，1点で「考慮可」と判断する．

抗血小板療法 [3]

- 発症48時間以内ではアスピリン160〜300mg/日の経口投与が推奨される．
- 急性期の脳塞栓症にはオザグレルナトリウム160mg/日の点滴投与が推奨される．
- 非心原性脳梗塞の再発予防でもっとも有効な抗血小板療法は，シロスタゾール200mg/日，クロピドグレル75mg/日，アスピリン75〜150mg/日である．

脳保護療法 [3]

- エダラボンは脳保護作用があり，脳梗塞（血栓性・塞栓性）の治療として推奨されている．
- 脳梗塞が起こると，脳組織を傷害するフリーラジカルが発生し，梗塞像の拡大をまねく．
- エダラボンはフリーラジカルを消去し，細胞死を防ぐ働きがある．
- 発症24時間以内に投与を開始する．
- 重篤な腎機能障害のある患者には禁忌で，高齢者や腎機能障害，心疾患，肝機能障害の合併症は慎重投与とされ，投与中も投与後も腎機能に関する経過観察が必要である．

その他

- 血液希釈療法，フィブリノゲン低下療法，ステロイド療法，低体温療法，高圧酸素療法，開頭外減圧療法，頸動脈内膜剥離術，頸動脈ステント留置術などがあるが，救命を目的とした開頭外減圧術以外は，いずれも急性期治療として，その効果に対する十分な科学的根拠はない．
- **表4**に各種の薬物治療についてまとめる．

表 4 ◆薬物治療

		点滴		
分類	一般名	ラクナ梗塞	アテローム 血栓性脳梗塞	心原性 脳塞栓症
血栓 溶解薬	rt-PA(アルテプ ラーゼ)	○	○	○
抗凝固薬	アルガトロバン	× 適応なし	○	× 禁忌
	ヘパリン	○ （進行性脳梗塞）	○ （進行性脳梗塞）	○ （急性期再発予防）
抗血小板 薬	オザグレルナト リウム	○	○	× 禁忌
脳保護薬	濃グリセリン	× 不要	○	○
	D- マンニトール	× 不要	○	○
血漿増量 薬	低分子デキスト ラン	○	○	× 不要
		内服		
分類	一般名	ラクナ梗塞	アテローム 血栓性脳梗塞	心原性 脳塞栓症
抗血小板薬	アスピリン	○	○	× 原則適応なし
	シロスタゾール クロピドグレル	○	○	× 適応なし
抗凝固薬	ワルファリン	× 適応なし	× 適応なし	○
抗凝固薬 （非弁膜性 心房細動合 併例）	ダビガトラン リバーロキサバン アピキサバン エドキサバン	○	○	○
脂質異常症 治療薬	スタチン	○	○	○
	EPA（エイコサペ ンタエン酸）	スタチンと 併用	スタチンと 併用	スタチンと 併用

脳梗塞

463

● 脳梗塞の病巣部位や大きさ，脳浮腫などにより意識レベルをはじめとした神経症状の程度もさまざまであるため，患者の病態を理解した観察が必要になる．

バイタルサイン

● 脳が虚血に陥ると脳血流自動調節能や脳血管の反応性が障害され，全身の血圧低下が脳虚血を増悪させる危険性がある．このため血圧の観察は重要であり，体位変換や頭部挙上の際には血圧低下がないか注意深く観察する．

● 血圧に限らず，意識障害を伴うような脳梗塞が広範囲に及ぶ重症患者では全身管理が必要である．

● 心電図モニター，侵襲的動脈圧モニター，間欠的自動血圧計，末梢酸素飽和度などを用いて継続的に全身状態の観察を行う．

● 臨床病型別では，心原性脳塞栓症は心房細動などの心疾患が原因となるため，不整脈や動悸，息切れ，胸部不快感などを観察する．

● とくに心房細動から洞調律へのリズムチェンジの際に血栓を飛ばす可能性が高いため，心電図モニターに注意する．

● アテローム血栓性脳梗塞で頸部血管音に雑音が聞かれる場合は高度の狭窄が示唆されるため，頸部血管音を聴取する．

神経徴候

● 意識レベル，運動障害，感覚障害，構音障害，視野障害，高次脳機能障害，嚥下障害など梗塞部位に応じた神経徴候を観察する．

● 発症から 48 時間で梗塞巣がほぼ完成されるため，この間の症状の変化がもっとも多く，注意が必要である．

頭蓋内圧亢進症状

● 心原性脳塞栓症は側副血行路の発達が悪く，広範囲な脳梗塞となる．また出血性梗塞の発症頻度も高い．

● アテローム血栓性脳梗塞では進行性の経過をたどり，梗塞像

が拡大する場合がある．これにより脳浮腫が増強し，頭蓋内圧亢進・脳ヘルニアとなり，生命維持が困難になる危険がある．

● 頭蓋内圧亢進症状である激しい頭痛，悪心・嘔吐，クッシング現象（徐脈・血圧上昇），意識障害，網膜出血，散瞳，けいれんの有無を観察し，脳梗塞の悪化を早期にとらえる必要がある．

水分出納バランス

● 脱水は血圧低下をまねき，脳血流低下から脳梗塞が進行する可能性がある．

● 輸液量や飲水量，尿量，下痢の有無，発熱の有無，血液検査結果から水分出納バランスを観察する．

● 心原性脳塞栓症では輸液負荷による心不全の危険も考えられるため，注意が必要である．

ケアのポイント

血栓溶解療法時

● アルテプラーゼは発症から 4.5 時間以内の脳梗塞で早期投与により良好な転帰が期待できる．

● 来院からアルテプラーゼ投与開始までの流れや適応・禁忌事項等を把握し，スムーズに治療が開始できるようチームで連携しなければならない．

● 投与開始後の注意点を理解し，合併症の予防と対応が必要である．

〈アルテプラーゼ投与前〉

● バイタルサインの測定時には左右両方の血圧・脈拍を測定する．

● 血圧の左右差が 20mmHg 以上ある，また脈拍拍動の強さに左右差がある場合には，治療適応外となる大動脈解離のおそれがある．

● 収縮期血圧 185mmHg 以上または拡張期血圧 110mmHg 以上の場合はアルテプラーゼ投与前に降圧しなければなら

ず，ただちに医師へ報告する.
● アルテプラーゼ静注療法チェックリストの確認ができるよう現病歴（発症時間，最終未発症確認時間）と既往歴の聴取，アルテプラーゼの投与量を決定するために必要な体重測定，末梢ライン確保，各種検査（採血，胸部X線検査，頭部CT，心電図，NIHSS）などを医師と協力して行う.

〈アルテプラーゼ投与中〜投与後〉
● 最短でも治療開始後24時間は，SCU（ICU）またはそれに準ずる病棟で管理し，神経学的評価と血圧測定を治療指針に沿って実施する（**表5**）.
● 頭痛，悪心・嘔吐，急激な血圧上昇，収縮期血圧180mmHg以上または拡張期血圧105mmHg以上，けいれん，症状増悪が認められた場合には頭蓋内出血の可能性があるため，早急に医師へ報告する.
● 経鼻胃管，膀胱カテーテル，動脈圧モニターカテーテルの挿入は，投与開始直後を避け，できるだけ遅らせる.

表5 ◆ 神経学的評価と血圧測定の頻度

神経学的所見	投与開始〜1時間（rt-PA投与中）：15分後ごと 1〜7時間：30分ごと 7〜24時間：1時間ごと
血圧	投与開始〜2時間：15分ごと 2〜8時間：30分ごと 8〜24時間：1時間ごと

血圧管理 ··
● 脳梗塞病巣周囲の血管は自動調節能が破綻しているため，脳血流量が血圧の上昇・下降に左右される状態となっている.
● 血圧が高くなりすぎると脳血流量が過剰になり，出血性梗塞となり，反対に血圧が低くなりすぎると梗塞巣はますます虚血に陥り，重篤化する.
● 基本的には降圧は推奨されていないが，収縮期血圧＞220mmHgまたは拡張期血圧＞120mmHgの高血圧が持続する場合や，大動脈解離，急性心筋梗塞，心不全，腎不全

などを合併している場合に限り，慎重な降圧療法を行う．

● 前述のとおり，血栓溶解療法を行う患者では，収縮期血圧185mmHg 以上または拡張期血圧 110mmHg 以上の場合に静脈投与による降圧療法を行わなければならない．

● 医師から指示された安静度を守り，離床時は急激な血圧低下を起こさないよう段階的に進める．そして神経徴候の変化に注意しながら行う．

合併症予防

● 『脳卒中治療ガイドライン 2015』で「脳卒中患者は一般に呼吸器感染，尿路感染症，転倒，褥瘡などを合併する頻度が高いため，入院時から合併症のリスクを評価し，積極的に合併症予防と治療に取り組むよう勧められる」[6]とされており，合併症の併発は死亡率だけでなく機能転帰も悪くなるといわれている．

● 脳梗塞による意識障害や嚥下障害から咳嗽反射が低下した患者は，不顕性誤嚥をきたしやすく，呼吸器感染である誤嚥性肺炎の発生につながってしまう．

● 誤嚥性肺炎は離床の遅れや在院日数の延長につながるだけでなく，生命の危機に直面する可能性も高いため，口腔内の清潔を保ち，臥床時の姿勢に注意するなど誤嚥性肺炎の予防に努める．

● 食事を開始する場合，病巣部位から嚥下障害が考えられる患者は，嚥下機能の評価を十分に行い適正な食物形態や介助方法を選択する必要がある．

● 『脳卒中治療ガイドライン 2015』でも「不動・廃用症候群を予防し，早期の日常生活動作（ADL）向上と社会復帰を図るために，十分なリスク管理のもとにできるだけ発症早期から積極的なリハビリテーションを行うことが強く勧められる」[7]とされており，早期にリハビリテーションを開始することが重要である．

● 脳梗塞は発生機序，病巣部位や大きさなどさまざまであるため，リハビリテーションの開始においては患者個々の状態により決定しなければならない．

脳梗塞

467

● 開始する際には血圧や心電図などのモニター監視を行い，また基準を用いて評価するなどリスク管理を行って進めることが重要である．

◆引用・参考文献

1) 落合慈之監：脳神経疾患ビジュアルブック．学研メディカル秀潤社，2009
2) 田中耕太郎監：脳梗塞．病気がみえる vol.7 脳・神経．メディックメディア，p64-91，2011
3) 小川彰ほか：脳梗塞・TIA．脳卒中治療ガイドライン 2015（日本脳卒中学会脳卒中ガイドライン委員会），p57 ～ 80，協和企画，2015
4) 日本脳卒中学会脳卒中医療向上・社会保険委員会 rt-PA（アルテプラーゼ）静注療法指針改訂部会編：rt-PA（アルテプラーゼ）静注療法適正治療指針，第二版．2012
    www.jsts.gr.jp/img/rt-PA02.pdf より 2018 年 12 月 20 日検索
5) 竹田知江ほか：脳梗塞―アテローム血栓性脳梗塞患者の看護．脳卒中看護ケアマニュアル（伊藤文代編），p67，中山書店，2015
6) 小川彰ほか：合併症対策．脳卒中治療ガイドライン 2015（日本脳卒中学会脳卒中ガイドライン委員会編），p11，協和企画，2015
7) 小川彰ほか：急性期リハビリテーション．脳卒中治療ガイドライン 2015（日本脳卒中学会脳卒中ガイドライン委員会編），p227，協和企画，2015
8) 浅野修一郎ほか：脳梗塞．脳卒中看護ポケットナビ（森田明夫ほか編），p86 ～ 97，中山書店，2009
9) 峰松一夫ほか監：脳梗塞．脳神経ナースのための SCU・NCU 看護力 up マニュアル，メディカ出版，2008
10) 田村綾子ほか編：脳卒中看護実践マニュアル―脳神経ナース必携 脳卒中リハビリテーション看護認定看護師カリキュラム準拠．メディカ出版，2009
11) 寺田友昭：脳梗塞の超急性期治療完全解説．BRAIN NURSING 31 (9)：7-40，2015
12) 前川由香ほか：rt-PA 静注療法．BRAIN NURSING 29 (1)：22~25，2013
13) 田村昭美：脳卒中リハビリテーション看護．日本運動器看護学会誌 9：19-24，2014
14) 原田亜由美：脳卒中急性期の看護ケア―合併症予防に焦点を当てて．Neurosurgical Emergency 21 (1)：57-60，2016
15) 稲垣麻恵ほか：急性期脳卒中患者の誤嚥性肺炎発生が早期離床に与える影響．みんなの理学療法 25：35-37，2013

もやもや病

疾患の概要（図1）

- もやもや病は，ウイリス動脈輪閉塞症ともよばれ，脳の血管が徐々に細くなり，詰まってしまう病気である．

- 脳を栄養する内頸動脈終末部や前・中大脳動脈近位部が狭窄・閉塞すると，それを補うために脳底部にかけて小動脈が側副血行路として発達することによって起こる疾患．

- 代償性に拡大した側副血行路（もやもや血管）には負担がかかりやすく，破綻しやすいため脳出血を引き起こすことがある．

- 脳血管撮影の所見として，発達した血管が「モヤモヤ」としたタバコの煙のように見えることが病名の由来である．日本人およびアジア系民族に多くみられる．

- 好発年齢は10歳以下の小児と，30～40歳代の成人の2峰性を示す．小児では脳虚血による発症がほとんどであるが，成人では脳虚血または脳出血による発症があり，その割合は同程度である．

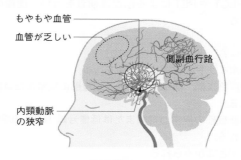

もやもや血管
血管が乏しい
側副血行路
内頸動脈
の狭窄

図1 ◆正常およびもやもや病の脳血管の模式図　　文献1）p125より引用

- 主に MRI，脳血管撮影などで診断される．
- MRI や MRA で診断が可能なことが多い．
- もやもや血管がうまく描出されず，見逃されることもあるため，確定診断のために脳血管撮影が行われる．

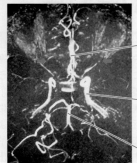

前大脳動脈

内頸動脈

脳底動脈

図2 ◆もやもや病の脳血管造影
左右の内頸動脈が閉塞している.

文献1）より引用

- 頭部 MRI 検査
・MRI でもやもや血管が点々と黒く抜けて見える．
- 脳血管造影
・内頸動脈は閉塞し，もやもや血管を認める．MRI よりももやもや血管が明瞭に描出され，確定診断ができる（**図2**）．
- 脳血流検査（SPECT や PET）
・手術を決める際や，血行再建術後にその効果を判定する際には，SPECT や PET による脳血流検査を行い，虚血の程度を調べる．

診断のポイント···
- 以下のポイントに留意して診断を行う．
①内頸動脈終末部，前・中大脳動脈近位部に狭窄または閉塞がみられる．
②大脳基底核部の異常血管網または低信号域（MRI の場合）が認められる．
③両側に①と②がみられる．

- もやもや病の治療は，内科的治療と外科的治療の2種類から選択される．

内科的治療

- 血流不全による脳梗塞発症予防のために抗血小板薬を使用し，けいれんなどの脳虚血発作の予防のために抗けいれん薬を投与する．

外科的治療（バイパス手術）

〈直接バイパス術（浅側頭動脈 - 中大脳動脈吻合術：STA-MCA 吻合術）〉

- 開頭し，脳表面の中大脳動脈（MCA）の末梢に頭蓋骨外から浅側頭動脈（STA）を吻合することによって血流不全を改善し，虚血部位のもやもや血管の負担を軽減させることを目的とする．
- 主に脳虚血発作（一過性脳虚血発作［TIA］や脳梗塞）の予防に有効である．
- 抗血小板薬では効果に限界があるため，脳虚血発作を繰り返している場合や精密検査で脳の血流不足がみられる場合は外科的治療が行われる．

〈間接バイパス術〉

- 血流が足りている頭蓋外の組織を血流が足りない脳の表面と接触させて，自然に新しい血管がつくられるのを待つ（間接血行再建術は技術的な容易さが利点であるが，血流の改善効果が100％ではない）．
- 直接バイパス術と間接バイパス術を併用することもある．

観察のポイント

- 小児期のもやもや病では，過呼吸（啼泣，激しい運動，吹奏楽器の演奏，熱い食べ物を吹き冷ます行為など）によって，血中の二酸化炭素分圧が低下して脳血管の収縮が起こる．すると脳の血流が低下し脳虚血となり，意識障害，脱力発作などの神経症状が現れる．
- 朝，起床時に嘔気，嘔吐を伴う激しい頭痛を起こし，学校に行けないが，午後には症状がまったく消失し，学校に行けるようになるなどの症状の変化がみられる．

- とくに小児の場合，医療行為で怖がらせないような配慮が必要である．過換気によって症状が出現する可能性があり，注射や採血などで啼泣して過換気になり，脱力発作などの症状が出現することもある．
- 術後，過灌流と診断された場合は，厳重な血圧管理が必要である．
- 直接バイパス術を行った場合は手術後から脳血流が増加し，場合によっては過灌流症候群が出現することがある．
- 過灌流症候群とは，血液が流れすぎるようになった結果，頭痛やけいれん，局所神経症状を呈することをいう．

◆引用・参考文献
1) 落合慈之監：脳神経疾患ビジュアルブック．p124-127，学研メディカル秀潤社，2009
2) 医療情報科学研究所編：病気がみえる vol.7 脳・神経．p124-127，メディックメディア，2011
3) 長谷川泰弘ほか監：ブレインナーシング別冊 脳神経の解剖＆疾患ノート―日本一カンタン・わかりやすい．p79-81，メディカ出版，2018

Memo

....

....

....

....

....

....

....

....

一過性脳虚血発作 (TIA)

疾患の概要

- 局所の脳，脊髄，網膜の虚血により生じる一過性の神経機能障害で，画像上，梗塞巣を伴っていないものを一過性脳虚血発作 (TIA) という.

- TIA の原因としてもっとも多いのは，動脈硬化性病変や心臓内血栓からの微小塞栓による一時的な脳血管の閉塞である.

- TIA 発症後 90 日以内に脳梗塞を発症する頻度は 15 ～ 20% で，そのうち約半数は 2 日以内に発症するといわれている.

- TIA は脳梗塞の前駆症状であるため，脳梗塞と同様に動脈硬化のリスクファクターや心疾患を有する人に好発する.

診断

- CT 検査では器質的脳病変は認められないが，MRI 検査で虚血病変が認められることもある.

- 頸動脈エコーにて内頸動脈に高度狭窄が認められることがある.

治療

- 治療の最大の目的は脳梗塞の予防である.

- 迅速に原因検索をし，原則入院で治療をはじめる.

- 非心原性の場合は抗血小板薬 (アスピリン，クロピドグレル，シロスタゾールなど)，心原性の場合は抗凝固薬 (ワルファリンなど) を用いる.

- 高度の頸動脈狭窄症が認められる場合は，外科的治療 (頸動脈内膜剥離術，頸動脈ステント留置術) が検討される.

- また，誘因・原因となる基礎疾患の管理も行う.

- 脳卒中治療ガイドライン 2015 では，TIA の急性期治療と脳梗塞発症防止について次のように示されている [1].

・TIA と診断すれば，可及的すみやかに発症機序を評価し，脳梗塞発症予防のための治療を直ちに開始するよう強く勧められる (グレード A).

・TIA 後の脳梗塞発症の危険度予測と治療方針の決定には，ABCD^2 スコアをはじめとした予測スコアの使用が勧められる（グレード B）.

観察のポイント

● TIA の症状は一過性に出現するため見落とすことも多い. しかし，TIA は，脳梗塞の前駆症状であるため，自覚症状や神経徴候の観察を行い，早期の段階で異常を発見することが重要である.

〈発作について〉

● TIA の症状は短時間（2 〜 15 分以内）で改善することから，来院時には消失していることがほとんどである. 患者から発作時の自覚症状，持続時間，頻度など詳しい問診が重要である.

〈神経徴候〉

● TIA の症状はどの動脈に血流障害が起きたかによって異なるが，内頸動脈系と椎骨脳底動脈系に大別できる. 画像検査などの結果から，虚血部位に応じた神経徴候の異常がないか観察する.

・内頸動脈系：対側の運動障害や感覚障害，一過性黒内障，失語など
・椎骨脳底動脈系：対側または両側の運動障害や感覚障害，半盲，複視，平衡障害，めまい，嚥下障害など

〈バイタルサイン〉

● 血圧，呼吸（パターン，数，呼吸音，呼吸困難，酸素飽和度など），心拍（数，リズムなど），熱型を観察する. とくに血圧の変動や心疾患がある場合の心拍の変化に注意する.

〈水分出納バランス〉

● 脱水を予防するために，水分出納バランスがマイナスにならないように食事量，飲水量，尿量，発熱などを観察する.

〈TIA・脳梗塞の危険因子の把握〉

● TIA の原因となる動脈硬化や心臓内血栓を予測するために既往歴や生活習慣について患者に問診を行い，また検査データからも情報収集を行う．

・動脈硬化の危険因子：高血圧，糖尿病，脂質異常症，喫煙歴など

・心疾患：非弁膜症性心房細動，心不全，心筋梗塞の既往など

ケアのポイント

〈早期発見・早期対応〉

● TIA は再発や脳梗塞を発症するおそれがあるため，早期の発見・対応が大切である．

● 発作出現時はバイタルサイン，神経徴候，持続時間などをすみやかに観察し，医師へ報告する．そして医師の指示のもと対処する．

〈確実な薬剤投与〉

● 医師の指示に従い，正確に与薬する．内服薬は退院後も見据えて，薬剤師とも連携し，患者および家族へ服薬指導を行う．

〈日常生活動作の援助〉

● 安静度や症状に合わせた援助を行う．

〈水分出納バランス〉

● マイナスにならないように水分摂取を促すなど注意深く管理する．経口補給が困難な場合は医師へ相談し，輸液を検討する．

● また，発熱時には冷罨法や解熱薬ですみやかに解熱する．

〈環境整備〉

● 安静度や症状に合わせた環境整備を行い，転倒・転落に注意する．

● また，ナースコールの位置を確認し，異常時はただちに報告するよう指導する．

〈退院指導〉

● TIA は何もしなくても症状が軽快することから, 患者が医療機関を受診する機会が少ない. 患者には TIA や脳梗塞リスクを説明し, 症状が出現した時はすぐに受診するよう指導する.

● また, 動脈硬化のリスクファクターの管理として, 血圧測定の習慣づけ, 減塩, 禁煙などの生活指導も行う.

◆引用・参考文献

1) Feinberg WM, et al：Guidelines for the Management of Transient Ischemic Attacks. Stroke 25：1321, 1994

2) 小川彰ほか：TIA の急性期治療と再発予防. 脳卒中治療ガイドライン 2015 (日本脳卒中学会脳卒中ガイドライン委員会), p81-84, 協和企画, 2015

3) 黒田敏監：脳動脈系. 病気がみえる vol.7 脳・神経 (医療情報科学研究所編), p50-57, メディックメディア, 2011

4) 田中耕太郎監：一過性脳虚血発作. 病気がみえる vol.7 脳・神経 (医療情報科学研究所編), p84-85, メディックメディア, 2011

5) 竹田知江ほか：一過性脳虚血発作. 脳卒中看護ケアマニュアル (伊藤文代編), p48-57, 中山書店, 2015

6) 落合慈之監：一過性脳虚血発作. 脳神経疾患ビジュアルブック, p117~120, 学研メディカル秀潤社, 2009

Memo

....

....

....

....

....

....

頸動脈狭窄症

頸動脈狭窄症

疾患の概要

- 頸動脈狭窄症とは，動脈硬化性粥状変化により頸動脈分岐部に血管の狭窄を生じることで脳血流量の低下をきたす疾患である．

- 動脈硬化のリスクファクターである高血圧，糖尿病，脂質異常症，喫煙歴などがある人に好発する．

- 頸部動脈の中で動脈硬化による狭窄がもっとも起こりやすい部位は，頸動脈分岐部（内頸動脈起始部）である．

- 脳梗塞や一過性脳虚血発作として発症する症候性と，脳ドックなどで偶然発見される無症候性に分けられ，狭窄の程度と併せて治療方針が検討される．

診断

- 狭窄部位の検出には頸動脈超音波検査が有効である．

- 狭窄率の診断など詳細な評価のために MRA，CTA，脳血管造影が行われる．

- 狭窄率，症候性か無症候性か，全身状態などに応じて治療方法を検討する．

- 狭窄率の計測法として，NASCET 法と ECST 法がある．現在は NASCET 法が用いられることが多い（**図 1**）．

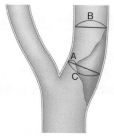

A：最も狭窄している部分の内径
B：狭窄部分の末梢の正常な内頸動脈の内径
C：最も狭窄している部分のもとの内径（想定）

図 1 ◆ 狭窄率の計測　　　　　　　　　　文献 2）p31 を参考に作成

$$\text{NASCET 法} : \frac{B-A}{B} \times 100\,(\%) \qquad \text{ECST 法} : \frac{C-A}{C} \times 100\,(\%)$$

治療

- 動脈硬化のリスクファクター（高血圧，脂質異常症，糖尿病，喫煙，肥満）の管理を行う.
- 中等度以上の無症候性頸動脈狭窄では，他の心血管疾患の併存や出血性合併症のリスクなどを評価したうえで，必要に応じて抗血小板療法（アスピリン，クロピドグレル，シロスタゾールなど）を考慮する.
- 高度の無症候性頸動脈狭窄では，抗血小板療法，降圧療法，脂質低下療法を含む最良の内科的治療による効果を十分検討したうえで，血行再建術（頸動脈内膜剝離術，頸動脈ステント留置術）を考慮する.

〈頸動脈内膜剝離術（CEA）〉

- 外科的に変性・肥厚した内膜を取り除く治療法である.
- 症候性で狭窄率 50% 以上（中等度～高度）および無症候性で狭窄率 60% 以上の狭窄に対しては，最良の内科的治療に加えて，CEA を行うことが推奨される.

〈頸動脈ステント留置術（CAS）〉

- 狭窄血管を拡張し，ステントを留置する治療法である.
- 頸動脈内膜剝離術（CEA）の危険因子（心臓疾患，重篤な呼吸器疾患，対側頸動脈閉塞，CEA 再狭窄例，80 歳以上など）を 1 つでも有する症例に対して CAS を行うことが推奨される.

観察のポイント

バイタルサイン

- 血圧の観察がとくに重要である.
- 高血圧は動脈硬化のリスクファクターの 1 つで，適正な血圧にコントロールすることが動脈硬化の進行や脳梗塞を予防するために必要である.

神経徴候

- 一過性脳虚血発作や脳梗塞の発症リスクが高く，これらを早期に発見するためには神経徴候の観察が重要である.

- 内頸動脈は，眼動脈，前大脳動脈，中大脳動脈へと分岐することから，一過性脳虚血発作や脳梗塞が発症した場合の神経徴候として，一過性黒内障，運動障害，感覚障害，失語，失認などの症状が出現することが予測される．

全身合併症の観察

- 動脈硬化は脳の血管だけでなく全身の血管に生じる．
- 冠動脈狭窄症による狭心症や心筋梗塞，四肢の血管狭窄，腎動脈狭窄症などを併発していることもある．
- 胸部症状，四肢の循環障害，腎機能障害などの有無も必要に応じて観察する必要がある．

ケアのポイント

頸動脈狭窄症の進行予防：生活習慣の改善

- 生活リズム，食生活，運動習慣，嗜好品など生活習慣に関しての情報収集を行い，動脈硬化のリスクファクターがないかアセスメントする．
- 問題点を患者と共有し，実際にどのように行動変容するか目標設定を行い，患者自身が積極的に取り組めるようにサポートする．その際，疾患に対する理解や家族の協力体制も重要になる．

脳梗塞発症の予防

〈服薬管理〉

- 処方された抗血小板薬や降圧薬などは，脳梗塞の発症を予防するために服用を継続する必要がある．薬の必要性や注意点を理解し，正しく服薬できるように指導する．

〈脱水予防〉

- 発熱や水分摂取不足による脱水は，脳血流量の減少や血栓の形成をまねき，一過性脳虚血発作や脳梗塞発症リスクを高めることから，脱水に注意するよう指導する．

頸動脈狭窄症

◆**引用・参考文献**
1) 杉山拓：頸動脈狭窄症—内頸動脈狭窄症. BRAIN NURSING 31 (5)：452-453, 2015
2) 藤野美香：頸部の血管. 脳の神経・血管解剖—塗って覚えて理解する！(窪田惺監), p28-33, メディカ出版, 2008
3) 落合慈之監：脳神経疾患ビジュアルブック, p9, 学研メディカル秀潤社, 2009
4) 西都児湯医療センター：アニメで楽しく学ぶ脳と神経のお話.
   http://www.skmc.jp/BrainAndNeuron/kekkann/index.html より
   2018 年 12 月 14 日検索
5) 日本脳神経外科学会ほか：脳神経外科疾患情報ページ—脳の機能.
   https://square.umin.ac.jp/neuroinf/brain/005.html より 2019 年 11
   月 14 日検索
6) 医療情報科学研究所編：病気がみえる vol.7 脳・神経. p50-58, 86-87, メディックメディア, 2011
7) 小川彰ほか：頸動脈内膜剥離術. ／経皮的血管形成術と頸動脈ステント留置術. 脳卒中治療ガイドライン 2015（日本脳卒中学会脳卒中ガイドライン委員会編）, p127-132, 協和企画, 2015
8) 日本高血圧学会高血圧治療ガイドライン作成委員会編：第 3 章 治療の基本方針. 高血圧治療ガイドライン 2014, p31-38, 2014
   http://www.jpnsh.jp/data/jsh2014/jsh2014v1_1.pdf より 2018 年
   12 月 14 日検索
9) 吉田和道：頸部頚動脈狭窄症. BRAIN NURSING 34 (4)：300-301, 2018

Memo

....

....

....

....

....

....

....

グリオーマ

疾患の概要

- グリオーマ（神経膠腫）は，星細胞腫，乏突起膠腫，上衣（細胞）腫などに分類される．
- 原発性脳腫瘍の 25 ～ 30％を占める．
- 脳腫瘍でも遺伝子変異などの蓄積が腫瘍発生に関係しているが，大部分が原因不明．
- 予後を悪化させる因子として，年齢 40 歳以上，大きさ 6cm 以上，正中偏位のあるもの，神経症状のあるもの，発見時の ADL が低いもの，腫瘍摘出度の低いものがある．
- 5 年生存率は，グレード I が 80％超，II が 60％，III が 20％，IVは 10％未満である．

病態
- 神経膠細胞から発生する悪性の脳腫瘍．
- グリオーマは浸潤性発育のため，肉眼的に腫瘍を全摘出できたとしても再発・腫瘍死は避けられない．

症状
- 局所症状（巣症状）
  →運動麻痺，言語障害，記憶障害や失認など，腫瘍の場所により異なる．
- 頭蓋内圧亢進症状
- 早朝頭痛，噴射性嘔吐，うっ血乳頭が 3 徴候．
- てんかん
- 3 人に 1 人はてんかん発作（症候性てんかん）をきたす．

診断

- 頭部 CT，とくに MRI による評価が有用．
- 造影剤を用いた評価が必要（図 1）．
- SPECT，PET で悪性度の評価．

● 血液データ，脳脊髄液検査.

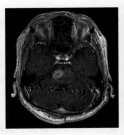

図 1 ◆造影 MRI

治療

対処方法
● 頭位挙上（15 ～ 30°）
● 呼吸管理
● 脳圧下降薬（濃グリセリンや D- マンニトール）の投与，副腎皮質ステロイド薬の投与，抗痙攣薬の投与

治療方針
● **全摘**：経過観察または放射線治療
● **部分摘出**：放射線治療または拡大の有無を確認し放射線治療
● **生検のみまたは手術不可能**：化学療法，放射線治療

手術療法
〈腫瘍摘出術（全摘出，亜全摘出，部分摘出など）〉
● 切除は，浸潤している脳組織の状況と切除による利点，その他の治療効果より決定される．
● 切除のメリットの少ない腫瘍は生検，切除術のみの適応となる．
● 深部の腫瘍の場合は定位手術的またはナビゲーションガイド下に生検を行う．

放射線治療
〈標準放射線治療法〉
● X 線発生装置である直線加速器を用い，分割照射で行う．

● 3歳未満の小児には照射すべきではない.

〈定位放射線照射〉
● 細い放射線治療ビームを三次元座標で正確に定めた小病変に集中的に照射する方法 (ガンマナイフ治療, サイバーナイフ).

化学療法 ....
● 血液脳関門を通る薬剤のほうが有効である.
・テモゾロミド (テモダール®), ニムスチン塩酸塩 (ニドラン®), ビンクリスチン硫酸塩 (オンコビン®), シスプラチン, カルボプラチン, メトトレキサート, インターフェロンβなど.
● 副作用として, 骨髄障害, 消化器症状, 腎機能障害などがある.
・薬剤により副作用出現の程度は異なる.

観察のポイント

手術 ....
〈術前〉
● バイタルサインの測定・観察
● 意識レベル, 瞳孔所見, 頭痛, 吐き気, 麻痺の状態, 失語の有無, 精神状態, 不穏
● 痙攣発作の有無：呼吸状態, 痙攣の状況

〈術後〉
● バイタルサインの測定・観察：術後の高血圧は, 後出血の原因となりうるので血圧管理は必要である.
● 意識レベル
● 瞳孔所見：瞳孔径・対光反射, 偏位
● 運動機能, 麻痺の有無
● 頭蓋内圧亢進症状：頭痛, 吐気, うっ血乳頭, 徐脈 (クッシング現象)
● 痙攣の有無：痙攣部位, 起こり方, 持続時間を観察する.

- ● 運動機能
- ● 神経学所見
- ● 創部の状態観察
- ● ドレーン排液時の状態

放射線治療

- ● 照射開始後，脳浮腫による頭蓋内圧亢進症状出現の可能性があり，バイタルサイン，症状を観察する.

化学療法

- ● 用いられる薬剤により副作用は異なるため，想定される副作用を理解して観察する.

ケアのポイント

手術

〈術前〉

- ● 術前に症状が出現している場合は，主な神経症状，麻痺や理解力の程度，日常生活レベルを術前，術後で比較できるように把握しておく.
- ● 手術説明では，患者や家族の理解度，不安の程度を把握して，納得したうえで手術が受けられるようにサポートしていく.

〈術後〉

- ● ライン類が挿入されており，意識レベルに応じたライン管理を行っていく必要がある.
- ● ドレーンを固定する際は，引っ張られても直接外力が挿入部に及ばないようにループをつくりガーゼにて固定するなどの工夫をする.
- ● 術後，意識レベルは良好であっても，急激な変化をきたす可能性があり，経時的な変化の確認が必要である.
- ● 術後肺炎防止のため，痰の喀出を促す.

放射線治療

- 「治療とケア 放射線治療」を参照 (p406).
- 治療開始前に, 放射線による障害について十分説明し, 理解できているか確認する.
- 脱毛, 皮膚の乾燥といった皮膚障害が出現する可能性があるため, 照射部位の皮膚を観察し, 刺激を避けて清潔に保持できるように関わる.

化学療法

- 患者, 家族に薬の作用・副作用について, 理解が得られるように説明する.
- 正確な服薬が必要であることを理解してもらう.
- 抗がん薬の暴露予防について説明する.

◆引用・参考文献
1) 道又元裕監:早引き脳神経看護ケア事典. ナツメ社, 2017
2) 甲田英一ほか監:脳・神経疾患—疾患の理解と看護計画. p212-215, 学研メディカル秀潤社, 2011
3) 落合慈之監:脳神経疾患ビジュアルブック. 学研メディカル秀潤社, 2009

Memo

グリオーマ

転移性脳腫瘍

疫学・統計・・・

● 中枢神経系以外の組織に発生した悪性腫瘍が，血行性に頭蓋内に転移したもので，しばしば多発性に生じる

● 脳転移の原発巣として肺がんがもっとも多く（51％），次いで大腸がん（12.2％），乳がん（10.3％），腎・膀胱がん（5.1％），頭頸部がん（4.3％），子宮がん（3.2％）の順である．

病態・・・

● 積極的に治療を行っても生存期間中央値は1年未満である．

● がん細胞が髄膜に広がり，がん性髄膜炎と水頭症を発症し予後は厳しい．

症状・・・

● 腫瘍の局在に応じた巣症状がみられる．

● 腫瘍の増大・増加に伴い頭蓋内圧亢進症状がみられる．

● てんかん

● がん性腹膜炎となった場合は，頭痛・後頸部痛，悪心・嘔吐などの髄膜刺激症状，脳神経への直接浸潤に伴う脳神経麻痺もみられる．

Memo

診断

● CT 画像もしくは MRI による診断（図1）.

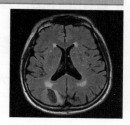

図1 ◆ MRI

治療

手術療法

● 直径 3cm を超える脳転移巣で, 原発巣の状態として半年以上の生命予後が見込める場合.

放射線治療

● 全脳照射：脳転移巣が多数個（5個以上）, または髄膜播種の場合

● 定位放射線治療（ガンマナイフ, サイバーナイフ）：脳転移巣が少数個（4個以下）で, 各腫瘍の大きさが直径 3cm 未満の場合, 全脳照射に加えて行う.

観察のポイント

● 原発の疾患に応じた観察
● 術後管理
　→グリオーマの「観察のポイント」に準ずる（p483）.

ケアのポイント

● グリオーマの「ケアのポイント」に準ずる（p484）.

◆引用・参考文献
1) 甲田英一ほか監：脳・神経疾患─疾患の理解と看護計画. p212-215, 学研メディカル秀潤社, 2011
2) 落合慈之監：脳神経疾患ビジュアルブック. 学研メディカル秀潤社, 2009

髄膜腫

疫学・統計
- 中年の女性の発生率が高い.

病態
- 原発性脳腫瘍の60%は良性腫瘍であり, そのなかで多発するのが髄膜腫である.
- 髄膜腫は, 脳表のくも膜細胞から発生し, 脳を圧迫しながらゆっくりと増大する. 手術で全摘出できれば根治しうる代表的な良性腫瘍である.
- 髄膜腫は, 原発性脳腫瘍の20〜27%を占める.
- くも膜顆粒から発生し, 頭蓋冠, 上矢状静脈洞側方 (傍矢状部), 大脳鎌, 小脳テント, 蝶形骨縁, 脊髄などの硬膜に沿って発生する.
- まれに脳室に発生することもある.

症状
- 発生部位に応じて, 麻痺, けいれん, 顔面痛, 聴覚低下などの症状がみられる.

診断

- CT, MRI画像にて診断 (**図1**).
- ・CTでは, よく造影される.
- ・MRIでは, 硬膜に比較的広く付着したガドリニウムで均一に造影される.

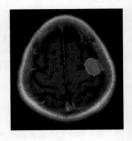

図1 ◆ MRI

治療

- 症状がある場合，手術またはガンマナイフなどの定位放射線治療を行う．
- 予後は，摘出度，組織像，部位により異なる．再発例は治療リスクが高い．無症状の場合は，注意深く経過観察を行うことも考慮する．

観察のポイント

- グリオーマの観察のポイントに準ずる．

ケアのポイント

- グリオーマのケアのポイントに準ずる．

◆**引用・参考文献**
1) 甲田英一ほか監：脳・神経疾患―疾患の理解と看護計画．p212-215，学研メディカル秀潤社，2011
2) 落合慈之監：脳神経疾患ビジュアルブック．学研メディカル秀潤社，2009

Memo

下垂体部腫瘍（腺腫・頭蓋咽頭腫）

分類

- 下垂体前葉細胞に発生したものを下垂体腺腫，胎生期に下垂体前葉が形成される際にトルコ鞍に遺残した組織であるラトケ嚢に発生したもの（鞍上部に多い）を頭蓋咽頭腫という．下垂体腺腫は成人に多くみられ，頭蓋咽頭腫は小児期に好発するが，成人にもみられる．
- 良性腫瘍であり，下垂体腺腫は原発性脳腫瘍の約18%．
- 下垂体腺腫は，腫瘍細胞からのホルモン産生の有無により機能性腺腫（ホルモンが不適切に産生される）と非機能性腺腫（ホルモンが産生されない）に分けられる．

症状

- 非機能性腺腫や頭蓋咽頭腫の場合，下垂体機能低下症状や腫瘍の周囲の組織圧迫による局所症状（両耳側半盲や視力障害），頭痛などといった症状により発見される．
- 機能性腺腫の場合は，産生されるホルモンによってさらに分類され，それぞれ過剰分泌による疾患を引き起こす．
- 良性腫瘍ではあるが，頭蓋咽頭腫は全摘出が困難で再発率が高く，また下垂体機能低下に対し補充療法を継続することが多い．

診断

- 画像検査（頭部X線，CT，MRI）によって診断される．
- MRIで，下垂体腺腫はガドリニウムで比較的均一に，頭蓋咽頭腫はやや不均一に造影される．
- トルコ鞍内の微小腺腫は相対的に低信号な造影腫瘤として描出．
- 副腎皮質刺激ホルモン産生腫瘍はごく小さく，正常下垂体の中に隠れていることも多く，描出されないことがある．

- CTや頭部X線ではトルコ鞍の拡大像が認められる．頭蓋咽頭腫は視床下部近くの石灰化・嚢胞を伴う充実性腫瘍として描出．
- 下垂体ホルモンの機能評価の目的でホルモン負荷試験が行われることもある．

治療

- 第1選択は手術．下垂体腺腫の場合は経蝶形骨洞手術 (TSS) が行われることが多い．
- TSSは経鼻的に手術を行うため，患者への負担が少ない．
- 腫瘍が大きい場合は開頭手術が選択されるが，鞍上部への進展が著しい場合などは全摘出が困難な場合も多い．
- 機能性腺腫のうちPRL産生腺腫は薬物治療により腫瘍縮小やホルモン値改善が望めるため，薬物治療が第一選択となる．
  → PRL産生腺腫の治療に用いられる薬剤：ブロモクリプチンメシル酸塩 (パーロデル®)，カベルゴリン (カバサール®)，テルグリド (テルロン®)
- 手術困難な場合や手術により腫瘍がとりきれなかった場合 (とくに頭蓋咽頭腫で多い)，再発腫瘍などでは放射線治療を行うことがある．
- 手術で腫瘍がとりきれた場合でも，下垂体機能低下に対して術後ホルモン補充療法 (ヒドロコルチゾン錠 [コートリル®] など) が行われることがある．

観察のポイント

- 機能性腺腫の場合，それぞれの疾患に伴う症状を観察．
- 腫瘍が小さく，非機能性腺腫の場合は自覚症状がない場合もある．
- 視野障害のある場合，術前後での変化の有無を観察する (術前に眼科で視野検査が行われている場合は，術後も視野検査を行い，改善の程度を評価する)．
- 薬物治療を行う場合，患者の理解度や，自己注射の手技を指導・確認する．

下垂体部腫瘍

491

- 手術を行った場合，術後の合併症の観察が重要である．
  - →主な合併症：中枢性尿崩症（多くは一過性で永続性となるのはまれである），下垂体前葉機能低下症，低 Na 血症，髄液漏，鼻出血
- 尿崩症は，尿量だけではなく，IN-OUT バランスや口渇感などの自覚症状も確認する．
- 低 Na 血症は頭痛や倦怠感，吐気などの自覚症状や採血データに注目する．
- 術中，脂肪採取を行った場合，創部の観察（皮下出血や感染徴候など）も行う．

ケアのポイント

術後合併症に対して……………………………………………

〈中枢性尿崩症〉
- 術後，尿道カテーテルが挿入されている間は 1 時間ごとの尿量を測定する．
- 口渇に対しては，脱水にならないよう，がまんしないで水分摂取をするよう指導する．
- 医師の指示により，抗利尿ホルモンの投与を行う．
- 尿崩症治療に用いられる薬剤
①術後急性期は短時間作用型を選択→バソプレシン注射液（ピトレシン®注射液）
②慢性的な管理が必要な場合
・内服：デスモプレシン酢酸塩水和物錠（ミニリンメルト®錠）
・点鼻：デスモプレシン酢酸塩水和物液（デスモプレシン・スプレー）

〈下垂体機能低下症〉
- ホルモン補充療法に対する指導．

〈低 Na 血症〉
- 術後 1 週間後に好発．
- 術前より，術後は意識して塩分摂取をしてもらうよう指導する（ふりかけやスポーツドリンクの摂取など）．

● 頭痛・倦怠感は，軽度の場合，術後の一般的な影響ととらえられがちなので，患者にも事前に低 Na に伴う症状の可能性を説明しておく．

〈髄液漏〉
● 髄液鼻漏の有無や髄膜炎症状の観察をする（術後合併症対策とケア「髄液漏」p406 を参照）．

〈鼻出血〉
● 経鼻術後の鼻出血は，医師の処置を要するため，鼻出血を起こした場合はすぐに医師へ報告する．
● 患者へは鼻を強くかまないよう指導する．
● 退院後に鼻出血により出血性ショックをまねくおそれもあり，早急に受診するよう指導する．

日常生活上のケア
● 術後，鼻ガーゼ挿入中は洗顔や下向き洗髪など顔に水のかかる行為ができないため，洗面や上向きでの洗髪介助を行う．
● 治療後も視野障害の改善に時間がかかることもあり，症状の変化を観察しながら必要に応じたセルフケアの支援を行う．
● ホルモン補充療法や，永続的尿崩症により退院後も服薬管理を行わなければいけない場合，入院中の早期に患者への指導を行い自己管理できるように介入する．

◆引用・参考文献
1) 寺本明監：脳下垂体腫瘍の患者さんへ—安心して治療を受けるために．ノバルティスファーマ，2009
2) 森田明夫編：これだけは知っておきたい脳神経外科ナーシング Q&A 第 2 版．p121-122，ナーシングケア Q&A (52)，2014
3) 医療情報科学研究所編：病気がみえる vol.7 脳・神経，第 2 版．p512-513，メディックメディア，2017

Memo

聴神経腫瘍

疾患の概要

- 聴神経腫瘍は頭蓋骨の中で耳に通じる孔，内耳孔から小脳と橋の角（小脳橋角部）を中心に成長した前庭神経の神経鞘細胞から発生する腫瘍である．
- 良性の腫瘍で，脳腫瘍全体の約10%を占める．
- 40〜60歳代の中高年の女性にやや多い．
- 初発症状の多くが聴力障害，耳鳴といった蝸牛神経症状である．
- 通常，聴神経腫瘍は片側に発生するため，腫瘍のできた側の聴力低下が発生する．
- 腫瘍の増大により神経が圧迫されると，三叉神経障害による顔面のしびれや痛み，小脳圧迫に伴うふらつきや歩行障害，水頭症の合併による意識障害を生じる．

診断

- 診断は，MRI，CTにより腫瘍の大きさや腫瘍の増大に伴う内耳道の拡大の有無を確認する（図1）.

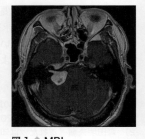

図1 ◆ MRI

- ・内耳道内〜小脳橋角部にT2高信号，T1ガドリニウム造影で均一から不均一に造影される．
- ・マッシュルームのように内耳道から突出する境界鮮明な腫瘍を認める．
- 腫瘍の血流や周囲の血管の走行を確認するうえで，脳血管造影を行う場合がある．
- 聴力検査：純音聴力検査で聴力低下，語音明瞭度検査では明瞭度の低下がみられる．
- 温度眼振検査：反応途絶あるいは低下（患側の半規管麻痺）

を示す.
- Bruns 眼振：進行例では，患側注視で大きくゆっくりな眼振，健側注視で小さく速い眼振がみられる.

治療

外科的治療（開頭腫瘍摘出術）
- 腫瘍が大きい場合（3cm 以上）は全身麻酔をかけた状態で腫瘍摘出術を行う.
・もっとも代表的な方法は外側後頭下開頭術で，耳介後部を皮膚切開しアプローチする方法である.
- 腫瘍を全摘出できれば治癒は可能である.
・生命予後は良好であるが，聴力の温存が問題となる.
- 手術により顔面神経や聴神経が損傷する危険性があり，術中神経刺激装置を使用し神経を温存して腫瘍摘出を行う.

定位放射線治療（ガンマナイフ）
- 3cm 以下の小さい腫瘍や開頭手術にて顔面神経の温存が難しい場合は部分摘出にとどめ，残存腫瘍に対してガンマナイフを行う.

経過観察
- 2cm 以下で無症候性であり，長期観察にて腫瘍の増大がみられない場合は，画像を定期的に評価して経過観察を行うこともある.

観察のポイント

開頭腫瘍摘出術の場合
- バイタルサイン（発熱の有無，血圧・呼吸状態）
- 意識レベル
- 麻痺の有無，程度
- 頭痛，嘔気・嘔吐の有無，項部硬直の有無
- めまい，眼振，ふらつきの有無
- 顔面神経麻痺の有無と程度（**表 1，図 2**）
- 髄液漏の有無，程度

● 創部感染徴候の有無

表1 ◆顔面神経 House-Brackmann grade

麻痺程度	顔面神経	症 状
1	正常	まったく正常
2	弱い麻痺	静止時は正常，動きで軽度非対称， 非常に軽度の異常共同運動あり．
3	中等の麻痺	明らかな麻痺あり（中等度），閉眼可能， 中等度の異常共同運動あり．
4	中等～強い麻痺	明らかな麻痺（中～重度），非対称，閉眼不能．
5	強い麻痺	ほんの少しの動きのみ．非対称．
6	完全麻痺	まったく動きなし．

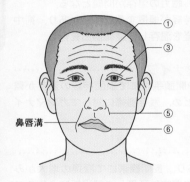

鼻唇溝

中枢性顔面神経麻痺

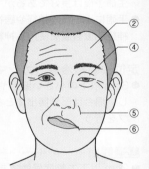

末梢性顔面神経麻痺

	中枢性	末梢性
額のしわ寄せ	温存（①）	消失（②）
閉眼動作	温存（③）	完全には閉眼できない（④）
鼻唇溝	浅くなる（⑤）	
口角	下がる（⑥）	

図2 ◆顔面神経麻痺の同定法

手術操作に伴う障害

● 脳幹・小脳の損傷：四肢麻痺・感覚異常，歩行障害，複視
● 三叉神経の障害：手術と同側のしびれ

- 聴神経障害：めまい，聴力低下・喪失
- 顔面神経障害：手術と同側の顔面麻痺
- 舌咽・迷走神経の障害：嚥下困難・嗄声

ケアのポイント

- 術後 24 〜 48 時間以内は，後出血，けいれん，脳浮腫が起こる可能性がある．
- 小脳橋角部に発生する腫瘍であることから，たとえわずかな出血であっても脳幹が圧迫されて意識障害や呼吸抑制を引き起こす危険性があるため，バイタルサインや意識レベルの観察，麻痺の出現などの状態変化に注意する．
- 開頭術後は，脳浮腫予防のため 30°にギャッジアップする．
- 術後発熱が持続する場合は，髄膜炎の可能性があるため，頭痛や項部硬直などの髄膜刺激症状の有無を確認する．
- 髄液漏の可能性があるため，水様の鼻汁が出る場合は糖の有無の検査を施行する．
- 創部が耳介後部となるため，枕などで創部が圧迫されないよう工夫が必要である．
- 術操作に伴うめまいや嘔気・ふらつきを生じる可能性があるため，症状緩和に努め，離床時は転倒に注意する．
- 顔面神経麻痺の有無は術直後だけでなく数日は観察を行い，口角下垂や閉眼不全，嚥下困難の有無に注意する．
- 顔面神経麻痺による閉眼不全が現れたときは，角膜が乾燥しないよう細心の注意をはらう．また，筋肉の萎縮を防ぐために，顔面マッサージを行う．

◆引用・参考文献
1) 田中克之監：神経鞘腫（聴神経鞘腫）．病気がみえる vol.7 脳・神経（医療情報科学研究所編）．p519-521，メディックメディア，2011
2) 森田明夫編：これだけは知っておきたい脳神経外科ナーシング Q&A，第 2 版．ナーシングケア Q&A（52）：123-128，2014
3) 日坂ゆかり監：入院から退院までの治療・看護をぜんぶ見える化！―疾患別脳神経看護早わかりフローチャート．BRAIN NURSING（春季増刊号）：152-162，2017

聴神経腫瘍

神経線維腫症

疾患の概要

神経線維腫症Ⅰ型（約9割）

- NF1遺伝子（17番染色体に存在）の変異が原因となる.
- 全身性に淡～濃褐色の café-au-lait（カフェ・オ・レ）斑や大小さまざまの皮膚神経線維腫がみられ，腋窩に雀卵斑様色素斑を認める. レックリングハウゼン病ともよばれる.
- カフェ・オ・レ斑は出生時より出現していることが多く，皮膚神経線維腫は思春期ごろに出現し始め，以降，進行性に増加・増大する.
- 皮膚病変以外に虹彩過誤腫が7割にみられ，骨や神経系にさまざまな病変を生じる.

神経線維腫症Ⅱ型

- NF2遺伝子（22番染色体に存在）の変異が原因となる.
- 20～30歳代での発症が多く，両側聴神経鞘腫による聴力障害を主症状とし，脳や脊髄などのさまざまな部位に神経系腫瘍が多発する.
- 腫瘍が増大すると，顔面神経や三叉神経を圧迫し，顔面麻痺やしびれが出現，めまいや歩行障害・小脳失調などの前庭神経症状も出現する.
- 眼の症状として若年性白内障を認める.
- 両側聴神経鞘腫などの頭蓋内腫瘍の成長を制御できない場合には，生命の危険が高くなる.

診断

神経線維腫症Ⅰ型

- 下記7項目中2項目以上で診断される[1-3].
  ① 6個以上のカフェ・オ・レ斑
  ② 2個以上の神経線維腫またはびまん性神経線維腫
  ③ 腋窩あるいは鼠径部の雀卵斑様色素斑
  ④ 視神経膠腫

⑤2個以上の虹彩小結節
⑥特徴的な骨病変の存在（脊柱・胸郭の変形，四肢骨の変形，頭蓋骨・顔面骨の骨欠損）
⑦家系内（第一度近親者）に同症

神経線維腫症Ⅱ型

- MRIまたはCTで両側聴神経腫瘍（前庭神経鞘腫）がみつかれば神経線維腫症Ⅱ型と診断する.
- 親，子ども，兄弟姉妹のいずれかが神経線維腫症Ⅱ型のときには，以下の2種類の症状のいずれかがあれば診断が確定する[5].
①片側性の聴神経腫瘍（前庭神経鞘腫）
②神経鞘腫・髄膜腫・神経膠腫・若年性白内障のうちいずれか2種類

治療

神経線維腫症Ⅰ型

- 現在のところ根治的治療はないため，必要に応じて各種対症療法を行う[4].
- 色素斑や神経線維腫に対してはレーザー治療や切除術が有効.
- 皮膚だけでなく神経系，骨，眼などに多種の病変が出現する[1]. 症状に応じて各領域の専門医師の診察を受ける必要がある.

神経線維腫症Ⅱ型

- 手術による腫瘍摘出と定位放射線治療が行われる.
- 一般に，腫瘍が小さいうちに手術を行えば，術後の顔面神経麻痺が出現する可能性は低く，聴力が温存できる可能性がある.
- 外科的手術のほかに，小さな腫瘍には定位放射線治療が有効である.
- 聴覚喪失に対する治療には，補聴器もしくは人工内耳や脳幹インプラントがある.
- 神経線維腫症Ⅱ型の外科的治療に関しては，「聴神経腫瘍」p495 参照.

● 神経線維腫症Ⅰ型には，現在根治的治療法はないが，医療従事者は皮膚病変がいかに患者やその家族に精神的苦痛を与え，社会生活を営むうえで大きな障害となっているかを十分に認識し，患者の希望に応じた適切なケアを行う必要がある．

● 神経線維腫症Ⅱ型は，治療によって聴覚を喪失することがあり，それに伴い患者のQOLが著しく損なわれる可能性が高まり，社会生活を送るうえで大きな障害になることに留意して，適切なケアを行う必要がある．

● Ⅰ型，Ⅱ型ともに指定難病であり，症状によって医療費助成を受けることができるため，他職種と連携し，制度の概要について情報提供を行う．

◆引用・参考文献
1) 吉田雄一ほか：神経線維腫症Ⅰ型（レックリングハウゼン病）の診断基準および治療ガイドライン．日本皮膚科学会雑誌 118 (9)：1657-1666，2008
2) 新村眞人ほか：神経線維腫症Ⅰ型（NF1，レックリングハウゼン病）診断の手引き，厚生省特定疾患神経皮膚症候群調査研究　平成6年度研究報告書．1994
3) Conference Report: Neurofibromatosis: Conference Statement. Arch Neurol 45: 575-578, 1998
4) 大塚藤男ほか：治療指針，神経線維種症Ⅰ型，厚生科学研究特定疾患対策研究事業「神経皮膚症候群の新しい治療法の開発と治療指針作製に関する研究」平成13年度研究報告書．p80-81，2002
5) 岡明：ファコマトーシス（母斑症，神経皮膚症候群）．内科学．第10版（矢崎義雄総編集）：2264-2266，朝倉書店，2010
6) 難病情報センター：神経線維腫症．http://www.nanbyou.or.jp/entry/5463#sa02 より 2019年10月27日検索
7) 水口雅ほか監：神経線維腫症Ⅰ型．病気がみえる vol.7 脳・神経（医療情報科学研究所編）．p394-395，メディックメディア，2011

その他の脳腫瘍

疾患の概要

髄芽腫

- 小児の小脳虫部に好発する悪性腫瘍で，15歳未満の発症が約80％を占め，成人でも約10％の発症がある．男児に多い（女児の1.6倍）．年々減少傾向にある．
- 髄液を介して頭蓋内や脊髄の他の部位に播種しやすい．
- 腫瘍摘出後，放射線照射および化学療法を併用することによって，長期生存可能な症例が増加しており，5年生存率は50％以上と報告されている．
- 水頭症による頭痛，噴出性嘔吐，うっ血乳頭や小脳失調症による歩行時のふらつきがみられ，転びやすくなる．
- 乳幼児では，頭痛を訴えられないため，非交通性水頭症が進行して初めて親が気づくこともある．

悪性リンパ腫

- 血液細胞の1つであるリンパ球が腫瘍化したものである．
- 通常はリンパ球組織が存在するほかの臓器にできる場合が多いが，脳内だけにこの腫瘍ができる場合がある．
- 脳悪性リンパ腫の90％がB細胞リンパ腫が腫瘍化したものである．
- 近年増加傾向にあるが，発生機序は不明である．
- 原発性脳腫瘍の2.9％を占め，中高年の男性に多く，50歳以上が80％を占める．
- 危険因子として，膠原病，臓器移植患者・AIDS患者・高齢者などの免疫不全，エプスタイン・バーウイルス感染など．
- 初発症状として，脳局所症状（麻痺，失語など），頭蓋内圧亢進症状（頭痛，吐き気，嘔吐など），精神症状がみられる．眼内浸潤に伴うぶどう膜炎による視力低下が診断のきっかけとなることがある．

胚細胞腫‥‥‥‥‥‥‥‥‥‥‥‥‥‥‥‥‥‥‥‥‥‥‥‥‥‥‥‥‥‥

- 胚細胞由来の腫瘍であり，松果体部（約50％），鞍上部（約30％）に好発する．
- 全脳腫瘍の約3％で，小児脳腫瘍全体に占める割合は神経膠腫の次に多い．
- 病理学的には，①ジャーミノーマ（胚腫），②奇形腫（テラトーマ），③絨毛がん，④卵黄嚢腫瘍，⑤胎児性がん，⑥混合性胚細胞腫瘍に分類される．
- 松果体部の腫瘍では，頭蓋内圧亢進症（頭痛，嘔吐，目のかすみ，意識障害など），上方注視障害（眼が上を向かない），アーガイル・ロバートソン瞳孔（近くを見ると縮瞳する近見反応および寄り目となる輻輳反応は正常であるが，対光反応が消失する瞳孔異常）を生じ，鞍上部の腫瘍では，下垂体前葉機能低下症（低身長，活動性の低下，食欲低下，無月経，乳汁漏出，二次性徴の遅延など），尿崩症，腫瘍が視神経を圧迫することによる視力・視野障害が出現する．

診断

髄芽腫‥‥‥‥‥‥‥‥‥‥‥‥‥‥‥‥‥‥‥‥‥‥‥‥‥‥‥‥‥‥

- 頭部CTおよびMRI検査を行う．
- CTでは比較的境界明瞭で等〜高吸収域として描出，強く均一に造影される．
- MRIでは，T1強調画像で低信号，T2強調画像では等〜高信号として認められる（図1）．

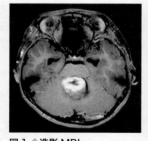

図1 ◆造影MRI

- 播種病変の有無を確認するため，脊髄MRIを施行する．
- MRIにより髄腔内転移が認められなくても陽性となることがあるため，髄液細胞診は必ず施行する．
  →水頭症を生じている場合は，髄液を採取することにより脳ヘルニアを起こす可能性があるため，慎重に判断する．

悪性リンパ腫

● CT, MRI 検査を行う.

● 単純 CT で等〜高吸収域, 造影 CT で均質で著明な増強効果を認める.

● MRI の T1 強調画像では等〜低信号, T2 強調画像では等〜やや高信号を示す. ガドリニウム造影により均一で強い増強効果を示すが, 効果を示さない病変もみられる（**図2**）.

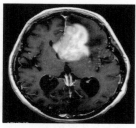

図2 ◆ 造影 MRI

● 髄液検査にて, β 2- ミクログロブリンの有意な上昇がみられる.

● 脳腫瘍生検術による病理確定診断後, 治療方針を決定する.

〈脳腫瘍生検術〉

● 腫瘍の一部を開頭手術や生検針で採取する方法である.

● 採取された組織を病理検査や遺伝子診断をすることで診断を確定する.

● できるだけ患者に負担をかけないよう, 頭蓋骨に小さな穴を開け（穿頭術）, そこから組織採取用の針を装置を用いて正確に腫瘍のねらいをつけた場所に進め, 腫瘍組織を採取する.

胚細胞腫

● CT または MRI により, 松果体部, 鞍上部に石灰化を伴う境界不明瞭な陰影を呈する（**図3**）.

● 脳腫瘍の中では例外的に腫瘍マーカー（アルファフェトプロテイン [AFP], ヒト絨毛性ゴナドトロピン [hCG]）が有用である.

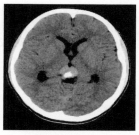

図3 ◆ 造影 CT

髄芽腫

- 原則として，腫瘍摘出術を施行し，放射線治療・化学療法との併用が基本となる．

〈外科的治療（腫瘍摘出術）〉

- 全身麻酔により腫瘍全摘出，あるいは亜全摘出術を行う．
- 脳幹部や血管・神経に浸潤している場合は，摘出が困難となることがある．
- 非交通性水頭症に対しては，VP シャントを行う場合がある．

〈放射線治療〉

- 腫瘍摘出後早期に，全脳全脊髄照射＋後頭蓋窩照射を行う．
- 3 歳未満の乳幼児では中枢神経は発達段階にあり，放射線治療による障害（発育障害，精神発達遅延）を生じる可能性がある．
- 基本的には術後化学療法を優先するが，線量を減量して行う場合もある．

〈化学療法〉

- ビンクリスチン，シスプラチン，シクロホスファミドの 3 剤併用療法が用いられる．

悪性リンパ腫

- 化学療法と放射線治療の併用．
- 全摘出と化学療法，放射線療法の治療効果は同等である．そのため，生検後に化学療法と放射線療法を行うのが標準である．
- 化学療法としてメトトレキサートを大量投与し，全脳照射30Gy の放射線治療を行う．

胚細胞腫

〈胚腫（ジャーミノーマ）〉

- 化学療法後と放射線治療を併用し行う．
- 放射線治療は低線量で全脳室照射を行う．

- 化学療法は CARE 療法 (カルボプラチン, エトポシド), ICE 療法 (イホスファミド, シスプラチン, エトポシド), PE 療法 (シスプラチン, エトポシド) などを用いる.

〈奇形腫 (テラトーマ)〉
- 腫瘍摘出術が原則となる.
- 追加で放射線治療, 化学療法を行う.

観察のポイント

悪性リンパ腫
- メトトレキサート投与に伴う肝・腎機能低下, 骨髄抑制などの副作用に注意が必要である.
- 進行が速いため, 局所症状の増悪に注意する.

ケアのポイント

髄芽腫
- 化学療法や放射線治療の副作用による症状緩和と苦痛の軽減を図り, 安楽に日常生活を送ることができるように援助する.

悪性リンパ腫
- 化学療法や放射線治療の副作用による症状緩和と苦痛の軽減を図り, 安楽に日常生活を送ることができるよう援助する.
- 予後不良な疾患であるため, 患者・家族の精神的サポートが必要である.

胚細胞腫
- 化学療法や放射線治療の副作用による症状緩和と苦痛の軽減を図り, 安楽に日常生活を送ることができるように援助する.

◆**引用・参考文献**
1) 田中克之監: 病気がみえる vol.7 脳・神経 (医療情報科学研究所編). p424-428, メディックメディア, 2011
2) 甲田英一ほか監: 脳・神経疾患—疾患の理解と看護計画. p213, 学研メディカル秀潤社, 2011

その他の脳腫瘍

頭部外傷

疾患の概要

● 頭部外傷は受傷後早期の死亡原因となることが非常に多いため，救急初期診療および脳神経外科診療が果たすべき役割はきわめて大きい．

直撃損傷と対側（反衝）損傷

● **直撃損傷**：頭部に外力が加わったとき，衝撃部位の直下に生じる損傷．

● **対側（反衝）損傷**：衝撃部位の反対側に生じる損傷．後頭部に強い外力が加わったときの前頭葉損傷や側頭部に外力が加わったとき，反対側の側頭葉に生じる損傷が典型的である（**図1**）．

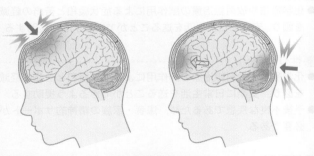

図1 ◆ 直撃損傷（左）と対側（反衝）損傷（右）　　　文献2）p158 より引用

直達損傷と加速度損傷

● **直達損傷**：頭蓋の特定部位に直接的に作用する局所性脳損傷である．

● **加速度損傷**：特定部位に外力が作用していないにもかかわらず，強い回転加速度が加わると脳組織にズレ（剪断力）が起こる．広範囲に神経軸索や脳血管組織を傷害してびまん性脳損傷をきたす（**図2**）．

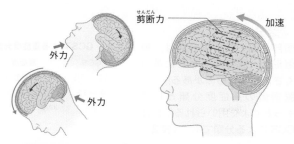

図2 ◆頭部に作用するズレ (剪断力) 文献2) p161 より引用

一次性脳損傷と二次性脳損傷

● 頭部外傷には，脳実質損傷による一次性脳損傷と脳浮腫，頭蓋内圧亢進などによる脳虚血や呼吸・循環障害によって起こる二次性脳損傷がある．

● 治療の主な目的は，二次性脳損傷の予防と治療である．

● 二次性脳損傷をきたす原因は，頭蓋内因子と頭蓋外因子に分けられる (**表1**)．

● 一次性脳損傷によって生じた低血圧や低酸素血症は，二次性脳損傷を発症・増悪する要因となるため，呼吸・循環の安定と維持が重要である．

● 意識障害による舌根沈下，口腔内の分泌物の誤嚥による気道閉塞が起こった場合は緊急性が高い．

表1 ◆二次性脳損傷の原因

頭蓋内因子	・占拠病変による圧迫・破壊 ・脳ヘルニアによる脳幹障害 ・脳虚血，脳浮腫，けいれん，感染
頭蓋外因子	・低酸素血症 ・低血圧 ・高 / 低二酸化炭素血症 ・貧血 ・高体温 ・低 / 高血糖

文献1) p443 より引用

重症度分類

● 頭部外傷の重症度分類は, 損傷形態, 画像所見などに基づくさまざまなものがある.

● 脳損傷の重症度分類としてもっともよく用いられる指標はGCSによる分類である (**表2**).

表2 ◆ GCSによる重症度分類

GCS	重症度
13〜15	軽症
9〜12	中等症
≦8	重症

種類

● CT検査は頭部外傷診断の第1選択となる.

● 頭部外傷にはいくつか種類があるが, CTによって頭蓋内出血, 正中構造の偏位, 脳底槽の描出, 低吸収域, 骨折などの診断を行うことができる (**図3**).

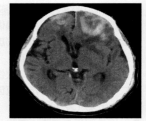

図3 ◆ CT

● 頭蓋骨骨折自体が意識障害の原因となることはなく, 急性硬膜外血腫などの合併損傷をきたした場合に治療の対象となる.

初期診療における管理

● 低酸素血症や低血圧による二次性脳損傷の治療・予防.

● 外科手術による血腫の除去.

● 脳腫脹の治療・予防.

切迫するDについて

● 呼吸・循環などのバイタルサインが安定していることを確認したのち, GCSを使用して意識レベルの評価を行う.

● JATEC™ (外傷初期診療ガイドライン) では, ①来院したときのGCSの合計点が8点以下, ②急激な意識レベルの低下 (GCSが2点以上低下), ③脳ヘルニア徴候 (瞳孔不同や片麻痺, クッシングサインなど) のいずれかが出現した場合「切

迫する D（dysfunction of CNS：生命を脅かす中枢神経障害）」と判断する[3].

● 切迫する D と判断されれば，頭蓋内病変の存在が強く疑われるため，たとえバイタルサインが安定していても，気管挿管を行い確実に気道を確保する.

● 重症頭部外傷と診断され CT などの画像診断を必要とする場合でも，患者の呼吸・循環状態が安定していなければ検査室への移動によってさらに不安定となり，二次性脳損傷を発症・増悪させてしまう危険性があるため，呼吸・循環の安定をはかることを最優先する.

頭部外傷へのアプローチ‥‥‥‥‥‥‥‥‥‥‥‥‥‥‥‥

〈重症〉

● 重症の場合は意識障害を認めることが多く，意識障害の評価を優先してしまうことがあるが，いかなる場合においても呼吸・循環の安定化を最優先しなければならない.

● 原則経口気管挿管を実施する. 鎮静が不十分であると頭蓋内圧が亢進するため注意が必要である.

● $PaCO_2$ の上昇に伴い脳血流量が増加するため頭蓋内圧が亢進する.

・ 頭蓋内圧亢進が明らかな場合は，急性期のみ $PaCO_2$ を 30 〜 35mmHg に維持する.

　→ただし，過換気療法は頭蓋内圧を低下させることができるが，脳血流量の減少に伴い脳虚血を引き起こすことがあるため，手術などによって頭蓋内圧をコントロールするまでの一時的な措置と考える.

● 呼吸と循環の安定化に留意しつつ，必要に応じて細胞外液を輸液する（脳ヘルニア徴候がさらに進行したときはマンニトール 0.25 〜 1.0g/kg を急速静注）.

〈軽症・中等症〉

● 頭部外傷の 70 〜 80％は軽症頭部外傷といわれる.

● 軽症頭部外傷の高危険因子（6 〜 10％に手術が必要）である「出血性素因，薬物・アルコール，脳外科手術の既往，外傷

前けいれん，60歳以上，頭蓋骨骨折，何らかの神経学的異常」，中危険因子（1〜3％に手術が必要）である「受傷直後の意識消失，健忘，嘔吐，広範囲の頭痛」のうち，いずれかを有する場合はCT検査が必要となる[4].

● 神経学的所見を認めず，かつCTでも異常所見が認められないときは，以下の症状に注意するように説明して帰宅させ経過観察とし，症状増悪時はすみやかに再受診するよう促す.
→①傾眠・意識障害，②けいれん，③嘔気・嘔吐，④鼻・耳出血，⑤激しい頭痛，⑥瞳孔不同，視力障害，⑦異常呼吸など.

表3 ◆ 頭部外傷の手術適応

陥没骨折	・1 cm以上の陥没で美容的な問題が残る場合や硬膜損傷がある場合，静脈洞を圧迫している場合が手術適応となる. ・陥没骨折の整復を行っても，外傷性てんかんの発生頻度は変わらない.
急性硬膜外血腫	・骨折によって硬膜動脈が損傷したり，板間静脈や静脈洞が損傷し，硬膜と頭蓋骨内板のあいだに血腫がたまる．清明期を伴う意識障害が典型である. ・急激な意識障害の悪化は血腫の増大を意味しており，緊急開頭手術が必要である.
急性硬膜下血腫	・脳と硬膜のあいだに血腫がたまる．脳挫傷に伴う血腫形成と脳表の動脈・静脈の破綻により，血腫が形成されるタイプがある. ・血腫による圧迫が脳の広汎な虚血や浮腫を引き起こすため，予後は非常に不良である. ・架橋静脈の処理ができるような大開頭を施行し，血腫の除去を行い，必要に応じて外減圧を追加する.
脳挫傷	・脳組織そのものが挫滅し，小出血を伴う. ・CTでは霜降り(salt and pepper)様の混合吸収域を呈する. ・重症例では著明な浮腫が進行し，急激に意識障害が進行する. ・血腫が少量の場合には，脳圧降下薬（濃グリセリンやD-マンニトール）の点滴静注を行う. ・頭蓋内圧亢進には外減圧術，低体温療法やバルビツレート療法が行われることもある.
びまん性軸索損傷	・外傷直後より昏睡状態が続いているにもかかわらず，CTではそれを説明しうる占拠性病変がみられない外傷 ・脳幹部や脳梁に多く発生し，重症頭部外傷の半数でみられ，頭部外傷による全死亡例の35％を占める．手術の適応となることはあまりない.
外傷性クモ膜下出血	・脳挫傷やびまん性脳損傷，橋・延髄部横断損傷などに伴って起こることが多い. ・通常手術は行わない．頭蓋内圧が亢進している場合は除圧治療を行う.

文献2）を引用

外科的治療の適応

- 急性期頭部外傷に対する外科手術の主な目的として，①止血，②感染予防，③頭蓋内圧亢進の予防・治療，④二次性脳損傷の予防・治療である[1]（**表3**）.

観察のポイント

- 受傷から搬入，検査までスムーズに進むようにバイタルサイン，全身状態の観察が重要である.
- 頭部外傷の集中治療は，頭蓋内圧と脳灌流圧の管理が重要となる.
- 患者の神経学的所見と生理学的モニタリングを経時的に行う（**表4**）.

表4 ◆生理学的モニタリングのパラメータと推奨目標値

管理目標
・頭蓋内圧（ICP）：< 20mmHg
・脳灌流圧（CPP）：> 60mmHg
・収縮期動脈血圧（SAP）：> 120mmHg
・平均動脈圧（MAP）：> 90mmHg
・中心静脈圧（CVP）：人工呼吸管理下の場合8〜12cmH$_2$O，自発呼吸の場合5〜8 cmH$_2$O
・動脈血酸素分圧（PaO$_2$）：> 80mmHg
・動脈血酸素飽和度（SaO$_2$）またはパルスオキシメータ：> 95%
・動脈血二酸化炭素分圧（PaO$_2$）または呼気終末二酸化炭素分圧（PetCO$_2$）：30〜35mmHg
・核心体温：≦37.5℃

血液・生化学パラメータなど
・ヘマトクリット：30〜35%
・アルブミン：≧3g/dL
・ヘモグロビン濃度：8〜10 g/dL
・血清ナトリウム：135〜145mmol/L
・血清カリウム：3.5〜5 mmol/L
・クレアチニン：50〜120 mmol/L
・血清浸透圧：280〜320mOsm/L
・血糖：100〜200mg/dL
・動脈pH：7.4±0.05
・時間尿量：成人0.5〜1mL/kg，小児2mL/kg など

文献9）より引用改変

頭部外傷

● 看護問題として頭蓋内圧亢進のおそれ，ADL 拡大の遅延などがあげられる（**表5**）.

表5 ◆ 看護介入の方法

	看護介入の方法，内容など
神経学的所見の観察	・脳ヘルニア徴候の有無に注意する. ・意識レベル，瞳孔所見など経時的に観察する.
循環管理	・頭痛や嘔気などで血圧上昇をきたすと，血腫が増大する可能性があるため注意する. ・超急性期の場合，降圧薬の持続点滴により血圧コントロールを図ることが多い. 降圧薬投与を行っても血圧コントロール不良の場合には頭蓋内圧亢進を疑う. ・過度に降圧を行うと，脳の灌流圧を維持できず脳浮腫を引き起こすことがある.
頭蓋内圧と脳灌流圧	頭蓋内圧を亢進させる誘因を除去する. ・頸部屈曲や圧迫により静脈灌流圧上昇による頭蓋内圧亢進の危険がある. 頸部は正中位「首が座る」イメージにする. これは誤嚥予防にも効果的である. ・頭位 15 ～ 30 度挙上とする（静脈還流が促進され脳循環が改善されるため，頭蓋内圧が低下する）. ・排便コントロール（怒責や腹部膨満により腹腔内圧が上昇する. それにより胸腔内圧が上昇した結果，脳灌流を阻害するため頭蓋内圧が上昇する）.
呼吸管理	・高二酸化炭素血症，低酸素血症を悪化させないために呼吸管理を行う. ・誤嚥予防，VAP 予防. ・痰の排出をしっかりと行う（痰は固くならないようにする. 体位ドレナージ，背面開放などで気道クリアランス維持を行う）. ・咳嗽は痰を出すためには必要だが，バッキング（むせ）による胸腔内圧の上昇は静脈還流を阻害する要因となるため慎重に行い，デバイスに貯留した水の誤嚥などが起こらないよう十分に注意する.
発熱管理	・体温の上昇に伴い代謝が亢進し，酸素需要が高まり低酸素状態となるため，すみやかに解熱し，平熱管理に努める.
ストレス	・ストレスにより交感神経が興奮すると，心拍出量が増大し血圧が上昇するため，ストレスを緩和しリラクゼーション効果が期待されるケアを取り入れる. ・消化管出血を起こさないよう H_2 ブロッカー，PPI（プロトンポンプ阻害薬）などの投与を行う.

表5 ◆つづき

身体機能の低下	・意識レベルや手足の活動の回復状況に応じて，可能なケアを声かけを行いながら患者とともに実施する（歯ブラシの把持，着衣・脱衣，腰上げ，寝返りなど）． ・偏った姿勢を保持していると，姿勢反射により他の部位の筋緊張が亢進状態となり自立を妨げてしまう．首が安定する正しい姿勢を維持することにより，呼吸，摂食，坐位，歩行などが自立できるようになる． ・ブレーデンスケールなどによってリスクを評価し，予防ケアを実施する． ・拘縮予防として，良肢位保持，上肢・下肢の関節運動，手足浴，クッションの使用などを行う． ・体位変換の際に手足を何度か動かすなど，日常的なケアのなかで予防の工夫をする． ・バイタルサインや神経学的所見の変動に注意しながら，坐位耐性訓練を行う． ・活動と休息のバランスが乱れないように，ケアや処置が集中しないよう心がけ，十分な睡眠がとれるように配慮する．

文献6)，7) を参考に作成

◆引用・参考文献
1) 日本救急医学会監：救急診療指針，改訂第5版．p442-452，へるす出版，2018
2) 落合慈之監：脳神経疾患ビジュアルブック．p158，162，学研メディカル秀潤社，2009
3) 日本外傷学会外傷初期診療ガイドライン改訂第5版編集委員会編：頭部外傷，外傷初期診療ガイドライン JATEC™，第5版．p125-141，へるす出版，2016
4) 岡本和文ほか編：重症外傷患者の管理．重症患者ケア l5 (3)：378-388，2016
5) 医療情報科学研究所編：急性頭蓋内血腫．病気がみえる vol.7 脳・神経，p446-453，メディックメディア，2011
6) 波多野武人編著：まるごと図解ケアにつながる脳の見かた．p76-89，照林社，2016
7) 道又元裕編：ICU ディジーズ クリティカルケアにおける看護実践，改訂第2版．p42-53，学研メディカル秀潤社，2015
8) 日本脳神経外科学会ほか監：重症頭部外傷治療・管理のガイドライン，第3版．p43-46，医学書院，2013
9) 甲田英一ほか監：Super Select Nursing 脳・神経疾患—疾患の理解と看護計画．p253，学研メディカル秀潤社，2011

頭部外傷

慢性硬膜下血腫

疾患の概要

● 慢性硬膜下血腫は，硬膜内面の外側被膜（外膜）とくも膜表面の内側被膜（内膜）に包まれた暗赤色流動性の血腫である（**図1**）.

● 慢性硬膜下血腫は，単純に硬膜とくも膜との間に出血して形成された血腫ではない.

● 慢性硬膜下血腫と急性硬膜下血腫は，単に慢性と急性といった時期の違いではなく，本質的に異なる病態に属する.

● 急性硬膜下血腫とは異なり血腫の周りに被膜を認める.

● 血腫内容には凝固因子がほとんど欠如しているため，血腫を空気中に放置しても凝固しない.

● 血腫形成の機序は完全には解明されていないが，次のように考えられている.

①なんらかの原因で硬膜下にごく軽い出血が起こり，くも膜の一部も裂けて髄液と出血が混合して硬膜下に貯留する.

②その後，硬膜の最内層に外膜が形成され，同時にくも膜側に内膜が形成される.

③外膜は血管に富んでおり，ここから繰り返し出血が起こる.

● 慢性硬膜下血腫では，軽微な外傷後3週間〜数か月で血腫が徐々に増大して，圧迫による症状が現れてくる.

● 高齢者やアルコール多飲者（とくに男性）に多く，約20〜30％は明らかな頭部外傷の既往がない.

診断

● 頭部CTでは，前頭・頭頂・側頭部に三日月状に広がる血腫が認められ，正中偏位や脳室の圧排などもみられる.

● 頭部MRIにてT1，T2強調領域とも高信号を呈することが多い.

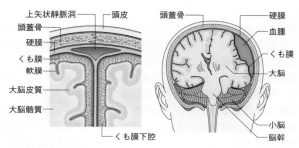

上矢状静脈洞　　　　頭皮
頭蓋骨
硬膜
くも膜
軟膜
大脳皮質
大脳髄質
くも膜下腔

頭蓋骨　　　　　　硬膜
　　　　　　　　　血腫
　　　　　　　　　くも膜
　　　　　　　　　大脳
　　　　　　　　　小脳
　　　　　　　　　脳幹

図1 ◆ 慢性硬膜下血腫

治療

● 頭蓋内圧亢進症状や神経脱落症状を呈する例では手術（穿頭血腫洗浄術）を行う.
　→血腫除去による減圧だけでなく，血腫外膜に生じた凝固異常の悪循環を絶ち，硬膜下の正常な止血機転を回復させて治癒にいたらせる.

● 局所麻酔で，血腫の中心部直上に直径10mmの孔を1か所開け，硬膜および血腫外膜を切開して血腫を除去する.

● 血腫腔内を十分に洗浄したうえで閉鎖式ドレーンを挿入し，1〜2日程度留置する.

● 再発予防のためには，血腫腔内の空気の排出，十分な創部の止血が重要である.

● 一方，神経症状に乏しく画像上も脳の圧排所見がない軽度な例は，保存的治療となる.
　→2〜3週間間隔でCT画像検査による経過観察を行う.

● 薬物療法では近年，再発予防として漢方薬で利尿効果がある五苓散が有用であると報告されている. 五苓散は体内での水分の分布異常を改善する作用があるといわれており，血腫中の水分を減らすことで再発予防や自然治癒を期待できる.

● 再発は10〜15%にみられるが，そのうちの2/3は術後の比較的早い段階で再貯留を認める.

● 成人では頭痛，片麻痺などの神経脱落症状および意識レベルの変動がみられ，比較的若年者の場合はくも膜下腔に余裕がないため，頭痛などの頭蓋内圧亢進症状が主症状である．

● 高齢者の場合は，認知症と間違われるような異常行動，尿失禁，精神活動の遅延といった症状を呈することも多い．

● 高齢者では脳萎縮のため，症状がみられるときには血腫は相当に厚くなっている．すでに形成された慢性硬膜下腔内に新たな出血を生じた場合は，突然の局所神経症状（巣症状）や意識障害といった急激な神経脱落症状をきたすので，脳卒中との鑑別が必要となる．

◆引用・参考文献
1) 高嶋修太郎ほか編：必携脳卒中ハンドブック，改訂第3版．p358-360，診断と治療社，2017
2) 児玉南海雄ほか監：標準脳神経外科学，第14版．p285-287，医学書院，2017
3) 波多野武人編著：まるごと図解ケアにつながる脳の見かた．p76-89，照林社，2016
4) 森本雅徳監：慢性硬膜下血腫．病気がみえる vol.7 脳・神経（医療情報科学研究所編），p454-455，メディックメディア，2011

Memo

脊椎病変

疾患の概要

頸椎椎間板ヘルニア・・

● 椎間板は椎体と椎体の間にあり，ゼリー状の髄核を袋状の線維輪が覆う構造である．この髄核が線維輪を破り脊柱管内，椎間孔内に脱出した状態を椎間板ヘルニアという．椎間板ヘルニアが神経根や脊髄を圧迫することで神経障害，運動障害を起こす．

● 脱出方向により，正中・傍正中・外側に分類され，脊柱管内に脱出する正中は脊髄症，椎間孔部に脱出する外側は神経根症を起こす．

〈原因〉

● 加齢，外傷，スポーツや重い物を持つなどの頸椎への負荷がある．

〈症状〉

● 神経根障害では，神経根が支配する患側・上肢の感覚や筋肉にしびれや痛みなどの感覚障害，筋力低下や筋萎縮などの運動障害が発生する．

● 脊髄障害では，上肢だけではなく四肢に感覚障害・運動障害が生じ，重症の場合には膀胱・直腸障害が生じる．

● 感覚障害は支配されるデルマトーム（皮膚分節）に沿って起こることが多い．ただし，個人差があり，また実際には皮膚の境界は明瞭ではないため，あくまでも目安として考える．

● デルマトームとは，感覚神経がどの皮膚領域を支配しているかを示すものである（p542参照）．

頸椎症・・・

● 加齢に伴い，また頸椎に対する負荷により頸椎の変形をきたし，脊髄や神経根を圧迫して症状が出現する．

● 症状は上肢のしびれが主体であるが，頸部痛，頭痛，巧緻運動障害，上肢の感覚障害などバラエティーに富む．

〈症状〉
● 「頸椎椎間板ヘルニア」に準じる．

頸椎後縦靱帯骨化症（OPLL）・黄色靱帯骨化症 ……

● 頸椎は靱帯により安定性や柔軟性が維持されており，頸椎が過度に前屈することを防ぎ，脊髄を保護する役割をもつ．
● 椎体の後面を後縦靱帯が，椎弓の間を黄色靱帯が走行している．
● これら靱帯の肥厚（厚くなる），骨化により脊髄や神経が圧迫され神経障害が生じる．
● 後縦靱帯骨化症（ossification of the posterior longitudinal ligament：OPLL）は頸椎に発生することが多く，黄色靱帯骨化症は胸椎に起こることが多い．
● 徐々に圧迫が進行するため圧迫が強度でも症状が軽いことも多いが，いったん進行すると障害はしばしば大きくなり，脊髄損傷を起こすこともある．
● 難病に指定されている．

〈原因〉
● 原因は解明されていない．

〈症状〉
● 「頸椎椎間板ヘルニア」に準じる．

診断

頸椎椎間板ヘルニア

● 頸椎神経根では，スパーリング（Spurling）・テスト（**図1**）やジャクソン（Jackson）・テスト（**図2**）により放散痛が増強する．
● 頸椎単純写真（X-P）を正面像・左右それぞれの斜位像・側面・前後屈位像を撮影し，椎体自体の変形，椎間の幅，骨棘

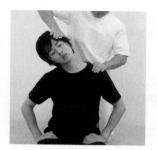

図1◆スパーリング・テスト
頭を傾け一側に押さえつける.
文献 2) p146 より引用

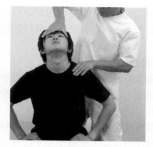

図2◆ジャクソン・テスト
頭をそらせ，さらに下へ押さえつける.
文献 2) p146 より引用

の有無，脊柱管の前後径，後縦靱帯骨化症の有無，不安定性
などを確認する.

● MRI により脱出した椎間板ヘルニアによる神経根や脊髄の
圧迫が確認できる.

● CT では椎間板ヘルニアと骨棘や靱帯骨化との鑑別が可能で
ある.

● 神経所見と画像検査により障害の高位を診断することが重要
である.

頸椎症

● 「頸椎椎間板ヘルニア」に準じる.

頸椎後縦靱帯骨化症（OPLL）・黄色靱帯骨化症

● 「頸椎椎間板ヘルニア」に準じる.

治療

頸椎椎間板ヘルニア

〈保存的治療〉

● 薬物療法（消炎鎮痛薬，筋弛緩薬，ビタミン B$_{12}$ 製剤，プレ
ガバリン [リリカ®] など）や頸椎カラーなどの外固定具を用
いて行う.

● 保存的治療により改善がみられず症状が日常生活に支障をきたすような場合には，外科的加療を考慮する．

〈外科的加療〉

● **頸椎前方固定術**：頸椎の前方からアプローチし，脱出した椎間板ヘルニアを除去して脊髄や神経根の除圧を行う方法である．

● **頸椎椎弓切除術**：椎弓を切除して脊髄を後方へ移動させ，椎間板ヘルニアを摘出せずに脊柱管を拡大して間接的に脊髄を減圧する方法である．

● **頸椎椎弓形成術**：椎弓を切除し，スペーサーを用いて脊柱管を拡大する方法である．

頸椎症

● 「頸椎椎間板ヘルニア」に準じる．

頸椎後縦靱帯骨化症（OPLL）・黄色靱帯骨化症

● 「頸椎椎間板ヘルニア」に準じる．

観察のポイント

頸椎椎間板ヘルニア

● 運動障害，神経障害は障害された部位によって症状が異なるため，日々症状の変化に注意して観察する．

● とくに，手術直後に運動障害，神経障害の範囲などに変化がみられた際には，ただちに医師に報告する．

頸椎症

● 「頸椎椎間板ヘルニア」に準じる．

頸椎後縦靱帯骨化症（OPLL）・黄色靱帯骨化症

● 「頸椎椎間板ヘルニア」に準じる．

ケアのポイント

頸椎椎間板ヘルニア

- 運動障害，神経障害の程度に沿った日常生活の介助を行い，転倒・転落などに注意する．
- 保存的治療の場合は頸椎の安静に努め，過度な頸部の前後屈を行わないように日常生活の介助を行う．
- 外科的治療の場合は，頸部の安静を保ちながら廃用予防のため手術後早期から運動を開始する．また，障害が残る場合は残存機能を最大限に活用したリハビリテーションを行う．
- 安静中は深部静脈血栓ができやすいため，症状の早期発見に努め早期に離床を開始する．

頸椎症

- 「頸椎椎間板ヘルニア」に準じる．

頸椎後縦靭帯骨化症（OPLL）・黄色靭帯骨化症

- 「頸椎椎間板ヘルニア」に準じる．

◆引用・参考文献

1) 脊髄外科ジャーナル：頸椎の病気.
   http://www.katano-hp.or.jp/annai/sekitsui/journal/disease/cervical.html より 2019 年 2 月 4 日検索
2) 落合慈之監：リハビリテーションビジュアルブック，第 2 版．学研メディカル秀潤社，2016
3) 田口芳雄監：脳・神経ビジュアルナーシング．学研メディカル秀潤社，2014
4) 道又元裕監：早引き脳神経看護ケア事典．ナツメ社，2017
5) 医療情報科学研究所編：病気がみえる vol.7 脳・神経．メディックメディア，2017

Memo

....

....

....

....

脊髄腫瘍

- 発生部位により，脊髄の外から発生し脊髄を圧迫する硬膜内髄外腫瘍，硬膜外腫瘍と脊髄の中に発生する髄内腫瘍の2つに分類される（**図1**）.
- 脳腫瘍に比較して良性腫瘍が多いのが特徴である.
- 発生頻度は硬膜内髄外腫瘍がもっとも多い.

硬膜内髄外腫瘍

- 硬膜内において脊髄の外側に発生する腫瘍のことで，神経から発生する神経鞘腫と硬膜から発生する髄膜腫の2つがほとんどである.

硬膜外腫瘍

- 硬膜の外側に発生する腫瘍で，転移性腫瘍がもっとも多いといわれている.
- 全がん患者の5％に脊椎への転移が存在するといわれており，そのなかで多いのは肺がん，乳がん，前立腺がん，腎臓がんである.
- 腫瘍の発生部位を中心として強い痛みを発生することが多い.
- 下肢麻痺が急速に生じることもある.
- 椎体に発生した場合には，圧迫骨折や化膿性脊椎炎と鑑別を要する.

髄内腫瘍

- 髄内腫瘍とは脊髄の中に発生する腫瘍のことで，上衣腫，星細胞腫，血管芽細胞腫，海綿状血管腫が主なものである.

原因

- 不明なことが多い.

硬膜内髄内腫瘍

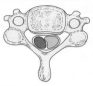
硬膜内髄外腫瘍

硬膜外腫瘍

赤が腫瘍を示す.

図1 ◆脊髄腫瘍の分類 (模式図)

症状‥‥‥‥‥‥‥‥‥‥‥‥‥‥‥‥‥‥‥‥‥‥‥‥‥‥‥‥‥‥‥‥
- 頸部痛，肩こり，頭痛，手がしびれてうまく動かせない・つかめない・握力が弱くなったなどの筋力麻痺 (手指の巧緻運動障害)，よろけて歩行が不安定・つま先立ちができにくい・スリッパが抜けやすいなどの運動障害，麻痺が起こる.
- 症状は障害の部位によって異なる.

診断
- 神経所見とCT，X線，MRIなどの画像検査を十分に検討し，診断する.

治療
- 脊髄圧迫症状を呈する場合には，手術で腫瘍を摘出する.
- 悪性腫瘍の場合には放射線治療，化学療法を施行し，痛みに対しては対症療法を行う.

観察のポイント
- 運動障害，神経障害は障害された部位によって症状が異なるため，障害の部位，程度，頻度など注意して観察する.

ケアのポイント
- 頸部の安静を保ちながら廃用予防のため，手術後早期から運動を開始し，障害が残る場合は残存機能を最大限に活用したリハビリテーションを行う.

- 安静中は深部静脈血栓ができやすいため症状の早期発見に努め，早期に離床を開始する．
- 安静中は褥瘡が発生しやすいため，体圧分散マットの使用や体位交換を行い，症状の早期発見に努める．
- 運動障害，神経障害の程度に沿った日常生活の介助を行い，転倒・転落などに注意する．
- 障害が残った場合は，社会資源を活用し，患者の QOL の維持に努める．

◆引用・参考文献
1) 脊髄外科ジャーナル：脊髄腫瘍．
   http://www.katano-hp.or.jp/annai/sekitsui/journal/disease/tumor.html より 2019 年 2 月 4 日検索
2) 落合慈之監：リハビリテーションビジュアルブック，第 2 版．学研メディカル秀潤社，2016
3) 田口芳雄監：脳・神経ビジュアルナーシング．学研メディカル秀潤社，2014
4) 道又元裕監：早引き脳神経看護ケア事典．ナツメ社，2017
5) 医療情報科学研究所編：病気がみえる vol.7 脳・神経．メディックメディア，2017

Memo

末梢神経障害

疾患の概要

手根管症候群··

〈原因（図1）〉

● 手根管で正中神経を覆う屈筋支帯が肥厚して正中神経を圧迫することで起こり，特発性が多い．

● そのほか，ガングリオンや神経鞘腫などによる正中神経の圧迫で発生することがある．

〈症状〉

● 正中神経領域のしびれや疼痛で発症する．進行すると母指球筋が障害され，巧緻性の障害や筋萎縮がみられる．

● 症状は夜中や明け方に増強することが多く，手を使う運動でも増強する．手を振ったりすることで，症状が軽快する特徴がある．

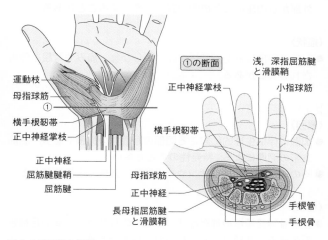

図1 ◆**手根管の解剖**

肘部管症候群··

〈原因〉
● 肘部管部を覆う靭帯や結合組織により圧迫されて起こり, 特発性が多い.
● そのほか, ガングリオン (結節腫) や神経鞘腫, 外傷などによる癒着, 糖尿病や肘の骨折で発生することがある.

〈症状〉
● 第4・5指から手の小指側 (尺側) にしびれや感覚鈍麻などの感覚障害が生じる.
● 支配筋である手背骨間筋・小指球筋の筋力が低下し進行すると筋萎縮を生じる.

腓骨神経障害··

〈原因〉
● 腓骨神経が長腓骨筋の深部への入口部で圧迫される特発性が多い.
● そのほか, ガングリオンや神経鞘腫, 外傷などによる癒着, 外部からの圧迫などの内的要因で発生することがある.

〈症状〉
● 下腿外側部から足背部にかけてのしびれ・痛みや背屈も障害されることがある.

足根管症候群··

〈原因〉
● 加齢に伴い生理的に起こる同部の動静脈の拡張や怒張, 屈筋支帯の肥厚による. 特発性のことも多い.
● そのほか, ガングリオンや神経鞘腫, 外傷による癒着など.

〈症状〉
● 後脛骨神経領域の神経症状, 足底へのしびれ・疼痛や足根管部の痛み, 踵部が回避されるのが特徴である.
● 足底にものがついた, 砂利を踏んでいるような異物付着感な

どの感覚障害が認められる.

診断

手根管症候群‥‥‥‥‥‥‥‥‥‥‥‥‥‥‥‥‥‥‥‥‥‥
- 臨床症状に加えて，各種誘発テストが診断に有効である．手根部を打腱器で叩くことで痛みが誘発されるティネル徴候陽性（**図2**），手関節を掌屈で，指を伸展位に1分間保ち，症状が悪化すればファーレン徴候陽性（**図3**）などが有効である．
- 手根管部の神経伝導検査で，伝導遅延の有無を確認する．

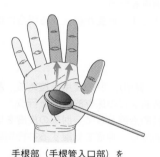

手根部（手根管入口部）を打腱器で叩くことで痛みが手指へ放散すれば陽性.

図2 ◆ Tinel（ティネル）様徴候

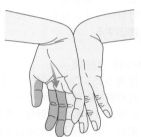

手関節を掌屈し，指を伸展位に1分間保ち，症状が増悪すれば陽性.

図3 ◆ Phalen（ファーレン）徴候

肘部管症候群‥‥‥‥‥‥‥‥‥‥‥‥‥‥‥‥‥‥‥‥‥‥
- 臨床症状に加え，神経伝導検査により肘部管での尺骨神経の局所的伝導遅延や振幅の低下を確認する．
- 肘部を叩くと小指・環指にしびれが走る（Tinel様徴候）が診断には有用である．

腓骨神経障害‥‥‥‥‥‥‥‥‥‥‥‥‥‥‥‥‥‥‥‥‥‥
- 画像診断や神経伝導検査などでは診断が難しいので，臨床症状が重要.
- 絞扼部を圧迫することによってTinel様徴候があるか調べる.

足根管症候群

- 画像診断や電気生理検査などでは診断が難しいので, 臨床症状が重要.
- 絞扼部を圧迫することによって Tinel 様徴候があるか調べる.

治療

手根管症候群

- 保存的に投薬 (NSAIDs, ビタミン B12 製剤), 手首の使用を控える, 脱着可能な手首のコルセットの装着を行う.
- 症状が改善しない場合, 手根管開放術により手根管を開放し, 神経を剝離する外科的治療を行う.
- ガングリオンなどの神経を圧迫する病変が存在する場合には摘出する.

肘部管症候群

- 投薬 (NSAIDs, ビタミン B12 製剤), 肘の使用を控える, 脱着可能な肘のコルセットの装着などの保存的治療を行う.
- 症状が改善しない場合, 外科的治療として, 肘部の皮膚を切開し, 顕微鏡下に肘部管を開放し, 神経を剝離する神経剝離術を行う.
- 術中に尺骨神経が上腕骨内側上顆にて尺骨神経が伸張するようならば, 神経前方移行術を行う.

腓骨神経障害

- ハイソックスなどによる外部からの神経の圧迫が原因の場合は, その使用を控えるように指導する.
- 投薬治療 (NSAIDs, ビタミン B12 製剤) やブロックなどの保存的治療を行い, 症状が改善しない場合は外科的治療を考慮する.
- 特発性の場合には, 腓骨頭の後方に沿って 4cm ほど弧状に皮膚切開し, 神経を剝離する.
- ガングリオンなどによる圧迫が原因の場合には摘出を行う.

足根管症候群

- 足首に負担がかからないように生活指導する.
- 投薬治療（NSAIDs，ビタミン B_{12} 製剤）やブロックなどにより保存的治療を行う.
- 症状が改善しない場合，脛骨内顆に沿って 4cm ほど弧状に皮膚切開し，神経根を開放して神経を剥離する外科的治療を考慮する.

末梢神経障害の観察とケアのポイント

- 運動障害，感覚障害，温覚障害，神経障害は患者によって症状が異なるため，障害の部位・程度・頻度など症状の変化に注意して観察する.
- しびれ，痛みの症状を緩和するために体位・動き方の工夫，日常生活の介助を行い，緩和できないときは鎮痛剤を使用.
- どのようなときに痛みが増強するのか観察し，痛みが強くなる前に鎮痛剤を使用するなど投与するタイミングを考慮する.
- 神経，運動障害が起こるため，転倒・転落しないように環境を整備し，阻害された ADL を介助する.
- しびれ，痛みにより不安が生じるため入眠状態・食事摂取量に注意し，不安なことや疑問点を表出できるようにする. 必要時は，医師より説明を受けられるように調整し，睡眠導入薬などの使用を検討する.

◆引用・参考文献

1) 脊髄外科ジャーナル：頸椎の病気.
   http://www.katano-hp.or.jp/annai/sekitsui/journal/disease/cervical.html より 2019 年 2 月 4 日検索
2) 落合慈之監：リハビリテーションビジュアルブック. 第 2 版. 学研メディカル秀潤社，2016
3) 田口芳雄監：脳・神経ビジュアルナーシング. 学研メディカル秀潤社，2014
4) 道又元裕監：早引き脳神経看護ケア事典. ナツメ社，2017
5) 医療情報科学研究所編：病気がみえる vol.7 脳・神経. p314-317，メディックメディア，2017

末梢神経障害

水頭症（正常圧水頭症）

疾患の概要

● 髄液腔には 120 〜 150mL の髄液があるが，髄液は 1 日に
約 500mL 生産されている．

● 髄液は 1 日に 3 〜 4 回，約 6 〜 8 時間ごとに入れ替わって
いる．

● 髄液が頭蓋内腔に過剰に貯留した状態を水頭症といい，病態
は継時的に変化する．

● 水頭症は，髄液循環に基づく一連の病態を総称したもので，
表 1 にその原因を示す．

表 1 ◆ 水頭症の原因

原因	症状を引き起こす疾患の例
髄液の産生過剰	脈絡叢乳頭腫
髄液の吸収障害	くも膜顆粒の機能不全，くも膜下出血，髄膜炎 静脈洞血栓症
髄液循環路の通過障害	中脳水道の先天的狭窄， 頭蓋内出血，髄膜・脳室炎，脳室内腫瘍

文献 1）をもとに作成

症状

〈新生児・乳児期〉

● 頭囲の拡大，大泉門膨隆，縫合離開，頭皮静脈怒張，落陽現
象（両方の眼の黒目の部分が下まぶたの中に入り込んでしま
う現象）．

〈幼児・学童期〉

● 頭蓋内圧亢進症状，精神・運動発達遅滞，身体バランスの悪
化，食欲の低下など．

〈成人期〉

● 歩行障害

- すり足，すくみ足歩行（歩き出しの一歩が出にくい），歩幅の減少，足の挙上低下，両足を開いて歩く，歩行がゆっくりになる，歩行が不安定（とくに起立時や方向転換時にふらつく），立位が保てない，起き上がれない．
- ● 認知機能障害
- ・もの忘れ，自発性の低下，アパシー（無関心），日常生活動作がゆっくりになるなど．
- ● 切迫性尿失禁（膀胱収縮抑制低下による尿失禁）．

診断

- ● 臨床症状の有無（歩行障害，認知機能障害，失禁など）
- ● 画像診断（CT，MRI 所見）
- ・脳室拡大，シルビウス裂の拡大，高位円蓋部・正中部の脳溝・脳槽狭小化．
- ● 髄液排除試験（CSF tap test）の結果
- ・腰椎の L2/3，3/4 あるいは 4/5 椎間から，スパイナル針で穿刺し，髄液を 1 回 30mL，もしくは髄液内圧が 0cmH$_2$O になるまで排出する．
- ・髄液排除試験（CSF tap test）の前後で，TUG，MMSE で 10％以上，あるいは mRS で 2 点以上の改善をもって陽性とする．
  - ＊髄液排除試験（CSF tap test）は，検査後に症状改善がみられなくてもシャント手術が有効な場合がありうる．

治療（p226 参照）

シャント手術‥‥‥‥‥‥‥‥‥‥‥‥‥‥‥‥‥‥‥‥‥

〈V-P シャント（脳室 - 腹腔シャント）〉

- ● 脳室にカテーテルを挿入し，過剰な脳脊髄液を腹腔に排出するもっとも一般的なシャント手術である．

〈V-A シャント（脳室 - 心房シャント）〉

- ● 脳室にカテーテルを挿入し，過剰な脳脊髄液を右心房に排出する方法である．

〈L-P シャント（腰椎 - 腹腔シャント）〉

● 腰椎のくも膜下腔内にカテーテルを挿入し，過剰な脳脊髄液を腹腔に排出する方法である．
● 交通性水頭症に対してのみ行われる．

合併症

● シャント感染
・シャント感染はもっとも重要な合併症で，低年齢ほど感染率が高く，起因菌は表皮ブドウ球菌，黄色ブドウ球菌などの皮膚常在菌が多い．
・主な症状は易刺激性と食欲低下で，主な徴候は軽度発熱とCRP の上昇である．
・感染により髄膜炎，敗血症，腹膜炎，イレウスなどのリスクが高まる．
・予防は，手術手技の工夫，シャントシステムの改良とともに，手術前の入浴などが重要．
・一般的な治療法は，感染したシャントシステムを除去し，脳室ドレナージに切り替え，経静脈性・経脳室性に抗菌薬を投与する．脳脊髄液の正常化と感染の消退が確認されたら，新しいシャントシステムの留置を行う．
● シャント機能不全
・シャントチューブの閉塞・断裂，成長に伴うチューブの腹腔からの逸脱によって起こり，年長児では頭蓋内圧亢進症状，乳児では易刺激性，食欲低下，頭囲拡大，睡眠障害などの症状が現れる．
● 手術手技による合併症
・鼠径ヘルニア，腹水，腸穿孔，心内膜炎，シャント腎炎
● 過剰な脳脊髄液流出による合併症
・脳脊髄液減少症，硬膜下血腫，スリット脳室症候群など

観察・ケアのポイント

● 水頭症の主症状の観察
・水頭症症状に準じる観察．
・小児に関しては食欲の変化，機嫌の観察を行う．

- 介護者からの情報収集をする
  - 成人期以降に発症する水頭症は認知症と勘違いされることが多く，「治療可能な認知症」といわれている．そのため，治療以前の ADL や IADL についての情報収集を行う．
- 転倒に注意する
  - 歩行障害が最初に現れることが多いため，ベッド周囲の環境整備を行い，歩行時の転倒に注意する．
- 認知機能低下への対応
  - もの忘れに対して，否定せず傾聴し，失敗はなかったことにしてねぎらいの声かけをする．
  - 日常生活動作がゆっくりになりやすいが，急がせたりあせらせたりはせず，見守るように関わる．
  - 自発性の低下により，生活リズムが崩れやすくなるため，日時や場所を伝えて 24 時間現実見当識訓練を行う．
- 髄液排除試験（CSF tap test）前後の観察
  - 歩行障害，精神活動低下，尿失禁などの症状変化の観察．
  - TUG，MMSE，mRS などの所要時間や点数の変化の観察．
- シャント手術後の術後合併症の観察
  - シャント機能不全の有無，シャント感染症の有無，髄液の過剰排出の有無の観察を行う．
- シャントバルブ（圧可変式バルブ）の調整
  - 医師が X-P 下でシャントバルブ（圧可変式バルブ）の調整を行うため，バルブ調整後も主症状の変化，TUG，MMSE，mRS などの変化を観察し評価する．

◆引用・参考文献
1) 日本脳神経外科学会ほか：脳神経外科疾患情報ページ，水頭症．https://square.umin.ac.jp/neuroinf/medical/601.html 2019 年 2 月 4 日検索
2) 大井静雄監：水頭症．病気がみえる vol.7 脳・神経（医療情報科学研究所編）．p152-159，メディックメディア，2011
3) 竹村信彦ほか：系統看護学講座 専門分野II-[7]―成人看護学 7 脳・神経，第 14 版．p157-159，医学書院，2016
4) 松田博史ほか編：見て診て学ぶ 認知症の画像診断，改訂第 2 版．p345，永井書店，2010
5) 落合慈之監：脳神経疾患ビジュアルブック．学研メディカル秀潤社，2009

水頭症（正常圧水頭症）

脳脊髄液減少症

疾患の概要

- 何らかの原因で脳脊髄液が減少し，頭痛やめまいなどの症状を呈する疾患である.
- 従来，低髄液圧症候群とよばれていた. しかし近年，これらの症状は髄液圧の低下ではなく，髄液が漏出し減少することによって引き起こされることがわかり，脳脊髄液減少症という名称が提唱された.
- 多くの場合，軽い外傷をきっかけとして発症する.

原因

- 交通事故やスポーツ外傷，転倒・転落，出産，手術による麻酔時の腰椎穿刺など.

症状

- 起立性頭痛，めまい，首の痛み，耳鳴り，視力低下，全身倦怠感などの多彩な症状を呈する.
- 社会的認知度も低いため，よく似た症状を呈する鞭打ち症や頸椎症，うつ病などと診断されることも多く，周囲から誤解を受けやすい.

診断

〈腰椎穿刺〉

- 脳室・脳溝・脳槽の狭小化，視交叉・脳幹・小脳扁桃の下垂，硬膜下腔の拡大が認められる.

〈頭部 MRI，CT 所見〉

- 小脳扁桃などの脳の下方偏位，側脳室の狭小化を認めることが多い.

〈MR ミエログラフィーや脳槽シンチグラフィー〉

- 髄液の漏出部位を明瞭に描出できる可能性がある.

治療

● 安静臥床と十分な水分摂取や輸液療法により症状の改善を図る.

〈ブラッドパッチ (硬膜自家血注入療法)〉

● 自家血を硬膜外腔に注入し, 注入された血液が凝固し漏出部位を塞ぐことによって治癒を促進する方法.

● ブラッドパッチを数回行っても症状の改善がみられない場合は, 外科的に漏出部位を塞ぐことがある.

観察・ケアのポイント

● まずは安静臥床と水分補給の必要性の説明をする.

・起立性頭痛は髄液が漏出することで頭蓋内圧の低下が起こり, 立位になることで重力の影響を受け, 脳脊髄圧が急激な低下を起こして頭痛となる. そのため, 急に立ち上がったりせず安静を保つように患者本人や家族へ説明をする.

● 頭痛に合併する症状の観察

・めまいや首の痛み, 耳鳴り, 聴力の低下, 嘔気・嘔吐など.

● 多様な症状の訴えの対応

・脳脊髄液減少症はさまざまな症状の訴えがあるため, 些細な症状への早期対応や訴えの傾聴・共感を行い, 不安の軽減に努める.

◆参考文献
1) 寺尾安生:系統看護学講座 専門分野Ⅱ-[7]―成人看護学7 脳・神経, 第15版. p160-161, 医学書院, 2019
2) 田口芳雄監:脳・神経ビジュアルナーシング. p322, 学研メディカル秀潤社, 2014

Memo

髄膜炎

疾患の概要

● 髄膜炎とは，ウイルスや細菌の感染により，脳や脊髄を覆う髄膜のくも膜下腔に炎症が起こったものである.

● 起炎菌により，無菌性髄膜炎（ウイルス性髄膜炎），細菌性髄膜炎，真菌性髄膜炎などに分類される. また，経過により1週間以内に進行する急性髄膜炎と，亜急性・慢性髄膜炎がある（表1）.

● 年齢層によって起炎菌は大きく異なる.

症状

● 髄膜炎の3徴として，意識障害，発熱，項部硬直がある.

● 多くは初期から頭痛，発熱，嘔吐で始まり，進行とともに（24時間以内に）頭蓋内圧亢進・脳浮腫による意識障害，髄膜刺激症状，けいれん，羞明（ひどくまぶしく感じる）などを起こすこともある.

● 乳児の髄膜炎では，髄膜刺激症状が現れ，機嫌の悪さや大泉門が硬く張ることによりわかることがある.

〈髄膜刺激症状とは〉

● 感染による炎症や出血により髄膜が刺激され，激しい頭痛や悪心・嘔吐を生じる.

● 臥位で他動的に行う項部硬直やケルニッヒ徴候（p86参照），ブルジンスキー徴候，坐位で患者自身に行ってもらうネックフレクションテストやジョルトアクセンチュエーションなどの検査法がある.

診断

● 成人でも3徴がすべてそろわないケースもあるため，問診・視診が重要となる.

● 感染徴候を認めた場合，採血，胸部X線撮影や尿検査などで他の感染症も調べるが，髄膜刺激症状などから髄膜炎が疑

表 1 ◆主な髄膜炎の分類

	正常	急性髄膜炎		亜急性髄膜炎	
		無菌性髄膜炎	細菌性髄膜炎	真菌性髄膜炎	結核性髄膜炎
起炎菌		エンテロウイルスが多くを占め，ほかにムンプスウイルス，単純ヘルペスウイルスなど	乳幼児～小児ではB群レンサ球菌，大腸菌，インフルエンザ菌，成人～高齢者では肺炎球菌，黄色ブドウ球菌など	クリプトコッカスが最多で，ほかにカンジダ，アスペルギルス，ムーコルなど	結核菌
外観	水様透明	透明，ときに膿性	混濁	水様透明，ときに日光微塵	水様透明，ときに黄色
初圧 (mmH₂0)	70～180	正常／上昇	上昇	上昇	上昇
細胞数	5個/μL以下	増加（リンパ球）	増加（好中球）	増加（リンパ球）	増加（リンパ球）
蛋白	15～45mg/dL	増加	増加	増加	増加
糖	45～80mg/dL	不変	低下	低下	低下
塩素	118～130mEq/L	不変	低下	低下	低下

文献 1) p359，文献 2) p323 を参考に作成

われる場合は，腰椎穿刺を行い，髄液の透明度，細胞数，糖などを調べ，起炎菌を特定する（**表 1**）．
- 血液検査では，CRP 上昇などの強い炎症反応が認められる．
- 脳の CT や MRI により，脳浮腫，水頭症，脳炎の有無を調べる．
- 放置すれば致死的であるため，救命救急の対象であり，早期診断と早期治療開始が重要である．

- 細菌，真菌，結核菌による髄膜炎は，後遺症を予防するためにも，迅速な治療開始が求められ，起炎菌の同定を待たずにただちに治療（基本的には，抗菌薬と副腎皮質ステロイド薬の併用投与）を開始する.
- 無菌性（ウイルス性）髄膜炎は，抗ウイルス薬の投与および安静と対症療法が中心となる.
- 症状に応じて，抗けいれん薬や浸透圧利尿薬，免疫グロブリン製剤などを投与する場合もある.

ケアのポイント

- 開頭手術による細菌の混入が原因で髄膜炎になる可能性もあり，開頭術でもっとも気をつけなければならない感染症.
- 術後の創部縫合不全や髄液漏も感染の原因となるため，感染に対する観察を行い，髄膜刺激症状を早期発見して治療につなげる.
- 耐糖能異常（糖尿病）のコントロールが不良な患者，副腎皮質ホルモン常用の患者などは，とくに創感染を起こしやすい.
- ドレーンが挿入されている場合，ドレーンシステム・ドレーン挿入部の清潔を保つ.
- ドレーン挿入部からの髄液のもれがあった場合，ドレーンが有効に機能しているか確認し，対処する.
- 急性期には発熱，激しい頭痛が起こることがあるので，苦痛を軽減できるよう体位の調整や排泄介助，更衣などのセルフケア介助を行う.
- けいれん発作が起こりうることを念頭におき，発作時の対応を確認しておく必要がある（気道の確保や意識障害の有無，けいれんに関する観察，安全の確保，薬剤の準備など）.

◆参考文献
1) 医療情報科学研究所編：病気がみえる vol.7 脳・神経. p352-359, メディックメディア，2011
2) 田口芳雄監：脳・神経ビジュアルナーシング. p323, 学研メディカル秀潤社，2014

脳膿瘍

疾患の概要

● 細菌などの感染巣から直接または血行性に波及し，脳実質内に膿がたまった状態である．

● 耳鼻咽喉部の疾患，頭部外傷など頭頸部の炎症病変から広がることが多いとされている．

● 心臓や肺の感染病変から血行性に脳に伝播することもある．

● 膿は，頭蓋内の腫瘤として頭蓋内圧亢進症状を出現させたり，髄膜炎の合併により髄膜刺激症状が起こることがある．

原因・誘因

● 起炎菌としては，レンサ球菌，ブドウ球菌，肺炎球菌，緑膿菌，嫌気性菌，真菌（HIV 感染者などの免疫低下者）など多様である．

・直接感染：頭頸部感染巣（中耳炎や副鼻腔炎）によるものや頭部開放性外傷後など．

・血行性感染：感染性心内膜炎や肺膿瘍，肺炎，胸膜炎など遠隔部位からの血行性感染を原因として起こるもの．

病態

● 原因菌による違いはあまりなく，脳実質内に炎症を形成し，進行してくると被膜に覆われた腫瘤を形成し，脳膿瘍となる．

● 主な原因と好発部位を**表1**に示す．

表1 ◆主な原因と好発部位

	原因	好発部位
直接感染	中耳炎	側頭葉や小脳
	副鼻腔炎	前頭葉
血行性感染		中大脳動脈領域

脳膿瘍

症状

- 炎症症状：発熱など.
- 頭蓋内圧亢進症状：頭痛，嘔吐，意識障害など.
- 脳実質の圧迫，壊死による脳局所症状：けいれん，片麻痺，失語など脳膿瘍の発生部位に応じた神経症状.

診断

画像検査

- 頭部造影CT：被膜部位がリング状に増強され低吸収域として描出される(ring enhancement).
- リング状増強効果：膿瘍は低吸収域であるが，被膜はよく造影されるため，リング状の増強効果を示す. ただし，脳腫瘍，多発性硬化症などでも同様の画像を呈しうる（**図1**）.

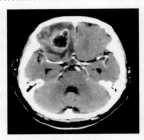

図1 ◆脳膿瘍画像所見
（造影CT）

- CTでは転移性脳腫瘍と所見が似ているため，MRI検査が必要である.
- MRI：拡散強調画像(diffusion weighted image：DWI) では高信号（白）を呈する（**図2**）.
- T1，T2強調画像をセットとして撮影する. T1強調画像では低信号（黒），T2強調画像では高信号（白）を示す.

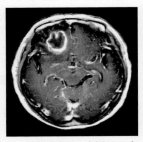

図2 ◆脳膿瘍所見 (造影MRI)

血液検査

- 炎症所見，全身状態の把握.

治療

- 抗菌薬の十分な投与（長期投与の目安は 6 〜 8 週）.
- 膿瘍に対する外科的手術（穿刺吸引や開頭ドレナージ排膿）.
- 頭蓋内圧亢進に対しては副腎皮質ステロイドや高浸透圧利尿薬を投与.
- けいれんが起こっている場合は抗てんかん薬を投与.

ケアのポイント

- 意識レベルや神経所見の変化がないかを経時的に観察する.
- 脳圧亢進を示すような血圧上昇，徐脈，脈圧亢進といった症状の出現に注意する.
- けいれんをきたす可能性があることを念頭において観察する.
- ・けいれん時はすぐに応援を呼び，患者の安全管理（転落や誤嚥予防など）をする.
- ・呼吸抑制時は気道確保や酸素投与がスムーズにできるよう準備し，継続するけいれん時は薬剤を使用する可能性を念頭において行動する.
- う歯により脳膿瘍となることがあるため，口腔内の環境を日常から整えることができるようにする.

◆引用・参考文献
1) 医療情報科学研究所編：脳膿瘍. 病気がみえる vol.7 脳・神経, p360-361, メディックメディア, 2011
2) 落合慈之監：脳神経疾患ビジュアルブック. p181-182, 学研メディカル秀潤社, 2009
3) 田口芳雄監：脳・神経ビジュアルナーシング. p327-328, 学研メディカル秀潤社, 2014

Memo

....

....

....

....

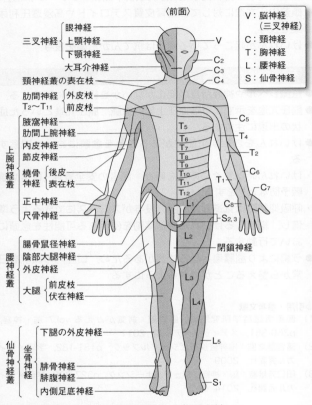

〈前面〉

V：脳神経（三叉神経）
C：頸神経
T：胸神経
L：腰神経
S：仙骨神経

三叉神経
　眼神経
　上顎神経
　下顎神経

大耳介神経 — C₂
頸神経叢の表在枝 — C₃
— C₄

肋間神経
T₂〜T₁₁
　外皮枝
　前皮枝

腋窩神経
肋間上腕神経
内皮神経
節皮神経
橈骨神経
　後皮
　表在枝

正中神経
尺骨神経

腸骨鼠径神経
陰部大腿神経
外皮神経
大腿
　前皮枝
　伏在神経

腰神経叢

上腕神経叢

仙骨神経叢
坐骨神経
下腿の外皮神経
腓骨神経
腓腹神経
内側足底神経

C₅ T₄ T₂ C₆ T₁ C₇ C₈
S₂,₃
閉鎖神経
L₁ L₂ L₃ L₄ L₅ S₁

（左側は末梢性分布，右側は脊髄分節性および根性分布）

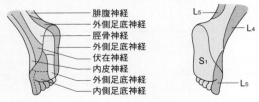

腓腹神経
外側足底神経
脛骨神経
外側足底神経
伏在神経
内皮神経
外側足底神経
内側足底神経

L₅
L₄
S₁
L₅

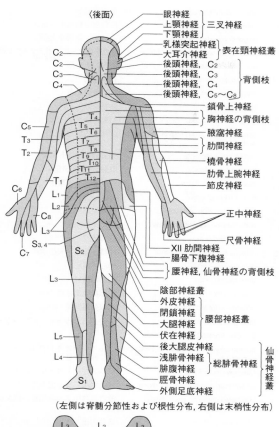

〈後面〉

眼神経 ─┐
上顎神経 ├ 三叉神経
下顎神経 ─┘
乳様突起神経 ─┐
大耳介神経 ├ 表在頸神経叢
後頭神経, C₂ ─┐
後頭神経, C₃ │
後頭神経, C₄ ├ 背側枝
後頭神経, C₅〜C₈ ─┘
鎖骨上神経
胸神経の背側枝
腋窩神経
肋間神経
橈骨神経
肋間上腕神経
節皮神経
正中神経
尺骨神経
XII 肋間神経
腸骨下腹神経
腰神経, 仙骨神経の背側枝
陰部神経叢
外皮神経 ─┐
閉鎖神経 │
大腿神経 ├ 腰部神経叢
伏在神経 ─┘
後大腿皮神経 ─┐
浅腓骨神経 │
腓腹神経 ├ 仙骨神経叢
脛骨神経 │
外側足底神経 ─┘ 総腓骨神経

C₂ C₂ C₃ C₄ C₅ T₄ T₅ T₆ T₇ T₈ T₉ T₁₀ T₁₁ T₁₂ T₃ T₂ T₁ C₆ L₁ L₂ C₈ L₃ S₃,₄ C₇ S₂ L₃ L₅ L₄ S₁

(左側は脊髄分節性および根性分布, 右側は末梢性分布)

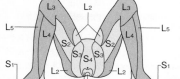

L₃ L₂ L₃
L₅ L₄ S₂ S₃ L₄ L₅
S₁ S₂ S₃ S₄ S₁
L₂ L₂
S₁ S₅ Coc. S₁

Acom	anterior communicating artery	前交通動脈
ACTH	adrenocorticotropic hormone	副腎皮質刺激ホルモン
ALS	amyotrophic lateral sclerosis	筋萎縮性側索硬化症
APTT	activated partial thromboplastin time	活性化部分トロンボプラスチン時間
AVM	arteriovenous malformation	脳動静脈奇形
BBB	blood-brain barrier	血液脳関門
BLS	basic life support	一次救命処置
BMI	body mass index	体格指数
BPS	behavioral pain scale	行動疼痛スケール
BPSD	behavioral and psychological symptoms of dementia	認知症の周辺症状
CAS	carotid artery stenting	頸動脈ステント留置術
CBF	cerebral blood flow	（局所）脳血流量
CEA	carotid endarterectomy	頸動脈内膜剥離術
CP	clinical psychologist	臨床心理士
CPP	cerebral perfusion pressure	脳灌流圧
CRH	corticotropin-releasing hormone	副腎皮質刺激ホルモン放出ホルモン
CSF	cerebrospinal fluid	脳脊髄液
CSWS	cerebral salt wasting syndrome	中枢性塩類喪失症候群
CVP	central venous pressure	中心静脈圧
DTR	deep tendon reflex	深部腱反射
DVT	deep vein thrombosis	深部静脈血栓症
DWI	diffusion-weighted image	拡散強調画像
ECS	Emergency Coma Scale	エマージェンシー・コーマ・スケール
ECST	Europian Carotid Surgery Trial	
FDG-PET	fluorodeoxyglucose-positron emission tomography	フルオロデオキシグルコース‐陽電子放射断層撮影
GCS	Glasgow Coma Scale	グラスゴー・コーマ・スケール
GRH	growth hormone-releasing hormone	成長ホルモン放出ホルモン
HDS-R	Hasegawa dementia scale-revised	改訂長谷川式簡易知能評価スケール
ICP	intracranial pressure	頭蓋内圧
IC-PC	internal carotid artery-posterior communicating artery	内頸動脈‐後交通動脈
JCS	Japan Coma Scale	ジャパン・コーマ・スケール
JSS	Japan Stroke Scale	脳卒中重症度スケール
LHRH	luteinizing hormone-releasing hormone	黄体形成ホルモン放出ホルモン
MAP	mean arterial pressure	平均動脈圧
MCA	middle cerebral artery	中大脳動脈

MLF	medial longitudinal fasciculus	内側縦束
MMSE	mini-mental state examination	ミニメンタルステート検査
MMT	manual muscle testing	徒手筋力検査
MRA	magnetic resonance angiography	磁気共鳴血管造影法
MRI	magnetic resonance imaging	磁気共鳴画像法
MS	multiple sclerosis	多発性硬化症
MSW	medical social worker	医療ソーシャルワーカー
NASCET	North American Symptomatic Carotid Endarterectomy Trial	
NRS	numeric rating scale	数値的評価スケール
OT	occupational therapist	作業療法士
PCWP	pulmonary capillary wedge pressure	肺動脈楔入圧
PMC	pontine micturition center	橋排尿中枢
PO	prosthetist and orthotist	義肢装具士
PT	physical therapist	理学療法士
PTE	pulmonary thromboembolism	肺血栓塞栓症
PT-INR	prothrombin time and international normalized ratio	プロトンビン時間 - 国際標準比
ROM	range of motion	関節可動域
RSST	repetitive saliva swallowing test	反復唾液嚥下テスト
SAH	subarachnoid hemorrhage	くも膜下出血
SGA	subjective global assessment	主観的包括的評価
SIADH	syndrome of inappropriate secretion of antidiuretic hormone	抗利尿ホルモン不適合分泌症候群
SLTA	standard language test of aphasia	標準失語症検査
SPTA	standard performance test for apraxia	標準高次動作性検査
ST	speech therapist	言語聴覚士
STA	superficial temporal artery	浅側頭動脈
TIA	transient ischemic attacks	一過性脳虚血発作
t-PA	tissue plasminogen activator	組織型プラスミノーゲンアクチベーター
TRH	thyrotropin-releasing hormone	甲状腺刺激ホルモン放出ホルモン
TSS	trans-sphenoidal surgery	経蝶骨洞手術
TUG-t	Timed Up and Go Test	タイムアップアンドゴーテスト
VAS	visual analogue scale	視覚的アナログスケール
VE	videoendoscopic evaluation of swallowing	嚥下内視鏡検査
VF	videofluoroscopic examination of swallowing	嚥下造影検査
VPTA	visual perception test for agnosia	標準高次視知覚検査
VRS	verbal rating scale	口頭式 5 段階評価尺度

Index

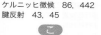

連絡先一覧

患者急変時

インシデント発生時

入退院受付

患者死亡時

関連部署

脳神経外科ナースポケットブック

| 2020 年 1 月 5 日 | 初 版 第 1 刷発行 |
| 2023 年 5 月 29 日 | 初 版 第 2 刷発行 |

編 集	鈴木 智恵子
発 行 人	土屋 徹
編 集 人	小袋 朋子
発 行 所	株式会社Gakken
	〒 141-8416 東京都品川区西五反田 2-11-8
印刷・製本	凸版印刷株式会社

●この本に関する各種お問い合わせ先
本の内容については，下記サイトのお問い合わせフォームよりお願いします．
https://www.corp-gakken.co.jp/contact/
在庫については　Tel 03-6431-1234（営業）
不良品（落丁，乱丁）については　Tel 0570-000577
　学研業務センター　〒 354-0045　埼玉県入間郡三芳町上富 279-1
上記以外のお問い合わせは　Tel 0570-056-710（学研グループ総合案内）